更年期保健
综合管理指南

主 审 郁 琦

主 编 郑睿敏 杨 丽 梁开如

人民卫生出版社

·北 京·

图书在版编目（CIP）数据

更年期保健综合管理指南 / 郑睿敏，杨丽，梁开如
主编. -- 北京：人民卫生出版社，2024.9. -- ISBN
978-7-117-36889-6

I. R711.75-62

中国国家版本馆 CIP 数据核字第 2024WE7047 号

人卫智网	www.ipmph.com	医学教育、学术、考试、健康，购书智慧智能综合服务平台
人卫官网	www.pmph.com	人卫官方资讯发布平台

更年期保健综合管理指南

Gengnianqi Baojian Zonghe Guanli Zhinan

主　　编：郑睿敏　　杨　丽　　梁开如
出版发行：人民卫生出版社（中继线 010-59780011）
地　　址：北京市朝阳区潘家园南里 19 号
邮　　编：100021
E - mail：pmph @ pmph.com
购书热线：010-59787592　　010-59787584　　010-65264830
印　　刷：三河市潮河印业有限公司
经　　销：新华书店
开　　本：787×1092　1/16　　印张：18
字　　数：361 千字
版　　次：2024 年 9 月第 1 版
印　　次：2024 年 10 月第 1 次印刷
标准书号：ISBN 978-7-117-36889-6
定　　价：89.00 元

打击盗版举报电话：010-59787491　　E-mail: WQ @ pmph.com
质量问题联系电话：010-59787234　　E-mail: zhiliang @ pmph.com
数字融合服务电话：4001118166　　E-mail: zengzhi @ pmph.com

安　静　北京回龙观医院

白文佩　首都医科大学附属北京世纪坛医院

陈　飞　北京协和医院

陈　慧　四川大学华西第二医院

陈　杰　四川大学华西第二医院

陈　蓉　北京协和医院

陈　艳　济南市妇幼保健院

韩　波　四川大学华西口腔医院

韩历丽　首都医科大学附属北京妇产医院

贺晓春　四川省妇幼保健院

胡　涛　四川大学华西口腔医院

黄仲禄　四川大学华西第二医院眉山市妇女儿童医院

蒋成刚　重庆市妇幼保健院

金雪静　杭州市妇产科医院

孔　红　四川省人民医院

李　芬　西安交通大学第一附属医院

连臻强　广东省妇幼保健院

梁开如　四川大学华西第二医院眉山市妇女儿童医院

梁远波　温州医科大学附属眼视光医院

林美敏　温州医科大学附属眼视光医院

刘　莉　成都市妇女儿童中心医院

刘彩燕　北京协和医院

罗　静　四川省妇幼保健院

马麟娟　浙江大学医学院附属妇产科医院

孟庆阳　北京大学第三医院

彭　斌　北京协和医院

任　伟　重庆医科大学附属第一医院

任慕兰　东南大学附属中大医院

沈　洁　首都医科大学附属北京妇产医院

史惠蓉　郑州大学第一附属医院

瓦庆彪　成都市第二人民医院

万　虹　四川省妇幼保健院

王　成　北京大学第三医院

王亚平　北京协和医院

杨　丽　国家卫生健康委妇幼健康中心

杨　欣　北京大学人民医院

于　康　北京协和医院

郁　琦　北京协和医院

张　炜　复旦大学附属妇产科医院

张海澄　北京大学人民医院

郑睿敏　国家卫生健康委妇幼健康中心

周坚红　浙江大学医学院附属妇产科医院

周俊亮　广州中医药大学附属佛山复星禅诚医院

周龙峰　首都体育学院

更年期是指女性绝经及其前后的一段时间,是从生殖期过渡到老年期的一个特殊生理阶段,包括绝经过渡期和绝经后期的一段时期。由于卵巢功能衰退带来的激素水平波动,80% 的更年期女性至少经历过 1 种绝经相关症状,包括乏力、骨关节肌肉痛、潮热出汗、尿频尿急、阴道干涩、性生活困难等,抑郁、焦虑、失眠等精神心理问题也严重影响着更年期女性的健康状态。同时,女性更年期也是高血压、高脂血症、糖尿病、冠心病、骨质疏松等慢性疾病起病以及宫颈癌、乳腺癌等恶性肿瘤的高发时期。

人口老龄化是我国当前面临的重大挑战,更年期健康已经成为严重影响女性全生命周期和全人类整体健康水平的重大公共卫生问题。《"健康中国 2030"规划纲要》和党的二十大报告均明确指出,我国将持续实施积极应对人口老龄化的国家战略。为贯彻健康中国行动,推进更年期女性健康工作,为健康老年奠定良好基础,近年来,国家卫生健康委妇幼健康司组织专家制定了国家级更年期保健特色专科建设标准,并相继开展了 2 批次特色单位建设工作,以评促建,通过开展更年期保健特色专科建设,坚持典型引路,丰富服务内涵,改进服务流程,创新服务模式,提高服务质量,发挥示范和标杆作用,大大推动了医疗机构更年期保健服务工作的开展。

虽然在全国范围内的更年期保健工作有了较大进展和成效,但是仍然存在着各地更年期保健服务卫生资源不平衡、发展不充分的问题。例如,不同机构间更年期保健服务水平参差不齐,服务内涵有待提升,以人为本的身心整合保健工作服务模式尚未成体系,更年期保健专科发展方向和发展思路不清晰,人才培养方向不明确等。因此,为进一步加强和规范更年期女性的预防保健工作,国家卫生健康委妇幼健康中心妇女保健部特组织专家编写了本指南,从指导实际应用出发,内容涵盖更年期保健工作体系概述、更年期保健专科建设与管理、更年期女性的健康教育与健康促进、更年期女性的中医保健与治疗、更年期女性重点问题的健康管理、更年期保健信息管理与质量控制、更年期保健特色专科建设等,同时展示了11 个更年期保健工作相关典型案例,内容丰富,实用性强,适用于各级医疗机构更年期保健专科建设。

由于更年期保健相关领域知识庞杂,加之医学研究的成果不断推陈出新,本书难免存在疏漏和欠妥之处。本书出版之际,恳切希望广大读者在阅读过程中不吝赐教,欢迎发送邮件至邮箱 renweifuer@pmph.com, 或扫描下方二维码, 关注"人卫妇产科学", 对我们的工作予以批评指正, 以期再版修订时进一步完善, 更好地为大家服务。

郑睿敏

2024 年 9 月

目 录

第一章

更年期保健工作体系概述

第一节　更年期保健工作内容和要求

更年期(climacteric period)是指女性绝经及其前后的一段时间,是从生殖期过渡到老年期的一个特殊生理阶段,包括绝经过渡期和绝经后期的一段时期。在全球老龄化的背景下,我国人口老龄化的速度也不断加快。2020年,我国65岁以上老年人口已达1.91亿,占人口总数的13.50%,比2005年提高了5.81个百分点,与此同时,我国更年期女性人数也急剧增多。80%的女性至少经历过1种绝经相关症状,常见症状包括乏力、情绪波动、睡眠障碍、骨关节肌肉疼痛和潮热出汗等。良好的更年期保健可以有效缓解更年期症状、减少和延缓慢性疾病的发生,提高老年生活质量和人均期望寿命,是应对老龄化社会的一项重要医疗保健措施。

一、更年期保健工作内容

更年期保健的工作内容包括为更年期女性建立健康档案与管理、提供全方位和个体化的医疗保健服务、开展更年期保健专业技术培训和科学研究、开展信息管理和质量控制等。

(一)健康档案建立与管理

1. 对就诊的更年期女性开展健康状况筛查和评估,包括体格检查、专科检查和实验室检查,重点检查妇科疾病(子宫颈疾病、子宫内膜疾病及妇科炎症等)、乳腺疾病、心血管疾病、糖尿病、骨质疏松症、盆底功能障碍性疾病等,评估心理健康状况、营养状况、运动功能等。针对筛查、评估发现的问题,提供进一步的咨询、诊疗及转诊服务。

2. 在筛查和评估的基础上,为就诊的更年期女性建立健康档案,内容涵盖营养与体重管理、运动指导、心理保健等,实行专案管理并定期进行随访,实行规范的健康管理。

(二)全方位和个体化的医疗保健服务

1. 更年期健康教育　更年期健康教育是以促进更年期女性身心健康为目的,针对更年期女性常见问题和身心健康相关知识进行科学普及和宣传教育。

更年期健康教育的核心信息包括更年期症状识别、更年期疾病预防、健康生活方式指导、心理保健方法等。除了传统的健康教育方式之外,还可以充分发挥网络平台、短视频等新媒体渠道的优势,结合实际编制贴近群众、传播效果好的适宜宣传的教育材料和科普作品。创新宣传教育形式载体,通过线上与线下结合、传统媒体与新媒体融合的方式,开展丰富多彩、针对性强、群众喜闻乐见的知识普及和宣传教育,为更年期健康教育工作营造良好的社会环境和舆论氛围,还可探索利用"互联网 +"服务平台,开展在线更年期健康宣传告知,推动宣传教育关口前移。

此外,定期开展更年期保健门诊患者核心信息知晓情况调查和满意度调查,有助于不断提高更年期保健工作质量和效果。

2. 更年期相关疾病的诊治和管理　对就诊的更年期相关症状及时予以诊治,提供综合性、多学科的医疗保健服务,并定期进行随访和管理。必要时与其他专业以及其他医疗保健机构联合,建立会诊和双向转诊工作模式。对不能确诊或需要参考专科诊疗意见的疑难病症和风险人群,提供转会诊服务,必要时对检查结果异常者进行追访管理。

3. 咨询指导　结合更年期服务对象的基本情况和健康需求,在综合分析问诊情况以及健康检查的基础上,为更年期女性提供规范的针对性、个体化的健康咨询指导,指导其进行自我保健和自我健康监测。

(三)信息管理和质量控制

1. 收集并掌握本地区更年期女性的人口学信息、主要健康问题、疾病和影响因素。
2. 收集、分析、上报和反馈更年期保健服务相关数据和信息,并进行电子化管理。
3. 定期开展医院内外质量控制,加强质量管理。

(四)教育和培训

开展更年期保健适宜技术和新技术培训、科学研究和学术交流活动。

二、工作要求

（一）人员要求

1. 应根据实际需要，配备数量适宜、符合要求、满足工作需要的各类专业人员。

2. 更年期保健门诊人员均应具备相应的执业资质，并具备妇产科/妇女保健专业知识和技能。

3. 建立并实施更年期保健门诊人员规范化培训、岗位培训制度，包括妇科、内分泌、心理、营养等相关知识和技能培训。

4. 定期参加更年期保健领域的国内外学术会议及培训班。

5. 设立门诊负责人，并根据学科发展情况设立学科带头人。

（二）机构要求

具备提供更年期保健服务相应的人员、设备、设施、场地及技术资质和业务能力，保证更年期保健服务的顺利开展。

1. 业务用房　选择相对独立的区域设置更年期保健门诊，可设置专用诊室、检查室、心理检测室、功能检查室及其他相关辅助科室等。

2. 医疗设备　配置数量适宜、符合要求、满足工作需要的各类基本设备，以及能够为专科服务的相关设备。

3. 服务环境　更年期保健服务环境应整洁、安静、温馨，区域布局合理，标识清晰醒目，就诊流程便捷，具有良好的隐私性，利于保护个人隐私，防止交叉感染。

三、工作管理

（一）服务质量管理

1. 建立健全各项服务质量管理制度和控制体系，强化质量控制和督促检查。

2. 围绕健康教育、病史询问、咨询指导、健康评估、疾病筛查治疗等关键环节，着力加强人才队伍和学科建设，定期开展人员培训、业务指导、监督检查、疑难病例讨论和资料统计分析，不断提高服务能力和质量效率，确保检验结果准确可靠、评估指导准确可信。

3. 加强更年期保健日常监督和管理，确保更年期保健服务机构科学规范地开展优质服务，确保宣教科学、检查治疗规范、咨询正确、服务优质高效。

（二）信息资料管理

1. 更年期保健信息资料由专人负责归档和管理，定期统计、汇总、分析，做好信息管理工作。

2.建立更年期保健服务的原始登记册,及时、完整、准确、规范记录。同时逐步实现资料档案的电子化管理,以及与院内病历信息系统的数据互联共享。

3.更年期保健服务机构应规范和加强信息资料管理,妥善保存健康档案等资料,切实保护个人隐私,保障个人信息和数据安全。

4.建立和完善转诊信息互通共享制度,有条件者可依托当地妇幼健康信息平台等渠道推进转诊、随访信息互通共享。

(郑睿敏 杨 丽 李 芬)

参考文献

[1]中华人民共和国国家统计局. 中国统计年鉴:2021. 北京:中国统计出版社,2021.

[2]中华人民共和国国家卫生和计划生育委员会. 妇幼保健专科建设和管理指南(试行). 2016.

[3]中华人民共和国国家卫生和计划生育委员会. 国家卫生计生委关于妇幼健康服务机构标准化建设与规范化管理的指导意见. 2015.

[4]中华人民共和国国家卫生和计划生育委员会. 各级妇幼健康服务机构业务部门设置指南. 2015.

[5]中华人民共和国国家发展和改革委员会."十四五"国民健康规划. 2022.

第二节 更年期保健工作职责分工

各地可以考虑整合区域内相关资源,强化区域内不同机构的协同工作,在区域内完善三级预防的更年期保健工作服务体系,健全供给多元、运转高效的更年期保健服务网络,优化资源配置和服务供给。具体措施可包括:制定辖区更年期保健工作相关政策,建立健全管理机制,并负责组织实施;整合区域内相关资源,构建更年期保健三级预防工作体系,建立以更年期患者为中心的医疗机构间的分工合作机制。明确各级各类医疗保健机构的工作职责和功能定位,保障更年期相关疾病的诊治、转诊及随访;组织建立更年期保健技术指导组,负责对专业人员开展培训和技术指导;将更年期健康教育纳入辖区健康教育工作计划;建立健全辖区更年期保健工作信息管理体系,促进区域内更年期保健信息数据的互联共享;建立更年期保健工作质量控制和评估机制;明确转诊网络,健全转诊机制,规范转诊流程,确保转诊畅通。各级各类医疗保健机构根据自己的职责分别开展相应工作。

一、妇幼保健机构

各级妇幼保健机构应负责协助卫生健康行政部门管理辖区内的更年期保健工作,承担卫生健康行政部门交办的人员培训、业务指导、质量管理等日常工作及其他工作。各级妇幼保健机构辖区管理的主要职责如下。

1.掌握辖区更年期女性的主要健康问题、疾病和影响因素,了解辖区更年期保健服务提供现状,制定工作方案并实施,协助卫生健康行政部门制定本辖区更年期保健工作相关规章制度。

2.开展辖区更年期保健健康教育,提高更年期女性的自我保健意识。

3.承担辖区更年期保健专业技术管理,组织更年期保健技术指导组专家对辖区各级各类医疗保健机构开展业务培训和适宜技术推广,对辖区更年期保健服务提供技术指导和质量控制。

4.收集、分析、上报和反馈辖区更年期保健服务的相关数据和信息。

二、提供更年期保健服务的医疗卫生机构

提供更年期保健服务的医疗机构包括综合医院、妇幼保健机构、专科医院(妇产医院等)、中医院等。

1.提供与本机构职责和能力相适应的更年期保健服务。有条件者可独立设立更年期保健科。

2.接受同级或上级妇幼保健机构的业务管理与监督指导。

3.提供更年期女性心理、营养、运动和性保健等常见问题的咨询、指导与健康教育,指导其进行自我保健和自我健康监测。

4.为更年期女性提供健康评估,包括体格检查、专科检查(包括乳腺和妇科检查)和辅助检查,进行心理、营养、运动功能等评估。开展更年期综合征筛查,并提供指导、干预、转诊及随访。

5.开展更年期女性常见肿瘤及慢性疾病筛查,为筛查阳性的患者提供早期诊断、治疗、转诊及随访。

6.定期向辖区妇幼保健机构上报更年期保健工作相关信息。

7.开展更年期保健科学研究和学术交流活动。

三、基层医疗机构(乡镇卫生院和社区卫生服务中心)

1. 向更年期女性提供健康教育和健康咨询等服务。

2. 定期向辖区妇幼保健机构上报辖区更年期女性人口分布等信息。

3. 发现和识别更年期女性的主要问题,并做好辖区更年期女性的双向转诊工作。

(郑睿敏　杨　丽　李　芬)

参考文献

[1] 中华人民共和国国家统计局. 中国统计年鉴:2021. 北京:中国统计出版社,2021.

[2] 中华人民共和国国家卫生和计划生育委员会. 妇幼保健专科建设和管理指南(试行). 2016.

[3] 中华人民共和国国家卫生和计划生育委员会. 国家卫生计生委关于妇幼健康服务机构标准化建设与规范化管理的指导意见. 2015.

[4] 中华人民共和国国家卫生和计划生育委员会. 各级妇幼健康服务机构业务部门设置指南. 2015.

[5] 中华人民共和国国家发展和改革委员会. "十四五"国民健康规划. 2022.

第三节　区域性更年期保健工作体系建设

一、建设目标

针对更年期女性的巨大服务需求,应根据当地区域卫生规划,整合区域内相关资源,构建并完善更年期保健三级预防工作体系和服务网络,建立以更年期患者为中心的医疗机构之间的分工合作机制。同时在基层医疗机构和上级医疗机构之间建立"双向转诊绿色通道"等途径,畅通患者分层诊疗就医途径,发挥基层医疗机构的基础性作用,稳步推进更年期保健分级诊疗工作的开展,从而实现更年期保健服务个体化、精细化的目标,有效满足服务对象的需求。在更年期保健工作开展过程中,还应制定更年期女性健康服务与管理工作规范,并充分利用互联网技术,进一步完善"互联网 + 妇幼健康"更年期女性健康服务与管理模式,为服务对象提供优质、便捷的更年期保健服务。

此外,还可以通过医联体、对口帮扶、专家工作室等方式强化基层医疗机构更年期保健队伍的人才培养与扶持,提升基层医疗机构更年期保健工作水平;依托妇幼信息化建设,促进区域内更年期保健信息的互联互通、信息共享。

二、主要任务

（一）构建并完善更年期女性保健服务网络

良好的服务体系对于进一步推动更年期保健服务建设和发挥其作用至关重要。各地卫生行政部门应从当地区域卫生资源设置规划角度出发，整合区域内相关资源，加快形成资源共享、优势互补、运转高效、群众满意的更年期保健服务网络，并注重发挥基层医疗机构的作用。对于医疗机构而言，要建立以更年期女性健康为中心的分工合作机制，包括医联体、对口帮扶等方式，将更年期保健的优质资源通过不同方式下沉到基层医疗机构，提升更年期保健服务的可及性和覆盖面。

1. 构建以社区为基础，二、三级医疗机构为技术支撑的"筛查评估 - 转诊治疗 - 随访干预"三级综合防治网络，并建立更年期女性疾病分级诊疗制度。基层医疗机构通过家庭医生服务签约责任制等途径，为更年期女性提供健康评估、健康教育、营养咨询、保健指导、重点疾病康复等医疗保健服务。更年期综合门诊可开设在能力较强的医疗机构内，负责更年期女性健康问题的诊疗、转诊，并与所在区域内基层医疗卫生机构建立稳定的业务指导和双向转诊关系，与其他医疗卫生机构和相关科研教学机构建立技术协作机制。

2. 在省市级医疗保健机构，可通过成立更年期疾病学科联盟、设立更年期保健质量管理中心等途径，组织开展工作规范制定、专业队伍培训、辖区更年期保健工作的质控评估等工作。

3. 围绕丰富更年期三级预防层面的保健服务内涵、构建优质便民的服务模式，加强建设。通过开发和推广新的保健适宜技术、拓展服务范围和服务方式、采用互联网技术将线上和线下医疗保健服务进行衔接和补充等途径，使更年期保健服务成为个体化、精准化的长期健康管理服务，有效满足服务对象的需求。

（二）构建更年期保健分级诊疗体系

分级诊疗本着以健康为中心和以人为本的理念，从防病、治病、健康管理全过程进行干预，不同级别的医疗机构根据自身定位和患者疾病的轻重程度，承担不同的诊疗责任。通过建立"基层首诊、双向转诊、急慢分治、上下联动"的分级诊疗模式，形成合理、有序的就医格局，推动优质医疗资源下沉，促使上级医疗机构与基层医疗机构相对均衡、合理发展。

随着现代社会的不断发展与进步，为满足更年期女性多元化的健康需求，更快、更好地接受优质的医疗保健服务，有效提高就医效率及生活质量，也亟须建立合理、有序的就医新秩序，构建分级诊疗、双向转诊的更年期保健服务模式和就医格局，促进更年期女性身心健康，为老年期健康打下良好的基础。为不断完善更年期保健服务体系建设，形成不同级别医疗卫生机构间长期稳定、科学合理的分级诊疗机制，可从如下方面予以加强。

1. 遵循以患者为中心,安全、全面获益的原则,明确各级医疗机构更年期保健诊疗服务的功能定位,引导不同级别、不同类别医疗机构建立目标明确、权责清晰的分工协作机制,以促进优质医疗资源下沉为重点,推动医疗资源合理配置。例如,对于一些疑难杂症或危急重症,应选取三级医疗机构进行救治;对于更年期疾病恢复期患者,可以选择二级医疗机构进行治疗;而对于一些较为稳定的更年期患者,可以选择在基层医疗卫生机构进行诊疗。与此同时,可建立由不同级别医务人员组成的协同诊疗团队,指导患者合理就医、规范治疗流程、提高治疗依从性。

2. 不断加强基层医疗卫生人才队伍建设。新时代背景下,应该从更年期常见疾病的早期诊断入手,通过创新培训模式、健全培训管理体系和系统性考核标准等方式和途径,切实拓展基层医疗卫生机构人员的能力水平和综合素养,并通过进一步提升基层医疗机构工作人员的待遇、加强培养优秀的基层全科医生及鼓励上级医疗机构专家在基层医疗机构多点执业、对口支援、远程医疗等方式,提升基层医疗机构人员的服务能力和水平。

3. 对于基层医疗机构医疗技术和优质资源不足、综合管理意识与能力相对较欠缺、上下级医疗机构职责不清、双向转诊机制不完善等问题,科学布局基层医疗机构并加强基层医疗机构的标准化建设,合理划分服务区域,切实提升更年期患者服务的可及性。

4. 提升县级医疗机构的综合服务能力,加强县级医疗机构更年期保健门诊的服务能力和专科建设水平。县级医疗机构具有较好的设备和技术基础,患者对县级医疗机构的认可度也较高,因此应重点围绕更年期女性的常见病和多发病,进一步加强诊疗服务,充分发挥县级医疗机构在更年期保健分级诊疗体系中的枢纽和引流作用。

5. 以信息化建设为依托,实现更年期保健信息互联共享。信息化建设是盘活分级诊疗体系并使其充分发挥作用的重要基础设施,因此借助区域性医疗卫生信息平台建设、全民健康保障信息化工程等工作,整合推进不同级别医疗机构之间的医疗资源共享,并提升医疗质量控制水平。同时,在医疗机构内,也应通过信息化建设,实现更年期保健的专项信息与医院信息系统的对接,畅通院内信息共享通道。

6. 建立健全分级诊疗保障机制。通过推进全科医生制度建设、理顺基层医疗卫生机构签约服务流程、上转和下转患者工作流程,建立和完善针对不同类型疾病的双向转诊技术标准、管理程序和转诊指导目录等,实现有序转诊。同时,通过加强医保管理制度、药品供应制度等,发挥相关制度的调控和引导作用,建立健全分级诊疗的保障机制,以分级诊疗为导向,探索更年期保健专科医联体新模式,稳步推进更年期保健分级诊疗工作的开展。

7. 开发高质量技术文件。以更年期患者为中心,将更年期保健的科学证据与基层医疗机构的诊疗实践相结合,制定分级诊疗规范、专家共识、质量控制制度等技术文件,规范不同级别医疗机构人员的执业行为,实现更年期疾病的同质化管理水平。

8. 全方位、常态化的健康教育。一方面,要加强非更年期保健专业医务人员的健康教育,扩大知识普及,提升更年期保健意识,让医务人员认识到更年期保健的重要性,改变其认知,使有更年期相关问题的患者能够及早得到转介和诊治。另一方面,要通过多种形式对更年期女性开展健康宣教,提升自我保健的能力和自我健康监测的能力,以及早期疾病及时到基层医疗机构进行首诊的自主意识,提升基层首诊率。此外,鼓励在医疗机构内建立更年期保健健康促进学校,定期安排课程,围绕更年期患者的身心健康需求,开展系统化的健康教育,帮助患者建立正确的健康理念,促进更年期女性主动寻求保健。

(三)建立更年期保健服务专业队伍

1.组建一支多学科专家团队,编制培训教材,制定质控标准,并承担培训与质控等工作。

2.打造满足不同需求的更年期保健服务专业队伍。一是从事更年期健康评估与建档、健康教育与咨询的基层保健人员(如社区妇幼保健医生、家庭医生及区县妇幼保健机构相关人员);二是从事更年期疾病诊治与综合干预的临床医务人员(如更年期门诊医护人员)及相关业务管理人员,提供针对性分类培训,切实提升人才队伍的理论素养和技术水平。同时,开展更年期保健亚专科、交叉学科建设,培养复合型人才和学科带头人。

(四)探索更年期女性健康服务与管理模式

更年期女性健康服务机构应当以更年期女性健康为中心,以基层群体为重点,以改革创新为动力,预防为主,中西医并重,提供安全、便捷、温馨的服务,让更年期女性共建共享。

1.更年期女性健康服务机构应按照保健与临床相结合的原则,打通临床部和保健部分别设置的部门格局,按照服务人群优化服务流程,整合服务内容。

2.在实现基本功能任务的基础上,各级更年期女性健康服务机构应当根据自身发展情况,选择优势领域,加强更年期女性保健专科建设,规范业务管理和技术服务,促进更年期保健学科发展。

3.更年期女性健康管理按照建档、监测、评估、干预等方面的规范实行信息化管理,提高管理效能。更年期保健服务坚持需求导向和问题导向,以健康教育与健康促进为主要手段,主要为健康及亚健康人群提供个性化服务,包括健康评估、心理与营养咨询、运动指导及中医养生调理等综合干预。

(五)规范更年期女性健康服务工作制度

按照《更年期保健专科建设和管理指南》要求,完善更年期女性健康服务工作制度并执行。包括专科工作制度、质量控制制度、疑难病例讨论制度、健康教育制度、健康管理制度、设备管理制度、院内及辖区转会诊制度、基层指导工作制度、培训工作制度、信息资料管理制度、统计工作制度等一系列的技术和管理制度,加强更年期保健和诊疗服务的规范性和同质化。

(郑睿敏 杨 丽 韩历丽)

参考文献

[1]中华人民共和国国家统计局. 中国统计年鉴:2021. 北京:中国统计出版社,2021.

[2]中华人民共和国国家卫生和计划生育委员会. 妇幼保健专科建设和管理指南(试行). 2016.

[3]中华人民共和国国家卫生和计划生育委员会. 国家卫生计生委关于妇幼健康服务机构标准化建设与规范化管理的指导意见. 2015.

[4]中华人民共和国国家卫生和计划生育委员会. 各级妇幼健康服务机构业务部门设置指南. 2015.

[5]中华人民共和国国家发展和改革委员会. "十四五"国民健康规划. 2022.

[6]中华人民共和国国家卫生和计划生育委员会. 三级妇幼保健院评审标准实施细则(2016年版). 2016.

第二章

更年期保健专科建设与管理

第一节　服务对象与内容

更年期是女性从生育期过渡到老年期的特殊生理阶段。更年期保健门诊是为更年期女性提供医疗保健服务的重要场所，通过对更年期女性开展健康教育，提供定期、适时、有效的疾病筛查服务，以及综合性、多学科、全方位的医疗保健服务等，促进更年期女性健康水平的提升。

一、服务对象

更年期保健门诊的服务对象主要是40～65岁的更年期女性。

二、服务内容

更年期保健门诊的服务内容主要涵盖健康教育、健康查体（包括建立健康档案和医学检查）和医学建议（包括疾病诊治与转诊，运动、心理、营养、中医、盆底保健和性保健指导等）。

（一）健康教育

围绕更年期女性健康教育核心信息，利用多种渠道开展健康教育活动，包括对大众、患者和医务人员教育等，让更年期女性及其家人、社会大众了解更年期的生理变化、心理变化、常见症状及保健措施，共同帮助她们顺利度过这一时期。更年期女性健康教育核心信息参考第三章第三节。

(二)健康查体

1. 建立健康档案

(1)询问女性的年龄,月经情况及孕产史,饮食、营养、运动等习惯,既往史(尤其是与绝经激素治疗相关的病史,如乳腺癌、子宫内膜癌、高血压、糖尿病、血栓性疾病及肝肾疾病等),家族史等。

(2)根据就诊女性的状况,选择相应的量表进行测评,包括 Kupperman 评分、焦虑和抑郁状况评分、骨质疏松症风险评估问卷等。

(3)依据上述情况为女性建立更年期门诊健康档案(条件允许的机构建立电子健康档案),实行规范化健康管理。

2. 医学检查

根据患者的主诉及健康情况,开展相关的医学检查,早期识别更年期女性的重点健康问题,包括更年期综合征、异常子宫出血、盆底功能障碍性疾病、宫颈癌、乳腺癌、高血压、高血脂、糖尿病、冠心病、骨质疏松症、焦虑和抑郁等。

(1)基本检查项目:主要包括体格检查(身高、体重、腰围、臀围、血压、心肺及腹部检查、乳腺及妇科等专科检查),阴道分泌物检测,宫颈细胞学检查和人乳头瘤病毒(human papilloma virus,HPV)检测,盆腔超声,乳腺超声和/或乳腺 X 线摄影检查,腹部超声,血常规和尿常规检查,甲状腺功能测定,血生化检查(肝肾功能、血糖和血脂测定)等。

(2)可选检查项目:主要包括颈动脉超声、骨密度检查、胸腰椎 X 线检查、心电图检查、盆底功能检查、运动功能分析、人体成分分析及性激素、空腹胰岛素、肿瘤标志物、同型半胱氨酸、凝血相关指标测定等。

(3)绝经状态判断:根据就诊女性的年龄、症状、月经情况、辅助检查结果等,判断患者的绝经状态。

(4)综合评估:根据就诊女性的健康状况,以及心理、营养、运动功能等评估结果进行综合评价,并将相关结果记录到门诊登记表中。

1)结合病史、体格检查及辅助检查对就诊更年期女性相关症状及时予以评估。

2)全面了解女性当前的健康状况,发现和诊断各种疾病,包括妇科、内科、外科等相关专科疾病,如心血管疾病、内分泌疾病、肿瘤、骨质疏松、盆底功能障碍性疾病等,并进行专科诊治。

(三)医学建议

根据更年期女性的健康状况综合评估结果,给予个体化的营养、饮食、生活方式及运动指导,有需要者给予精神心理指导及相关医学干预措施,告知随访间隔,定期评价干预效果。

1. 非药物治疗

(1)生活方式指导:生活不规律、缺乏锻炼、营养失衡、吸烟、酗酒等是导致肥胖、骨质疏松、冠心病、糖尿病等慢性疾病的重要危险因素。医生应对更年期女性进行全面的生活方式指导，包括饮食、运动、控烟、限酒等。

（2）个体化营养保健：医生根据更年期女性的饮食习惯调查、人体成分检测、代谢参数等，了解患者的饮食结构和营养状况，根据营养筛查和评估的结果，给予患者个性化的膳食处方和运动处方，必要时加用营养制剂。

（3）个体化运动保健：测量并分析更年期女性的肌力、骨密度、关节运动功能及损伤程度等情况，并根据相关结果制订合理的运动指导方案。

（4）环境因素或有毒物质的控制：环境有害物质包括饮食、水及空气中的有害物质，特别是食品中的残留农药、添加剂、防腐剂，保健品中的不明成分和激素、类激素物质，指导女性如何预防环境因素对人体的危害。

（5）个体化康复治疗：肌肉萎缩、肌力减退、骨性关节炎和骨质疏松、盆底功能减退等疾病在更年期女性中十分常见，严重地影响了女性生活质量，应根据女性的具体情况，采用合理的康复手段。

（6）个体化心理保健：在社会环境、心理及内分泌变化等因素的影响下，更年期女性发生抑郁、焦虑、失眠等心理健康问题的风险较高。医生应详细了解更年期女性心理健康问题的高危因素，进行必要的更年期心理保健健康教育，并开展个体化的心理疏导、心理治疗。

2. 药物治疗

（1）性激素治疗：对于有适应证、无禁忌证的更年期女性，根据其评估结果和意愿选择不同的绝经激素治疗（menopause hormone therapy，MHT）方案，具体见《中国绝经管理与绝经激素治疗指南 2023 版》。

（2）非性激素治疗：对于不愿意接受性激素治疗及有性激素治疗禁忌证的女性，可给予中药、植物药、神经系统调节药等改善更年期症状。

3. 转诊　合并其他系统疾病的更年期患者，应及时转诊至相应科室或医院给予治疗。

（郑睿敏　白文佩　金雪静）

参考文献

［1］中华医学会妇产科学分会绝经学组. 中国绝经管理与绝经激素治疗指南 2023 版. 中华妇产科杂志，2023，58（1）：4-21.

［2］郁琦. 女性绝经激素治疗的现代观点. 中华全科医师杂志，2016，15（12）：897-901.

第二节　服务流程

更年期保健门诊应结合医疗保健机构自身条件,通过个体诊疗与群体保健相结合的方式,多层次、全方位开展更年期保健服务。更年期保健门诊的服务流程包括接诊(咨询登记)、问诊、健康检查、疾病诊治及保健指导等。

一、接诊

由门诊或专科护士负责接诊登记,进行健康宣教,发放更年期宣传资料,指导患者填写相关表格、问卷等。

二、问诊

(一)问诊内容

1. 主诉　询问此次就诊的更年期相关主要症状及持续时间,核实所填写表格、问卷的内容,包括月经、血管舒缩、神经精神、睡眠、心脑血管、肌肉关节、皮肤感觉、泌尿生殖系统等相关症状。

2. 相关病史　全身各系统疾病史、结缔组织疾病病史、乳腺疾病病史、药物过敏史、手术史等,包括MHT治疗史及前次MHT的用药方案、副作用等,对患者的生理、心理状况进行全方位了解,全面分析患者全身健康情况,为制订全面的保健治疗方案作准备。

3. 月经及生育史　了解青春期、育龄期及目前的月经状况,对于绝经过渡期患者,需详细询问目前的月经出血情况;了解围绝经期患者是否绝经、绝经时间、有无绝经后阴道流血等情况,对患者卵巢功能作出初步评判。

4. 个人史　综合询问更年期患者的一般情况、运动情况等个人情况,为后续开展个体化的指导提供依据。一般情况,如文化程度、性格、人际交往能力、社会支持情况等;运动情况,如日常运动强度、平均日常运动量、日常活动类型等;生活习惯,如体重变化、吸烟、饮酒、使用保健品等;饮食习惯,如饮食结构、偏好、摄入频率、摄入量等。

5. 家族史　对乳腺癌、子宫内膜癌、糖尿病、心血管疾病、骨质疏松、骨折、精神病等家族史进行全面询问,以全面考虑MHT的适应证、禁忌证和慎用证等。

(二)问诊方法和注意事项

1. 问诊前沟通　在正式问诊前可与患者进行一般性的沟通,主动营造轻松的就诊氛围,缓解患者紧张、烦躁、焦虑等情绪,使其能平静、清晰地陈述病史。

2. 询问病史应程序化　问诊从主诉开始,按内容有顺序、层次和目的地询问。围绕主诉尽量详细地了解病史,症状询问要详细,时间要准确,同时详细询问鉴别诊断相关的阳性、阴性症状,并认真填写更年期保健专科病历。

三、健康检查

(一)检查项目

1. 一般情况　包括身高、体重、腰围、臀围、营养状况、步态等。

2. 生命体征　包括心率、脉搏、血压、呼吸等。

3. 体格检查　包括乳房触诊、心、肺、肝、脾、肾及关节运动功能等检查。

4. 妇科检查

(1)外阴各种病变的检查,包括炎症、肿瘤和外伤等。

(2)尿道口检查,包括尿道口萎缩、肉阜等。

(3)前庭大腺检查,包括前庭大腺炎症、囊肿等。

(4)阴道各种病变的检查,包括各种炎症、损伤及肿瘤等。

(5)阴道分泌物检查,包括滴虫、霉菌、细菌等。

(6)子宫各种病变的检查,包括炎症、肿瘤等。

(7)附件各种病变的检查,包括炎症、肿瘤等。

(二)辅助检查

1. 基本检查项目

(1)阴道分泌物检测:了解有无滴虫、外阴阴道假丝酵母菌等感染;有无细菌性阴道病。

(2)宫颈细胞学检查和人乳头瘤病毒(HPV)检测:了解宫颈细胞学有无异常,有无高危型 HPV 感染,尤其是有无 HPV 16 型、18 型感染,是否需要转诊行阴道镜检查。

(3)盆腔超声:了解子宫大小、子宫内膜厚度,有无子宫肌瘤、子宫腺肌病等疾病,了解卵巢和输卵管有无占位或炎症改变。

(4)乳腺超声和/或乳腺 X 线检查:了解乳腺影像学分类情况,判断是否转诊至乳腺专科进一步检查。

(5)腹部超声:了解肝、胆、胰、脾、肾等腹腔器官的情况。

(6)血、尿常规检查:了解有无贫血、尿路感染等情况。

(7)血生化检查(肝肾功能检查、血糖和血脂测定):了解肝肾功能及血糖、血脂情况。

2. 可选检查项目

(1)颈动脉超声:了解血管内壁是否有斑块(包括斑块性质)、血管狭窄或完全堵塞,以及颈动脉血流情况。

（2）胸腰椎X线检查：判断胸腰椎有无压缩性骨折及其他病变。

（3）心电图检查：了解心脏情况以鉴别诊断。

（4）盆底功能检查：了解盆底肌肉、筋膜、神经等组织的功能状况，有无盆腔器官脱垂、盆底肌痉挛性疼痛、尿失禁、大便失禁、骨盆异常等情况。

（5）骨密度检查：判断骨质及骨量情况。

（6）运动功能分析：了解肌力、关节运动功能及损伤程度等。

（7）人体成分分析：了解一般健康管理人群身体内水分、肌肉、脂肪、体脂百分比、内脏脂肪等数值，结合测定的数值，进行营养干预。

（8）性激素测定：了解卵巢功能状况，辅助判断绝经状态。

（9）甲状腺功能测定：了解甲状腺功能状态，判断有无甲状腺功能亢进、甲状腺功能减退等疾病。

（10）肿瘤标志物检查：了解有无恶性肿瘤的可能性及肿瘤治疗效果评价。

（11）凝血相关指标（包括D-二聚体）测定：了解有无出血和血栓性疾病倾向。

（12）心理健康状况评估：了解精神心理状况，初步评估有无抑郁、焦虑状态。

四、疾病诊治与保健指导

结合病史、体格检查及辅助检查结果给予个体化的营养、饮食、生活方式及运动指导，有需要者给予精神心理、生殖健康指导，并告知随访时间。

（一）病例总结和诊断

列出所有相关症状、体征、辅助检查和实验室检查的异常结果，并按照国际公认的标准，作出绝经状况评估和相应诊断。

（二）制订治疗方案

1.制订MHT方案

（1）综合分析绝经激素治疗的适应证，逐项审核禁忌证和慎用证。

（2）确定MHT的初步最优方案，告知并取得知情同意。

（3）给出MHT方案的详细用药说明和图解。

（4）制订随诊计划。

（5）对已用激素治疗的患者进行个体化用药方案调整。

2. 饮食营养分析与指导

（1）根据饮食调查、代谢率及代谢状态等参数给出定量的个体化的营养分析报告。

（2）给出各类食品如主食、蔬菜、水果、鱼虾、畜肉、蛋类、豆制品、奶类、脂类、禽类的日摄入量、日需要量、日缺余量及增减量等。

（3）给出每种营养成分如钙、磷、锌、铁、维生素 A、维生素 B、维生素 C、维生素 D、维生素 E 等的日摄入量、日需要量、日缺余量及补充或控制量等。

（4）指出避免摄入环境激素和有害物质的具体方法。

3. 运动锻炼和康复指导

（1）分析人体肌肉含量及分布、脂肪量、肌肉力量、关节功能、抗骨折能力等参数,确定提高整体运动能力的运动和锻炼方法。

（2）根据患者的症状和诊断结果,推荐适宜的康复运动方案。

4. 生活习惯指导　分析生活习惯中不健康的因素,并提出患者可以独立完成的具体改进建议。

5. 精神心理辅导

（1）讲解更年期生理、心理变化的相关知识。

（2）分析精神健康状况,并提出促进精神心理健康的具体方法。

（三）转科建议与随诊计划

1. 如果疾病的范围超出诊治的能力,应转诊至相关科室行进一步的检查和治疗。

2. 明确患者的随诊时间和随诊检查项目。

（四）长期健康管理

1. 长期保存所有病历、诊断结果、治疗方案,以待长期随诊、查询和治疗方案调整。

2. 如有条件,可转诊至社区卫生服务中心进行长期随访管理。

五、更年期保健门诊服务流程

更年期保健门诊服务流程见图 2-1。

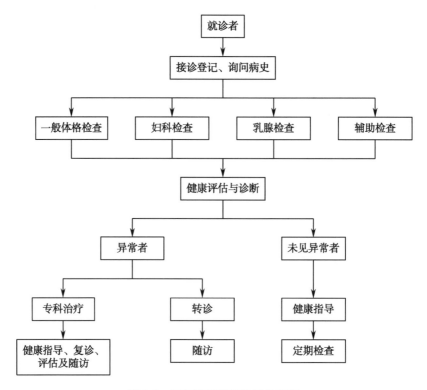

图 2-1　更年期保健门诊服务流程

（郑睿敏　白文佩　金雪静）

参考文献

［1］中华医学会妇产科学分会绝经学组. 中国绝经管理与绝经激素治疗指南 2023 版. 中华妇产科杂志, 2023, 58（1）: 4-21.

［2］郁琦. 女性绝经激素治疗的现代观点. 中华全科医师杂志, 2016, 15（12）: 897-901.

［3］白文佩, 毛乐乐. 更年期多学科综合管理门诊的流程与管理. 山东大学学报（医学版）, 2019, 57（2）: 35-39.

第三节　更年期多学科联合诊疗服务

　　绝经女性由于卵巢功能衰竭, 出现涉及多个系统的多种绝经相关症状, 并与骨质疏松症、高血压、冠心病等许多老年慢性疾病相关。在很大程度上, 绝经后女性健康管理的核心即慢性疾病管理。健康管理在我国起步晚, 主要采用体检中心健康管理服务模式, 开展健康体检、健康咨询、健康监测、健康干预等服务。但是,因缺少专业的健康管理人员和长期规范的健康管理机制,健康体检"只检不管"的现象较为普遍。健康体检后,许多患者的后续干预治疗没跟上,最终无法从中获益。对健康体检结果要采取及时的、针对性的、追踪式的有效干预,才能达到早期发现健康问题和风险、预防和干预疾病发生发展的健康管理目的。我国人口老龄化趋势日益加剧,面对绝经女性群体健康需求的特点,如何在新形势下,改变观念,创新性开展更年期女性健康管理新模式,保障女性安全地从更年期向老年期平稳过渡,是实现健康老龄化的必然要求。

更年期多学科联合评估(multi-disciplinary assessment, MDA)和多学科联合治疗(multi-disciplinary treatment, MDT)是更年期专科门诊的重要组成部分,也是更年期患者诊治流程中不可或缺的环节。更年期 MDT 门诊是以"三级预防"为核心,以妇科专业特色为基础的多学科团队式协作门诊,向更年期女性提供全面健康教育与全方位生命周期管理,结合身体测量、常规检查、营养监测、药学服务、运动干预、心理指导等多种方式评估中年女性的身心健康、提高中年女性自我保健意识,及早发现疾病的危险因素和疾病早期状况,从调整生活方式入手,制订个体化的诊疗方案,预防老年慢性疾病的发生,促进女性绝经后生命健康。多学科协作团队采取"多对一"的方式,在"一站式"门诊完成多学科健康评估服务。以妇科内分泌医生为主导,联合营养师、心理咨询师、临床药师、护士、盆底功能评估师等组成团队,从更年期女性的整体出发,多维度、全面、科学地实施健康状况评估,综合评估躯体健康、精神状况、功能状态、社会适应能力等,客观量化整体健康水平。包括营养检测、药学服务、运动干预、心理指导等;同时,指导患者建立健康的生活方式,制订规范化、个性化诊疗方案,预防和延缓老年慢性疾病的发生发展,从而提升女性绝经后的生命质量。更年期多学科综合管理门诊作为妇产科领域实现"大卫生、大健康"理念的成功实践,不仅显著提高了更年期相关疾病的诊治水平,而且进一步促进了医院亚专科的专业发展,有效改善了患者的就医体验。图 2-2 为更年期保健门诊的整体服务流程,图 2-3 为更年期专科门诊诊治流程参考图。

一、职能分工

多学科综合诊疗(MDA/MDT)团队的各成员应取得国家机构颁发的医师、护士执业资格证书,具有独立执业能力,并根据角色分工承担不同的职责。

(一)团队总负责人

具有副主任医师及以上职称,为更年期保健专科门诊负责人。

1. 确定管理项目　确定本团队要执行的健康评估和管理任务。

2. 协调多学科合作　负责本团队成员的组成、分工和调配,协调合作、高效完成健康管

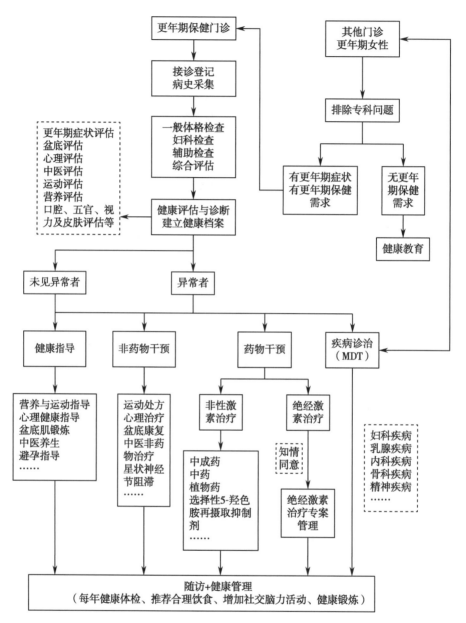

图2-2　更年期保健门诊的整体服务流程

理任务。

（1）优化创新：负责不断优化、创新团队的健康评估、管理模式和流程。

（2）质量监督：负责审核健康计划，负责疑难病例的处置及各类应急医疗事件的处理。

（3）培训学习：定期组织开展本团队医务人员的业务培训学习。

（4）绩效考核：负责本团队成员的绩效考核及利益分配。

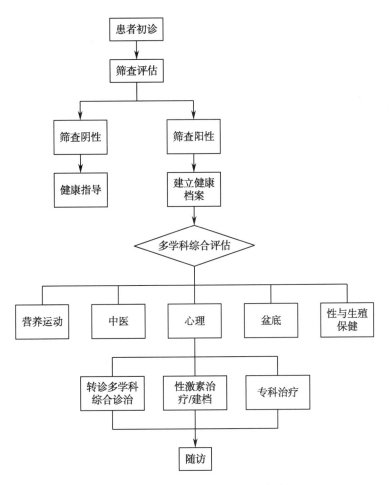

图 2-3　更年期专科门诊诊治流程参考图

（二）初诊医生

具有住院医师及以上职称，主要负责初诊筛查、建立档案、随访管理等工作。

1. 初诊筛查　患者初次至更年期保健专科门诊就诊时，予以初步筛查评估，筛查内容包括：是否有绝经相关症状，如月经紊乱、潮热出汗、睡眠障碍、情绪改变等；是否有生殖泌尿道萎缩相关症状，如阴道干涩疼痛、性交痛、反复发作的萎缩性阴道炎、反复发作的尿路感染等；是否存在低骨量或骨质疏松症；是否有卵巢功能障碍或卵巢早衰；是否有盆底功能障碍性疾病如漏尿、盆腔器官脱垂等；是否有保健需求等。

2. 协调转诊　根据患者的初筛结果，决定是否需要进一步多学科评估。如上述筛查内容均为阴性，给予一般健康指导；如筛查内容阳性，则充分采集患者病史、建立健康档案，进行全面的体格检查和辅助检查，转诊多学科评估门诊。

（1）建立电子档案：录入患者信息，包括疾病发生发展史、既往史、家族史、体格检查及辅助检查；日常生活状况，包括社会功能、心理、营养、运动、体重、睡眠。

（2）随访管理：定期查看健康档案、随访记录，以及发送随访表给主诊医生。

（三）主诊医生

具有主治医师及以上职称，由妇科内分泌医生担任，主要负责患者健康诊疗计划的制订。

1. 制订诊疗计划 综合患者各学科评估结果来制订个体化诊疗计划；处理应急事件及预警，将无法处理或无权限处理的事件及时上报团队总负责人。

2. 协调转诊 根据患者的综合评估结果，对有合并症或病情复杂疑难者，决定转诊专科治疗或 MDT 门诊。MDT 门诊主要是针对患有多种慢性疾病、同时服用多种药物、潜在或已有部分器官功能丧失的更年期人群，通过 MDT 门诊发现健康问题及相关风险，及时干预、治疗，维持和改善健康状况。对需要激素补充治疗的高危人群，充分发挥多学科协作诊疗优势，权衡更年期激素补充治疗的利弊，个体化制订治疗方案，以获得最大的健康收益。

3. 评价健康管理效果 复诊时对患者的健康管理效果进行评价；根据健康数据，适时调整诊疗计划。

4. 组织团队举行多学科疑难病案讨论会，确定诊治方案及改进措施

（四）多学科评估医生

具有主治医师及以上职称，主要负责相关学科评估。目前常用多维度单项测量工具进行测量，再综合评估。各维度的量表，如骨质疏松风险评估（international osteoporosis foundation，IOF）、广泛性焦虑量表（generalized anxiety disorder-7，GAD-7）、患者健康问卷（patient health questionnaire-9，PHQ-9）、运动习惯评估、营养评估、盆底功能障碍问卷（pelvic floor distress inventory-short form-20，PFDI-20）、尿失禁生活质量问卷（incontinence quality of life questionnaire，I-QOL）等，都是普适性量表。

1. 临床药师 询问患者的用药史，当前服用的药物种类、用药方法、药物之间的配伍情况。指导患者正确的用药方式，做到精准用药，以有效提高用药的安全性和有效性。做好药物随访工作，如有异常及时评估处理。

2. 临床营养师 全面评估患者的营养状况，为患者打造"量身定制"的个性化营养套餐、膳食计划。

3. 心理咨询师 对患者进行全面心理状况评估，全面详细地了解患者的情感需求。根据患者心理评估情况，制订个性化的心理健康计划，并指导实施。

4. 运动康复师 提倡长期、规律的有氧运动，根据患者的体能情况，选择适合更年期女性的运动量和强度，制订个性化运动计划。

5. 盆底康复师 全面评估盆底功能情况，个体化定制盆底康复计划。

6. 中医师　通过中医体质辨识来改善体质,治疗绝经相关症状,以达到"治未病"的健康调养和治疗更年期相关疾病的目的。

7. 参与由主诊医生组织的多学科疑难病案讨论会

(五)护理人员

具有护士或以上职称,主要负责协助建档、随访工作、健康宣教、收集反馈。

1. 协助完成"一站式"门诊的多学科健康评估服务。

2. 参与执行各学科的健康计划(如患者用药、运动、营养、心理等方案)。

3. 做好随访记录,上报不良事件,督促患者按时复诊。

4. 协助医生做好科普宣教工作,及时更新、发布、推送在线宣教资料。

5. 收集患者就诊过程中的意见和建议,及时上报负责人,并反馈给患者。

二、运行流程

随着社会人口老龄化,增龄所致的器官功能变化使更年期女性的精神状态、躯体功能也随之改变,以疾病为中心的传统诊治模式已不能满足发展的需要。推行 MDA 模式,多维度、全方位评估更年期女性的整体健康水平,旨在及时尽早发现这一群体的健康问题和潜在风险,给予合理干预和治疗,减缓机体衰弱的发生,有望延长寿命。MDA 门诊服务流程按初筛→建档→评估→干预→调整→阶段性复评的步骤进行,针对更年期女性的健康问题提供全闭环式服务(图 2-4)。

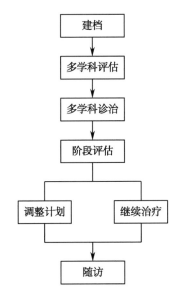

图 2-4　更年期女性健康管理闭环式服务

三、MDA 运行现状的思考

(一)医疗机构对更年期女性整体健康评估重视不够

自 20 世纪 90 年代开始,全国各地开始逐渐重视更年期保健工作,更年期保健工作得到了较大发展。但是全国各地更年期保健工作存在着较大的区域、诊治水平及管理理念差异;大多数医疗机构对更年期女性整体健康评估的关注和认识不够,分析原因如下:①专业壁垒:更年期专科医生在诊治患者时容易仅局限于自己的专科领域,常伴有"专业偏执"现象,容易忽略更年期女性可能潜在多种疾病共存、疾病复杂多变的特点,导致对患者的健康风险评估不到位。②诊疗习惯:大多数医生仍局限于传统的医疗模式,只关注局部症状的治疗,而非整体健康的维护。诊疗过程中往往忽视对更年期女性的整体关注和功能评估,对一些常见的可以通过 MDA 获益的更年期综合征(如骨质疏松症、盆底功能减退、早期认知功能减退等)普遍不够重视。③MDA 接受问题:MDA 评估涵盖面广,目前更年期 MDA 门诊尚没有国内外统一的指南和共识可遵循,各医疗机构一般是自行制定评估范围和标准,采用多维度测量工具进行健康评估,因此评估量表多,耗时长。没有优化的评估流程,评估过程则比较烦琐,不容易在医疗机构内推广应用。④收费问题:MDA 投入的人力和时间成本较高,但涵盖的评估服务内容尚无收费标准,医疗机构经济效益不高,难以得到医疗机构决策者对开展 MDA 的大力支持。

(二)社会大众对更年期女性健康评估认识不足

更年期女性及其家庭成员的知识水平和文化素养参差不齐,部分对健康知识的了解掌握、健康管理手段的认识和实践有困难,不容易接受从整体出发的健康评估新理念,造成了医患沟通障碍,导致患者依从性差、干预执行率较低。

(三)医疗机构对应用 MDA 获益的更年期人群筛选有限

女性绝经后,随着雌激素水平的下降,心血管疾病、代谢综合征、泌尿生殖道萎缩、骨质疏松症、肌力减弱、认知功能下降等发生率均较绝经前上升。针对这些健康问题,更年期女性是可以通过健康评估获益的,需要医疗机构借助 MDA 去发现和识别。但事实上,一方面,因为上述潜在的健康问题而主动到医疗机构就诊的更年期患者并不多,部分是直接来更年期门诊配药,拒绝执行健康评估诊疗,部分知道身体有健康问题存在,但采取消极对待、任由问题迁延发展的态度。另一方面,大多数医疗机构,特别是基层医院,往往因为有限的医疗人力资源,无法实施 MDA 门诊。因此,真正通过更年期门诊筛选出后转诊 MDA 门诊而获益的更年期患者仅仅是冰山一角。

(四)MDA/MDT 后脱落现象

健康管理不等于健康体检,MDA/MDT 是一个诊断和治疗过程,通过 MDA 评估可以及时发现患者潜在或已存在的机体功能问题,但需要积极开展以问题为导向的干预和治疗,才能使患者最终从 MDT 中获益。存在的问题:一方面,一个完整的健康管理计划需要多学科成员共同完成,很多医疗机构因人力资源的问题难以实现,后续干预工作难以为继。另一方面,更年期女性个体的教育程度、家庭环境、社会背景均有差异,真正接受 MDA、坚持后续的干预治疗(MDT)及阶段性复评的患者为数不多。

四、MDA/MDT 运行建议

1. 开展 MDA/MDT 普及培训,提高医护人员的认识　通过卫生行政部门或区域医联体牵头单位组织开展 MDA/MDT 的普及培训,提高各医疗机构和医护人员对 MDA/MDT 的认识和重视。一方面,通过提高医疗人员对 MDA/MDT 的认知度,呼吁重视更年期女性进行全面的健康评估,包括精神状况和躯体功能状态;另一方面,通过提高对 MDA/MDT 的重视程度,特别是基层医疗单位,指导开展 MDA 的常规初筛工作,识别有 MDA/MDT 需求的患者,并通过转诊机制,将其推荐到上级医院 MDA/MDT 门诊进行评估。

2. 加强 MDA/MDT 宣教,提高更年期群体及其家庭成员的知晓度　在提高医疗机构和医疗人员对 MDA/MDT 的认识和重视的同时,更年期人群及其家庭成员也是需要加强科普宣教的重点对象。从患者角度,认识 MDA/MDT 有助于更加重视自身的健康状态和生活方式的调整,能早期发现、早期识别更年期症状和健康问题,进而尽早寻求医疗帮助,有助于建立良好的医患沟通,在后续的干预、治疗过程中收到满意的效果。从家庭成员的角度,提高对 MDA/MDT 的认识,有助于患者获得家人的关爱和呵护,利于家庭和谐,提高幸福指数。

3. 优化 MDA/MDT 模式,建立适用于基层的分级评估及治疗流程　通过优化 MDA/MDT 模式,摸索建立适合基层医院应用的 MDA/MDT 分级评估流程和操作规范,由专业指导机构,结合 MDA/MDT 基层推广应用的场所特点和评估重点,重新组合简化评估内容,以减少多量表使用的复杂性,提高 MDA/MDT 的可推广性。依托基层的首诊环节,扩大更年期群体的筛查范围,同时拓宽转诊路径,使更多的更年期女性受益。

4. 探索新式管理策略,力求解决 MDA/MDT 干预脱落问题　解决 MDA 的评估后干预脱落问题是医疗机构 MDA/MDT 有效应用的一大难题,可以尝试以下两种途径:第一,建立网络随访制度,随着社会的发展,可以与时俱进,利用网络平台建立新随访制度,网络平台具有发送文字、语音、图片、视频等功能,与传统的短信、电话沟通方式相比,更加灵活和智能,且节省资费,是一种突破时间、空间和距离限制的方便又经济的随访管理方式。通过线上方式,医护人员能更及时地了解患者的实时病情变化,随时向患者提供个性化指导信息。

网络随访制度是有效提高患者干预治疗依从性的方式之一。第二,借助医联体模式,将部分 MDA/MDT 评估后的患者转诊至基层医院,在基层医院开展由"下沉专家"与家庭医生团队共同组成的 MDA/MDT 门诊,以评估结果为导向,制订规范化、个体化和连续性的干预方案,通过社区家庭医生"一对一"管理方式,做好监督、落实干预治疗措施和健康复评工作。

五、小结

总之,具备优化的评估模式和规范可行的流程是发挥更年期 MDA/MDT 门诊作用的关键,MDA/MDT 是实现高质量更年期健康管理的重要因素。通过 MDA/MDT 门诊可以全面评估更年期女性的身心健康、躯体和社会功能状态,从而尽早进行干预和治疗,使更年期女性最大程度地获益,全面提高生活质量。这是更年期保健的服务宗旨,也是现代生物 - 心理 - 社会医学模式的切实体现。

（郑睿敏　白文佩　金雪静）

参考文献

[1]中华医学会妇产科学分会绝经学组. 中国绝经管理与绝经激素治疗指南 2023 版. 中华妇产科杂志,2023,58(1):4-21.

[2]郑睿敏,杨丽,王淑霞. 推进我国更年期保健工作的实践与思考. 山东大学学报(医学版),2019,57(2):41-43.

[3]郁琦. 女性绝经激素治疗的现代观点. 中华全科医师杂志,2016,15(12):897-901.

[4]白文佩,毛乐乐. 更年期多学科综合管理门诊的流程与管理. 山东大学学报(医学版),2019,57(2):35-39.

第四节　转诊、会诊标准及流程

一、转诊标准与流程

对于首次到医疗机构就诊的更年期女性,医生应判断其绝经状态:40 岁以上的女性,10 个月内≥2 次邻近的月经周期与原有月经周期比较时间相差 7 天以上,为更年期的起点。同时,应全面收集更年期女性的相关病史,根据就诊医疗机构条件开展相关检查,评估所有检验、检查结果,并根据机构的能力情况开展诊治和转诊。

现以更年期症状、异常子宫出血和盆腔器官脱垂为例,介绍转诊标准及流程。

(一)更年期症状(改良 Kupperman 评分)

1. 改良 Kupperman 评分 ≤ 15 分 对更年期女性进行生活方式以及饮食、运动及盆底锻炼指导,并于指导后的 1 个月、3 个月、6 个月、9 个月、12 个月随访和评估治疗效果;效果不佳者再次给予饮食及运动指导并每 3 个月随访 1 次,直至更年期症状改善明显。更年期症状改善明显者可每隔 1 年随访 1 次,随访时再次收集病史和进行相关检查,必要时给予指导。

2. 改良 Kupperman 评分 ≥ 16 分 需要同时采用生活方式干预和药物治疗。对于到基层医疗机构就诊且选择非激素治疗的患者,可在基层医疗机构制订治疗方案,若治疗效果不佳,应及时转诊至上级医疗机构;对于到基层医疗机构就诊,但是经医生评估需采用激素类药物治疗的患者,应及时转诊至上级医疗机构,详细评估患者是否具有激素用药的禁忌证或慎用证;对于存在使用激素药物的慎用证、合并其他系统疾病、制订激素治疗方案有难度及经现有治疗方案治疗后效果不满意者,必要时转诊至更高级别的医疗机构行进一步诊治,经治疗后效果满意者,可转诊至基层医疗机构进行随访,不满意者继续于该医疗机构调整治疗方案。

(二)异常子宫出血

更年期女性由于卵巢功能下降,常发生不可预知的长期、严重阴道出血,部分女性还合并子宫的器质性疾病(如子宫肌瘤、子宫内膜病变等),常需要性激素或手术治疗。若更年期女性因异常子宫出血或绝经后阴道流血(停经 1 年后发生的阴道出血)就诊于基层医疗机构,应由妇产科专科医师进行诊治,接受必要的药物治疗和 / 或诊刮手术,若药物治疗效果不佳或合并有其他系统疾病,以及诊刮后病理检查提示需要进一步手术者,应转诊至具备相应诊疗能力的医疗机构进行进一步治疗。

(三)盆腔器官脱垂

更年期女性因盆腔器官脱垂(pelvic organ prolapse,POP)就诊时,医生应详细询问病史,填写国际化盆底功能影响问卷简表、盆腔器官脱垂和尿失禁性生活问卷,评价症状的严重程度和对患者生命质量的影响,同时进行专科检查,进行 POP-Q 评分。如果评分提示为Ⅰ～Ⅱ度的盆腔器官脱垂,可在基层医疗机构进行康复治疗;Ⅲ度及以上脱垂者,应转诊至上级医疗机构进行评估,了解有无手术指征;若考虑手术难度较大,则应进一步转诊至具备相应诊疗能力的医疗机构进行诊治。

更年期女性转诊标准及流程(以更年期症状、异常子宫出血和盆腔器官脱垂为例)如

图 2-5 所示。

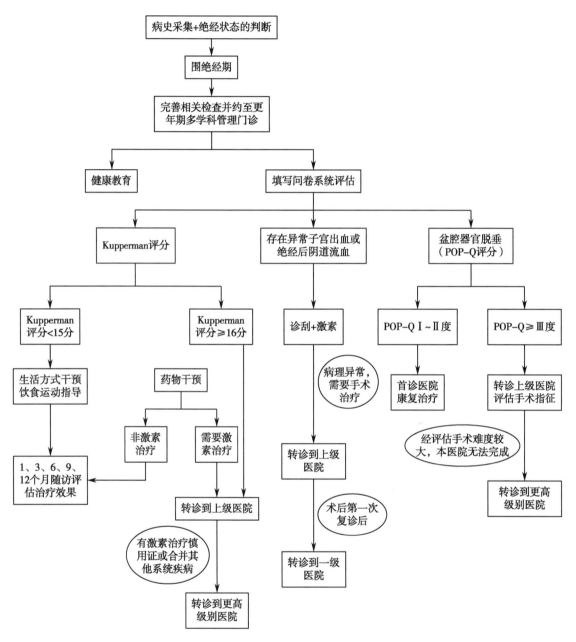

图 2-5 转诊标准与流程

以更年期症状、异常子宫出血和盆腔器官脱垂为例。

二、会诊标准与流程

对于首次到更年期保健门诊就诊的更年期女性,医生应判断是否需要请其他科室进行会诊。辅助检查主要包括乳腺检查、骨密度检查、甲状腺检查、宫颈癌筛查、盆腔 B 超检查、血糖、血脂和肝肾功能等。现以乳腺检查、骨密度检查、甲状腺检查异常为例,介绍会诊标准及流程。各医疗机构可根据自身服务条件和能力进行调整(图 2-6)。

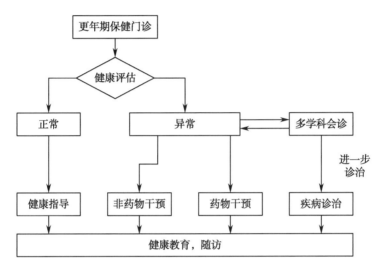

图 2-6　会诊标准与流程

（郑睿敏　白文佩　韩历丽）

参考文献

［1］中华医学会妇产科学分会绝经学组. 中国绝经管理与绝经激素治疗指南 2023 版. 中华妇产科杂志,2023,58(1):4-21.

［2］郑睿敏,杨丽,王淑霞. 推进我国更年期保健工作的实践与思考. 山东大学学报(医学版),2019,57(2):41-43.

［3］白文佩,毛乐乐. 更年期多学科综合管理门诊的流程与管理. 山东大学学报(医学版),2019,57(2):35-39.

第五节 随访管理

更年期保健门诊应根据患者更年期症状的严重程度和治疗方式,进行随访管理。

一、更年期症状评估正常者的随访管理

主要进行健康教育、健康生活方式干预,定期体检,每年复查,必要时缩短间隔时间。

二、更年期症状评估异常者的随访管理

(一)非药物治疗

根据评估情况,1～3个月复查。

(二)药物治疗

1.绝经激素治疗 随访时间为第1个月、3个月、6个月、12个月,以后每年1次。

(1)第1个月:观察药物疗效及不良反应。

1)阴道流血:启动性激素治疗前,须详细评估子宫内膜状况,确保用药的安全性。用药期间,注意观察阴道出血情况,若为规律的、如既往月经样的出血或稀发少量的出血,可以视为正常情况;如有稀发的点滴出血,可考虑继续用药;如出血频繁或持续时间长于7天,可超声测量子宫内膜厚度,观察是否均质、有无血流信号,必要时行宫腔镜检查和诊断性刮宫,及时判断内膜状况;对于子宫内膜薄伴少量的频出血,也可以考虑换用其他治疗方案。若无异常子宫出血,应6～12个月复查超声。

2)乳腺问题:启动性激素治疗前,须详细评估乳腺状况,如进行乳腺超声检查,必要时行钼靶检查,如有可疑问题,应由乳腺专科医生进行判断,以确保用药的安全性。应提前告知患者激素治疗前3个月内乳腺胀痛问题较为多见,在出现症状之后,给予耐心解释,必要时转诊至乳腺专科。

3)消化道症状:主要是恶心、呕吐等。较轻微,一般无须特殊处理,或适当减量。如患者难以耐受,须更改用药方案。

4)其他:体重变化、水肿、精神症状等。

5)再次进行Kupperman评分及相关评估,观察药物的疗效。

(2)第3个月:继续观察药物疗效及不良反应,并评估行为干预的疗效,再次Kupperman评分。

(3)第6个月:患者可根据自身情况决定是否随诊,如无不适可不必随诊。并继续评估

行为干预的疗效,可再次 Kupperman 评分。

(4)第 12 个月:随诊项目包括用药前的所有检查以及 Kupperman 评分。骨密度如第一次检查正常,可以 2～3 年复查 1 次。对于有子宫的女性,建议每 5 年进行宫颈细胞学和人乳头瘤病毒联合筛查,或每 3 年单独进行宫颈细胞学筛查;对于 65 岁以上的女性,既往筛查阴性,可停止筛查。每次随访均应通过各种方式进行激素治疗教育,并提供激素治疗利弊的分析。

(5)后期随访:应用激素药物治疗满 1 年后建议每年至少随访 1 次,后期随访建议复查初诊时的所有检查,必要时缩短随访时间。

2.非激素药物治疗 根据不同药物治疗的疗程、药物副作用等情况安排随访时间。

(郑睿敏 白文佩 金雪静)

参考文献

[1]中华医学会妇产科学分会绝经学组. 中国绝经管理与绝经激素治疗指南 2023 版. 中华妇产科杂志,2023,58(1):4-21.

[2]郑睿敏,杨丽,王淑霞. 推进我国更年期保健工作的实践与思考. 山东大学学报(医学版),2019,57(2):41-43.

[3]郁琦. 女性绝经激素治疗的现代观点. 中华全科医师杂志,2016,15(12):897-901.

[4]白文佩,毛乐乐. 更年期多学科综合管理门诊的流程与管理. 山东大学学报(医学版),2019,57(2):35-39.

第三章

更年期女性的健康教育与健康促进

第一节　更年期健康教育的意义和内容

一、健康教育的意义

更年期是女性人生重要的过渡阶段,该时期卵巢功能减退,雌激素水平波动性下降,导致较多女性出现一系列躯体及精神心理症状。健康教育的意义在于针对更年期女性的生理、心理特点,利用多种方法普及更年期女性健康教育核心知识,不仅可以让更年期女性正确认识更年期保健的重要性,树立个人健康责任意识,还可以引导女性树立健康观念,养成良好的健康行为及正确的生活方式,提高更年期女性的自我保健能力及生活质量,全面提升更年期女性的健康素养。

健康促进的目的是早发现、早诊断、早治疗,减少更年期疾病的发生。更年期女性健康服务机构应按照预防、保健与治疗三级预防的理念构建更年期保健三级预防工作体系,以一级和二级预防为重点,为更年期女性提供涵盖生理和心理健康促进内容的全面、具体、可操作的更年期保健服务。

更年期保健服务机构通过加强从业人员沟通技巧、为更年期女性及其家人提供更年期健康教育、加强更年期保健服务等多途径联合干预方式,帮助更年期女性达到身体和心理的最优状态,促进其意识到健康生活方式和社会支持的重要性,增强对自身和环境挑战的适应能力,保障更年期女性健康。

二、健康教育的活动方式

更年期保健门诊可通过多种途径和方式开展健康教育活动。

1. **健康教育讲座** 采取"请进来、走出去"的方法,将更年期女性请进医院,或深入机关、工厂、企业、农村等场所,开展更年期健康教育系列讲座。

2. **候诊宣传** 门诊护士主动与候诊患者沟通,了解病情症状,有针对性地给予健康教育,并发放健康教育宣传资料。

3. **宣传橱窗** 宣传橱窗是开展健康教育的重要形式之一,利用文字或图片进行成系列的更年期健康知识展示,医院或更年期保健门诊的宣传教育橱窗应定期更换内容。

4. **义诊活动** 利用相关节日开展义诊活动,进行更年期疾病筛查,帮助更年期女性早期识别潜在问题,普及更年期健康知识。

5. **创新活动** 组织更年期女性开展"健康大步走"、太极拳活动,开展身心减压课程等。

6. **传统媒体** 积极参与报纸、电台和电视健康教育节目,介绍更年期保健的知识,重点辟谣更年期知识误区,推广权威内容。

7. **新媒体** 利用医院的官网及公众号、视频号等新媒体账号,形成健康科普宣传矩阵,通过图文、视频和直播等方式,开展更年期知识普及教育;直播在线科普,还可一对多、即时高效地解答患者关切的问题。开通互联网诊疗,通过医院服务号、官方邮箱等渠道,一对一解答患者关切的问题,定期推送更年期保健提示内容。组建网络健康社群,定期在群内推送健康教育内容,并根据群内患者的普遍问题,制作针对性的科普产品进行解答。

8. **社区干预** 社区护士及志愿者通过上门服务等方式,正确指导更年期女性保健方法,仔细聆听她们的倾诉,从中发现问题,为她们排忧解难。

9. **咨询热线** 通过热线电话回答更年期女性健康问题及用药过程中出现的不良反应,并进行登记。

此外,还可通过更年期保健综合管理的模式,将辖区内的更年期女性纳入健康管理,进行健康评估,根据其个体差异,实施精准健康教育。

三、健康教育的内容

健康教育的内容需考虑更年期女性的需要和学习能力,主要内容如下。

(一)更年期相关知识

包括更年期女性的生理、心理特点;更年期综合征的发病机制;评价更年期相关症状的工具及绝经状态判断;更年期综合征的临床表现及绝经相关疾病;更年期相关化验单的解读与健康指导等。

（二）更年期保健指导

主要包括更年期女性的自我健康监测、常见症状的处理和改善方法、乳腺癌和宫颈癌预防、心血管疾病防治、绝经激素治疗等相关知识。要点如下。

1.更年期女性的自我健康监测

（1）记录"五快三良"："五快"即食得快、睡得快、说得快、走得快、便得快；"三良"即良好的个性、良好的处事能力、良好的人际关系，了解身心健康水平。

（2）记录月经卡：既可及时发现异常，又能作为医生诊治用药的参考。

（3）定期测量体重和腰围：指导更年期女性维持适宜体重，体重指数（body mass index，BMI）18.5～23.9kg/m^2 为正常，腰围应＜80cm。BMI 过高可增加心脑血管疾病风险，低 BMI 可增加骨质疏松症的风险。

（4）乳房自我检查：通过每月 1 次"视、触、挤压"自我检查，可早期发现乳房异常、包块和乳头溢液。

（5）关注泌尿生殖系统的异常症状：如白带增多、异味、颜色异常等及绝经后阴道出血等。

（6）定期健康体检，记录体检结果。

2.更年期常见症状处理和改善方法

（1）潮热：避免引起潮热的饮食，如辛辣食物、酒精、咖啡等；衣服可穿多层，便于及时脱掉；潮热时保持缓慢和深度的呼吸。

（2）失眠：每天作息时间固定；积极参加运动；睡前避免饱食、剧烈运动、吸烟或持续工作；卧室选择遮光效果好的窗帘、保持屋内灯光柔和；通过睡前听舒缓音乐或做冥想放松训练等方法来提高睡眠质量。

（3）情绪波动：保持运动；学会减压的方法；改善睡眠；咨询医生是否有精神抑郁的倾向，并及时就诊。

（4）记忆力减退：改善睡眠，保持运动。如果记忆力减退影响到日常生活则需要及时就医。

（5）肌肉痛、关节痛、骨痛（预防骨质疏松症）：每天保证足够的维生素 D 和含钙食物或补充剂摄入；适当运动，保持肌肉骨骼健康。

（6）戒烟。

（7）减少钠、盐和酒精摄入。

（8）防止摔跤和滑倒。

3.乳腺癌预防

（1）普及乳腺癌的主要高危因素、早期症状等知识。

（2）坚持乳房自我检查：女性最好每月自我检查 1 次，每年由乳腺专科医生检查 1 次。

检查的时间:月经来潮后 9～11 天检查最合适,绝经后女性每月选择固定的 1 天进行检查。检查的体位:可在洗澡时、镜前、平卧时检查。检查的步骤:包括视诊和触诊,视诊时观察乳房的外形、皮肤、乳头,触诊时注意有无肿块、压痛及乳头溢液等。

(3)更年期女性乳腺癌筛查策略:见第五章第七节。

4. 宫颈癌预防

(1)普及宫颈癌的高危因素和早期症状知识。

(2)宫颈癌发病主要集中在更年期,定期进行宫颈癌筛查、及时进行科学的处置可以减少宫颈癌的发生。

(3)宫颈癌筛查策略:详见第五章第三节。

5. 心血管疾病防治　女性绝经后慢性病呈高发趋势,容易出现高血压、糖尿病、血脂异常、冠心病等慢性病,建议根据相应疾病的诊疗规范进行处理,必要时转至专科就诊。

6. 绝经激素治疗

(1)更年期症状是由于卵巢功能衰退,体内雌激素和孕激素下降所致。通过建立健康的生活方式,从营养、运动、心态等方面进行调整,可以缓解部分轻度的症状。补充体内自身分泌不足的激素,则是从根本上解决由于激素下降带来的问题,因此,这种方法被称为绝经激素治疗(menopause hormone therapy , MHT)。

(2)MHT 属于医疗干预手段,须在有治疗的适应证(性激素缺乏的临床症状和体征)、没有禁忌证的情况下,方可使用。

(3)MHT 治疗"机会窗":对于年龄＜60 岁、绝经 10 年内且无心血管疾病的女性,启动 MHT 不增加冠状动脉粥样硬化性心脏病(简称冠心病)和卒中的风险,且能够降低冠心病的死亡率和全因死亡率(1 类推荐)。围绝经期及绝经早期启动 MHT 可能是获益的"机会窗"。

(4)应根据症状和患者的需求、个人史和家族史、相关检查结果、患者的偏好和期望等进行个体化 MHT 治疗。

(5)应用 MHT 的女性可以在基层医疗机构进行随访,随访期间发现异常及时转诊至上级医院。随访时间:开始用药 1 个月、3 个月、6 个月、12 个月,各随访 1 次,以后每 12 个月复查 1 次,必要时缩短随访间隔时间,了解治疗效果,解释可能发生的乳房胀痛和非预期出血等不良反应,进行个体化方案调整。

7. 更年期营养指导

(1)更年期女性的生理和代谢特点。

(2)更年期女性进行饮食管理的重要性。

(3)平衡膳食、营养平衡、食物搭配的原则。

(4)如何计算个体所需要的热量。

(5)如何解读食品热量标签。

（6）食物交换份的计算。

（7）常见食品的重量与热量举例等。

8.更年期用药指导

（1）如何解读药品说明书。

（2）常用药物服用时间、用法的介绍；主要包括激素治疗药物、中药、中成药及植物药等。

（3）补钙的注意事项和常见的用药误区。

（4）更年期女性可能合并其他内外科疾病，包括糖尿病、高血压、甲状腺功能减退或亢进等，在使用药物时需综合考虑。

9.更年期运动指导

（1）运动原则：更年期女性应根据自己的年龄、体质状况，在确保安全的前提下选择适合自己的运动方式，持之以恒，循序渐进。

（2）运动方式：最佳的方式是中等强度的有氧运动。选择关节、肌肉都活动的全身性项目，如快走、慢跑、游泳、舞蹈、太极拳等。

（3）运动强度：运动强度常用心率来衡量。运动时心率达到 110～130 次 /min 或95～100 次 /min 较为理想，因为这时女性的主观感觉是出汗，感觉良好或心情愉快，感觉活动比安静状态好。运动前可与医生进行沟通，确定运动方式及强度，并根据情况进行调整。

（4）锻炼频度：以健身为目的，每周至少锻炼 3 次，平均每次持续时间至少 30 分钟，达到身体出汗的效果。最佳运动频率是每天 1 次，由少到多，逐渐增加。

10.更年期心理疏导与精神支持

（1）身心变化特点：更年期女性卵巢功能下降，容易出现潮热、激动、眩晕、失眠、骨关节及肌肉疼痛，不良情绪发生风险高。

（2）常见的心理健康问题：包括焦虑和抑郁，失眠也常见。

（3）常见心理健康问题的处理：心理评估正常或轻度异常者可进行自我保健，包括自我认同、保持心情舒畅、坚持学习和思考、学会倾诉和交流等，对于中度及以上异常者建议寻求专业心理医生的帮助。

11.健康的生活方式

（1）戒烟限酒，不要过量饮酒，女性 1 天摄入的乙醇量不超过 15g，相当于啤酒 450ml，或葡萄酒 150ml，或 38%vol 白酒 39ml。

（2）避免摄入过多咖啡，同时注意补充钙剂，保证足够的钙摄入。适量饮茶。

（3）保持充足的睡眠，每晚睡眠时间保持在 7～8 小时。

（4）适当运动。

（5）保持外阴清洁，每日清洗外阴，穿宽松棉制的内衣裤，勤换内裤。

12. 更年期性与生殖保健

（1）性衰老问题教育和指导：更年期随着卵巢功能的减退，许多女性出现沮丧、易怒等情绪，加上雌孕激素下降，出现阴道胶原蛋白、脂肪减少，腺体萎缩，分泌减少，性生活时出现阴道干涩及性交痛等性功能障碍症状，导致更年期女性性欲下降；也有部分女性在更年期雌激素水平下降，而对性欲起重要作用的雄激素相对增加引起性欲明显增强。这两种情况均属于更年期性衰老表现。

由于受到中国传统文化的影响，许多更年期女性对于性衰老问题羞于咨询，导致性生活质量明显降低，进而影响生活质量。应指导更年期女性正确认识性衰老问题，帮助其评估身体状况，指导其进行盆底肌锻炼，促进盆底神经肌肉组织结构功能的恢复，增强阴道肌肉张力，改善阴道松紧状况，必要时在药师/医师指导下补充外源性雌激素，以改善更年期女性的阴道干涩及性交痛等症状，提高性生活质量。

（2）更年期避孕：女性进入更年期后，虽然受孕概率降低，但仍可有不规则排卵。45～49岁的女性受孕可能性为20%～30%，仍有意外妊娠的可能。因此，尚未绝经的女性仍然需要使用避孕措施。建议更年期女性首选屏障避孕方法和孕激素宫内缓释系统避孕，如选择复方口服避孕药，应在妇产科医生指导下使用。临床明确诊断绝经者，可以停止避孕。

（3）识别常见妇科病：通过白带颜色、量、气味异常，外阴瘙痒，不规则阴道出血，绝经后出血等症状判断可能患妇科疾病，并及时就医。

13. 定期体检　更年期女性每年应进行一次基本临床检查，包括全面的体格检查和辅助检查。体格检查包括身高、体重、腰围、臀围、血压、心肺听诊、腹部触诊、乳腺查体、妇科检查等。辅助检查包括B超（盆腔、肝胆）、乳腺B超和/或钼靶、血常规、尿常规、空腹血糖、血脂、肝肾功能、骨密度、宫颈癌筛查等。必要时可选的项目有血卵泡刺激素（follicle-stimulating hormone，FSH）、雌二醇（estradiol，E_2）、促甲状腺激素（thyroid-stimulating hormone，TSH）、糖代谢、骨代谢、凝血功能、心电图。

14. 更年期中医养生保健　女性绝经前后，肾气渐渐虚衰，冲任亏损，月经渐竭，卵巢功能也随之衰退。中医治疗对更年期相关症状可达到一定效果，尤其适合不愿意接受绝经雌激素治疗和有激素治疗禁忌证的女性。中医讲究整体观念，辨证论治，针、医、药并重，协调阴阳气血，有中医治疗需求者建议由中医医师辨证治疗。

15. 其他常见疾病的预防

（1）预防泌尿生殖系统感染：更年期夫妇性生活前后应清洗外阴，保持外阴清洁，防止泌尿生殖系统感染。

（2）"漏尿"知识宣教和盆底肌锻炼指导：所谓"漏尿"是指尿失禁，在咳嗽、喷嚏、大笑等情况导致腹压增高时，出现不自主的尿液自尿道口渗漏，称为压力性尿失禁，高发于更年期女性,原因与雌激素水平变化、盆底肌功能薄弱、分娩次数、手术史、BMI 等因素有关,严重影响了中老年女性的生活质量。另一种尿失禁是急迫性尿失禁,指伴有强烈尿意的不自主"漏尿"。宣教"漏尿"的原因、可引发的不良后果、预防和治疗的方法,对每一例患者评估"漏尿"的危险因素,有针对性地进行健康教育,指导凯格尔运动方法,写入个人健康指导手册,以便患者进行自我管理。

(3)防治骨质疏松:在医师的指导下,必要时应用绝经激素治疗或补充钙剂等综合措施。

1)饮食补钙:18～49 岁的成人推荐钙摄入量为 800mg/d,50 岁以上和绝经后的女性推荐钙摄入量为 1 000mg/d。建议首先通过膳食补充含钙高的食物,如黄豆、豆制品、芝麻酱、虾皮、海带、紫菜等。

2)口服钙剂:也可以通过钙补充剂达到推荐的每日摄入量,首选碳酸钙。等量的钙,以少量多次的方式摄入则可增加钙吸收率和吸收总量。

3)更年期女性要补充足够的维生素 D:美国临床内分泌医师学会和美国内分泌学会建议将血清 25(OH)D ≥ 30μg/L 定义为维生素 D 充足。

(马麟娟　贺晓春　陈　艳)

参考文献

[1]刘国敏,熊英,徐克惠. 四川省更年期妇女的保健服务现状调查. 中华妇幼临床医学杂志(电子版),2018,14(2):199-206.

[2]聂雅静,李军,付姝菲. 绝经综合征健康教育资料分析. 中国妇幼保健,2021,36(7):1700-1703.

[3]辜鸣,邓桂妹,徐凯,等. 深圳市福田区益田社区居民健康教育资料需求调查. 中国健康教育,2008,24(12):931-933.

[4]于瑞英,杨晓蓉. 香港健康教育资料对我们的启发. 现代护理,2005,11(15):1257-1257,1261.

[5]白欣玉,莫启清,邱婉月,等. 广西疾控系统健康教育人员健康素养分析. 中国健康教育,2019,35(9):857-859.

[6]冯丽,白文佩,刘均娥. 更年期多学科团队协作门诊中护士工作内容的质性研究. 中华现代护理杂志,2019,25(36):4768-4773.

第二节　健康教育的组织实施与评估

一、组织实施

更年期健康教育的实施应包括评估、计划、执行、评价四个过程。

（一）评估

1. 成立健康教育小组。由高年资、工作经验丰富的专业人员担任健康教育小组的项目负责人，负责工作的统筹、制订实施方案、经费预算与资金募集等；组员中包括医疗及卫生统计学专业人员，可招募志愿者，对志愿者进行相关知识的培训，尽可能保证健康教育活动开展期间志愿者固定，选择更年期女性作为健康教育对象。

2. 系统收集并处理受教育者的健康资料，全面了解其健康需求。通过对目标人群进行问卷调查、现场访谈及查阅病历等方式，收集其接受更年期健康教育及相关服务的情况、对健康教育服务的需求、更年期健康知识、健康行为（测血压、测血糖、体检）等资料并分析整理。

（二）计划

1. 根据资料分析结果修正、优化健康教育实施方案，确定健康教育的目的、方式、资料及内容，形成定稿，细化经费预算，确定健康教育人数，准备健康教育资料，布置场地，筹备活动。

2. 确定健康教育总体目标和具体目标。总体目标是该项健康教育预期达到的理想的最终结果，一般较为笼统并带有理想色彩，但给健康教育指明了方向。具体目标是为实现总体目标设计的明确的、具体可测的指标，这些指标能从受教育者的表现中反映出来，主要有以下三项。

（1）健康知识知晓率：即通过教育使更年期患者在掌握疾病健康知识方面要实现的目标。健康知识知晓率的高低取决于健康教育信息的强度、新鲜度及重复率等要素。

（2）健康信念认同率：即通过教育使更年期患者在健康信念认同、健康态度转变方面要实现的目标。当受教育的更年期女性对教育所倡导的健康信息认同一致时，就会不自觉地依照这一信念对自我在健康方面的态度、行为和客观环境进行分析判断，有利于受教育者的态度、行为的转变，以及对健康环境的追求。

（3）健康行为转变率：即通过教育使更年期患者在健康行为转变方面要实现的目标。当受教育者有了一定的健康知识、健康信念和态度之后，必然会将之付诸实践，使自己的思想、理念在行动中体现出来，并通过反复的实践促进个体心理健康发展。

3.制订健康教育内容。健康教育内容的制订要以教育目标为依据并符合以下特点。

（1）通俗性：更年期健康教育应把专业性较强的医学知识转化为易被患者所理解、接受和实践的语言、文字信息，这样有利于教育者和受教育者进行双向交流，否则会影响教育效果。

（2）科学性：科学性是健康教育内容的生命，更年期健康教育无论是正面宣传还是反面举例，都要实事求是地反映事物的原貌，不能含糊和夸张。

（3）针对性：根据受教育者的个体需要，有针对性地制作教育内容。

（4）新颖性：健康教育内容的制订要立意新、角度新、技巧新，最大限度地调动更年期女性的兴趣。

4.健康教育形式的选择。健康教育的形式对效果有直接的影响，健康教育形式的选择，一定要服从教育目标和内容，体现"目标、内容、形式"的统一。

健康教育是更年期患者治疗的重要组成部分，但传统健康教育方式计划不够健全，在时间和形式上随意性较大，只是简单地向患者说明更年期的注意事项或填鸭式地讲解疾病。更年期女性出现卵巢功能衰退、内分泌紊乱、月经不调、绝经等现象，还可能合并出汗、失眠、头痛、食欲缺乏、烦躁不安等症状，使得患者的情绪不稳定，较为脆弱、敏感，遇事不能冷静、易怒，可采取同伴式健康教育的方式。即通过具有相同疾病经历的患者相互分享疾病管理的经验和知识，提供社会和心理支持，以帮助患者维持和达到自我管理的目标，进而控制疾病。同伴式健康教育中，知识的传播者和接受者具有相似的年龄、性别、生活环境、经历、文化和社会地位，有着相似的价值观，生活目标相同，容易建立伙伴关系，避免了医患之间的沟通障碍，而且教育的内容来源于患者的患病经历，比较实用，患者的接受程度高。

（三）执行

执行是指按照计划实施健康教育活动的过程。

1.明确健康教育的执行人员。健康教育执行人员应根据健康教育计划的具体内容确定，既要考虑人员数量，又要考虑人员的专业能力，必要时应聘请相关专家共同工作。执行人员需要分解计划中的每项活动，将计划付诸实施，开展活动，实现健康教育目标。

2.准备健康教育资料。包括但不限于查询更年期保健手册、专家共识及临床指南、权威文献、教材、专题讲座、宣传单、电视宣传栏目、科普杂志、报纸、健康处方、宣传视频等。

3.合理安排时间。在时间安排上，首先要保证整个教育计划按时完成，在此前提下合理安排各分项活动的时间。每个项目均应根据其实际操作程序，及时处理运作过程中遇到的困难，制订活动时间表。时间表的内容应包括教育内容、教育场所、负责人员等。时间表是执行健康教育计划的核心，是目标管理的体现，也可以用来对照检查各项工作的进展速度和完成数量。

4.准备所需设备及资料等。

5.执行过程中,健康教育者要及时了解更年期患者对教育信息的反馈,了解教育效果,以不断调整教育行为,不断改善与患者的沟通和交流,使健康教育活动向着预期的教育目标进展。

6.充分尊重和理解更年期女性,快速建立良好的沟通关系并得到正向情感支持,增加信任感,取得合作。健康教育者须掌握一定的沟通技巧,充分了解更年期患者的心理状态,具有共情意识,找准感情的共同点,促使情感上同步;注意语气、语调和感情,以适应不同年龄、不同文化层次的人群,在明确沟通目的的同时,选择合适的环境、时间,耐心地引导受教育者倾诉其困扰,避免急躁。此外,灵活地运用倾听、表情、眼神、仪表、姿势等非语言性沟通技巧。当更年期女性倾诉自己的病情和不适时,不能有任何嫌弃、厌恶、拒绝和不耐烦的表情,检查和核实自己的感觉,及时做出点头、微笑等相应的反应;善于通过身体语言来了解更年期女性的需求,消除其疑惑,达到宣教的预期目标。

7.健康教育执行过程中,要把握好宣教的时机,抓住关键,使健康教育取得实质性的成效。

(四)评价

健康教育者在全面收集并处理有关更年期健康教育信息的基础上,通过问卷调查、查看病历、患者访问等方式收集更年期女性接受健康教育后的效果,与评估阶段的数据进行对比,测算出健康知识知晓率、健康信念认同率及健康行为转变率,并将健康教育效果与预期目标进行比较,衡量预期目标是否实现,对教育的价值(包括成效和不足)作出判断,分析未实现预期目标的原因。总结本次健康教育活动的成功与不足之处,提出改进措施,修订下一次的健康教育计划。

二、效果评价

效果评价是针对健康教育项目活动的作用和效果进行评估,是健康教育的重要一环,"计划-执行-评价"是一种连续的过程,其目的是随时修正计划的不足。通常,一项健康教育计划实施后,较早出现的变化是知识水平提高和态度、信念转变,然后才是行为的改变,而疾病和健康状况的变化则是远期效应。

效果评价主要从教育内容、教育方法和教育目标进行评价。采用的方法包括定性评价和定量评价,定量评价主要包括普查、抽样检查、非抽样检查等,定性评价主要包括访谈、座谈等。主要评估内容包括:教育内容是否能满足受众的真正需要,是否有遗漏,是否取得了信任;教育的时间与场合是否恰当;教育者是否称职;教育材料是否适当(准确、通俗)。教育计划的目标有不同的层次,前一个层次的目标是达到后一个层次目标所必需的。例如,更年期综合征女性，其管理目标为：①提高更年期女性的自我保健意识和知识水平，正确认识更年期健康问题；②采纳健康生活方式，提高相关疾病筛查率；③对更年期相关问题能早期识别并积极干预，延缓和减少衰老性疾病的发生发展，为老年期健康奠定基础。教育效果的评价顺序如下：效果1（知识的提高）→效果2（健康的生活方式和遵医嘱治疗）→效果3（症状控制）→效果4（老年退行性疾病的发病率降低）。

（一）近期效果评价

健康教育计划活动的近期效果重点表现在目标人群知识、态度、信念的变化，因此，近期效果评价主要针对知识、信念、态度的变化进行评估，还可对临床症状发生情况进行统计评估，如更年期发生抑郁、失眠、潮热出汗、尿频尿急、胸闷气短的人数。评价的主要指标：卫生知识知晓率、卫生知识合格率、卫生知识平均分数、健康信念（态度）形成率、临床症状相关知识知晓率等。

（1）卫生知识知晓率（正确率）=知晓（或正确回答）某项卫生知识的人数/被调查的总人数×100%。

（2）卫生知识合格率=卫生知识测试（考核）达到合格标准的人数/被测试（考核）的总人数×100%。

（3）卫生知识平均分数=被调查者卫生知识测试总分/被调查测试的总人数×100%。

（4）健康信念（态度）形成率=形成某信念（态度）的人数/被调查者总人数×100%。

（5）临床症状相关知识知晓率=临床症状相关知识知晓人数/被调查者总人数×100%。

（6）更年期保健健康教育活动满意度：每年至少开展1次更年期保健健康教育满意度调查。

（二）中期效果评价

健康教育的中期效果主要指目标人群行为的改变。评价的指标有更年期女性健康行为形成率（如规律运动形成率）、行为改变率（如戒烟、限酒率）等。

（1）健康行为形成率=形成某种特定健康行为的人数/被调查的总人数×100%。

（2）行为改变率=一定时期内某行为发生定向改变的人数/观察期开始时有该行为的人数×100%。

（三）远期效果评价

远期效果评价是对健康教育项目计划实施后产生的远期效应进行的评价。远期效果包括目标人群的健康状况甚至是生活质量的变化。评价指标主要是反映健康状况、生活质量的指标。

1.反映健康状况的指标

（1）生理指标：如身高、体重、血压、血红蛋白、血清胆固醇等。

（2）心理指标：如抑郁自评分数、焦虑自评分数、睡眠自评分数等。

（3）疾病与死亡指标：如发病率、患病率、死亡率、病死率、平均期望寿命等。

2.反映生活质量的指标　包括生活质量指数（physical quality of life index, PQLI）、美国社会健康协会（American Social Health Association, ASHA）指数、日常生活活动（activity of daily living, ADL）量表、生活满意度指数量表（life satisfaction index, LSI）、更年期生活质量评分量表（menopause rating scale, MRS），用于评价女性生活质量，包括心理感觉、躯体感觉、泌尿生殖系统症状等。

一般情况下，社会人群获得健康教育的远期效果，需要相当长的时间，而且社会的政治、经济、文化状况的变化对人群健康会产生综合影响。因此，对健康教育计划进行结局评价时，不能简单地将人群的健康状况改善和生活质量的提高归结于健康教育干预的结果，而必须精心设计，排除或控制其他影响因素后，才能客观地、慎重地下结论。

（贺晓春　马麟娟　陈　慧）

参考文献

[1]刘国敏,熊英,徐克惠.四川省更年期妇女的保健服务现状调查.中华妇幼临床医学杂志(电子版),2018,14(2):199-206.

[2]聂雅静,李军,付妹菲.绝经综合征健康教育资料分析.中国妇幼保健,2021,36(7):1700-1703.

[3]辜鸣,邓桂妹,徐凯,等.深圳市福田区益田社区居民健康教育资料需求调查.中国健康教育,2008,24(12):931-933.

[4]于瑞英,杨晓蓉.香港健康教育资料对我们的启发.现代护理,2005,11(15):1257-1257,1261.

[5]白欣玉,莫启清,邱婉月,等.广西疾控系统健康教育人员健康素养分析.中国健康教育,2019,35(9):857-859.

[6]冯丽,白文佩,刘均娥.更年期多学科团队协作门诊中护士工作内容的质性研究.中华现代护理杂志,2019,25(36):4768-4773.

[7]中国医师协会全科医师分会,北京妇产学会社区与基层分会.更年期妇女健康管理专家共识(基层版).中国全科医学,2021,24(11):1317-1324.

[8]杨丽,黄星,王淑霞,等.中国11个省份妇幼保健机构和综合性医院更年期保健门诊现况调查.中华预防医学杂志,2020,54(5):529-533.

第三节　更年期健康促进

《健康中国行动(2019—2030年)》指出普及健康知识,引导群众建立正确的健康观,加强早期干预,形成有利于健康的生活方式、生态环境和社会环境,延长健康寿命,为全方位全周期保障人民健康、建设健康中国奠定坚实基础。

一、健康促进的意义

更年期是女性从生育期向老年期过渡的特殊阶段,随着卵巢功能逐渐衰退,更年期女性常常出现多种更年期相关临床症状,包括身体、心理、营养等问题。关注更年期女性健康状况,并提供有针对性的保健服务不仅能够及时减轻症状,还能够预防潜在的老年疾病的发生,从而提高更年期女性的身体健康状况和生活质量。

二、健康促进的措施

(一)构建科学、系统、有效的健康教育人员培训模式

从纵向和横向结构上构建起立体式、多角度、联动式的健康教育培训组织体系,实现培训资源利用效率的最大化;理清健康教育工作体系的培训对象,实现培训的全覆盖;根据区域或机构的公共卫生任务、不同学历层次、专业水平的培训对象的需求确定具体的培训内容,选择恰当的培训组织形式和教学方式以保证培训效果最优;加强培训制度化建设,建立科学、系统、有效的健康教育人员培训模式。

(二)提高更年期保健从业人员的专业能力

1.提高沟通技巧　从事更年期保健的卫生专业人员应接受必要的医患沟通技巧培训,熟悉更年期女性的生理、心理特点,对更年期女性耐心、友好,有助于建立良好的医患关系,提高更年期女性对专业建议的依从性。

2.接受更年期保健专业知识和技能培训　包括健康促进与教育相关政策、基本理论、法规、最新进展、技术与方法、健康教育相关流行病卫生统计学和场所健康促进理论与实践等方面。此外,结合实际健康教育工作需要,还应包括行为学、传播学、心理学、广告策划、项目管理和社会营销等内容。

(三)开展多种形式的健康宣教活动

针对更年期女性的生理、心理特点,开展更年期保健工作的医疗机构可定期提供健康教

育讲座、宣传橱窗、报刊、电视、网络、新媒体等多种形式的更年期健康教育课程,还可开展更年期女性义诊、健康沙龙、心理团体辅导、运动课、营养体验课等形式的活动。对女性在更年期的生理心理特点和显著变化,更年期常见的身心问题和影响因素,更年期营养、运动、药物使用,更年期心理保健,更年期疾病预防等方面,提供全面的宣传教育。

(四)帮助更年期女性建立健康的生活方式

帮助更年期女性根据自身情况坚持进行适度的体育锻炼、保证合理健康的饮食和充足的睡眠等,建立健康的生活方式。

1. 适度运动　有氧运动能减轻个体的压力,改善情绪,同时有助于控制更年期体重增加、缓解更年期躯体化症状,延缓卵巢功能衰竭速度。

2. 合理饮食　更年期女性应以低脂肪、低糖、低盐、低热量饮食为主,并适当增加膳食纤维摄入和维生素补充。研究发现,血清镁和锌较高的绝经后女性抑郁症状相对较轻,通过膳食补充适量的镁和锌可以帮助预防抑郁情绪。

3. 充足睡眠　良好的睡眠有利于消除疲劳、保护大脑、增强免疫力、延缓衰老、维护心理健康。更年期女性每天适宜睡眠时间为 7～8 小时,午睡 20～30 分钟。睡前不宜剧烈运动,可通过选择遮光效果好的窗帘、保持屋内灯光柔和、戴眼罩、睡觉前听舒缓音乐或做冥想放松训练等方法来提高睡眠质量。

(五)加强家庭、社会支持

充分的家庭支持有利于更年期女性的身心健康和家庭和谐。鼓励更年期女性的主要家庭成员了解更年期保健相关知识,为更年期女性保健创造支持和帮助的良好氛围。鼓励更年期女性参加社区、单位组织的活动,矫正并促进其社会功能的提升,使其更好地融入社会活动中,提升身心健康水平。

(六)积极探索更年期保健志愿服务,开展同伴教育

组建志愿者队伍,发挥志愿者的主观能动性,秉承"奉献、友爱、互助、进步"的宗旨,在良好医患关系的基础上,将有意愿的更年期女性(患者)发展为志愿者,宣讲更年期保健理念,不断壮大志愿者队伍,扩大影响力。随着物质生活和精神世界的不断丰富,更年期女性的身心需求也在不断发生变化。更年期志愿服务人员需要持续关注如何根据这些变化采取有效的应对措施,唯有动态化关注、跟踪回访,才能保证工作步步紧跟,满足广大更年期女性的切实需要。同时,志愿活动应结合地方特色,加强多部门多机构交流合作,与妇联、机关单位、社区等协同开展,因地制宜、形式多样,如团队活动、同伴教育、经历分享等。通过丰富多彩的活动,提高更年期女性的认同感、归属感、获得感、幸福感和安全感。必要时利

用网络资源,开展线上活动,扩大志愿服务的影响力。

(七)提供更年期保健适宜技术

1.健康教育课程　专业机构可提供更年期女性身心保健专项健康教育课程,让女性了解更年期相关知识,学习到一定的心理保健、运动管理、营养体质管理技术,达到改善更年期身心症状、预防相关疾病的目的。

2.更年期保健技术课程　专业机构可提供更年期保健相关技术培训,包括疾病筛查、评估与诊断、治疗与康复,如绝经激素治疗、盆底康复、性与生殖保健、营养与运动评估指导、心理评估与团体辅导等课程。

三、更年期女性健康教育的核心信息

普及健康知识、提高全民健康素养是提高全民健康水平最根本、最经济、最有效的措施之一。"健康知识普及行动"是《健康中国行动(2019—2030年)》的重大行动之一。根据不同人群特点有针对性地加强健康教育与促进,针对重点人群、重点健康问题组织编制相关知识和信息指南,由专业机构向社会发布,也是"健康知识普及行动"的重要举措。

更年期是女性人生中重要的过渡阶段,这个时期卵巢功能减退,雌激素水平波动性下降,女性面临着一系列与绝经相关的健康问题,不仅影响工作、生活,也会给家庭和社会带来一定的负担,亟须加强对更年期女性的健康教育,提高其自我保健意识和能力,并帮助更年期女性采取自觉的健康行为,进而预防疾病的发生和发展,提高其生活质量。因此,为进一步提升更年期女性的健康意识和水平,全面提升更年期女性的健康素养,促进更年期女性身心健康,也为进一步促进更年期女性健康教育工作的开展、提升更年期女性健康教育活动效果,国家卫生健康委妇幼健康中心受国家卫生健康委妇幼健康司委托,组织更年期保健、临床以及健康教育相关专家编写发布了《更年期女性健康教育核心信息(征求意见稿)》。

《更年期女性健康教育核心信息(征求意见稿)》在编写过程中,立足健康管理、风险管理和疾病管理的三级预防保健视角,围绕更年期阶段的生理特点、健康生活方式、常见和重点疾病预防,以及营养保健、运动保健、五官保健、性保健、心理保健、盆底保健、健康管理、绝经激素治疗、中医药保健等常见和热点信息,梳理制定了15条核心信息,并对每一条信息进行解释和释义。具体内容如下。

(一)做好更年期保健,为老年期健康奠定基础

更年期是女性从生育期过渡到老年期的特殊生理阶段,它的一个标志性事件是绝经。更年期起始时间有早有晚,持续时间有长有短,多数出现在40～65岁。做好更年期女性健

康管理,促进女性身心健康,可以减少和延缓高血压、高血脂、糖尿病、骨质疏松症等疾病的发生,为老年期的健康打下基础。

(二)平衡膳食,维持适宜体重和骨骼健康

平衡膳食是保障更年期女性营养和健康的基础。更年期女性应维持适宜的能量平衡,关注体重指数,保持理想体重,提倡均衡饮食、少油少盐、戒烟、控糖、限酒。食物种类应多样化,注重粗细搭配,多进食蔬菜、水果、奶类、豆类及其制品,适量摄入鱼、禽、蛋和瘦肉。应确保足够的钙和维生素D的摄入,维护骨骼健康。

(三)适当运动,促进身心健康

适当运动可改善心血管、呼吸、内分泌等系统功能,增加肌肉量和肌力,保持肌肉、骨骼健康,提高免疫力,调节情绪,促进身心健康。更年期女性应根据自己的体质和兴趣,在专业人员的评估和指导下进行运动。适合更年期女性的运动包括慢跑、游泳、骑车、健步走、太极拳、八段锦等有氧运动,以及平板支撑、臀桥、半蹲、上斜俯卧撑等抗阻运动,最佳频率为每周3～5次(建议包含2次抗阻运动),每次30～60分钟,达到中等强度。应做好运动前准备和运动后恢复,减少运动损伤。

(四)合理用眼,保护眼健康

随着年龄的增长和内分泌变化,更年期女性容易出现视疲劳、眼部干涩、老视等不适症状,必要时可去眼科就诊,及时治疗。应养成良好用眼习惯,避免长时间近距离使用电子产品。有高血压、糖尿病等基础疾病的更年期女性,要做好基础疾病的控制,并定期进行眼底检查,了解视网膜等情况。

(五)提高口腔保健意识,保持口腔健康

随着年龄的增长及雌激素水平的下降,更年期女性易患牙周疾病,龋齿风险增高。应掌握正确的刷牙方法,每天坚持早晚规范刷牙,保持个人口腔清洁。建议更年期女性每年进行1次口腔检查,及时发现和治疗口腔疾病。进行牙周疾病治疗的更年期女性,如同时患有骨质疏松症,还应配合专科治疗,保持牙齿稳固。

(六)科学用耳,预防听力减退

女性进入更年期后,可能出现听力逐渐下降的情况,应减少长时间噪声暴露或持续使用耳机,降低噪声伤害。当出现耳鸣、听力下降等症状时,及时就医,明确病因,尽早治疗。应积极治疗高血压、糖尿病等慢性疾病,降低听力减退风险。

(七)保持健康的性生活,继续采取避孕措施

保持健康的性生活有助于更年期女性身心健康、家庭和谐。当出现性欲减退、性交痛、性高潮缺失等性功能障碍时,应及时就诊。未绝经的更年期女性仍有妊娠可能,应在医生指导下采取适宜的避孕措施直至绝经,避免意外妊娠。

(八)定期健康体检,关注重点疾病

定期进行全面的健康体检,可以及时评估身体健康状况。更年期女性应依据自身的身体状况和既往疾病史,在专业医生的指导下进行健康体检,体检内容应包含妇科专项检查,建议至少每年进行1次健康体检。

更年期女性应关注乳腺癌、宫颈癌等重点疾病的筛查,早期发现癌及癌前病变,及时诊断、规范治疗。建议每3~5年进行1次宫颈癌检查,至少每2~3年进行1次乳腺癌检查,必要时遵医嘱增加检查频率。

(九)坚持自我健康管理,防治慢性疾病

随着雌激素水平波动性下降,更年期女性患高血压、糖尿病、冠心病、骨质疏松症等疾病的风险增加。坚持健康的生活方式,能够减缓相关疾病的发生。应关注常见慢性疾病的高危因素,定期检查血压、血糖、血脂等,必要时进行骨密度检测,做到早发现、早诊断、早治疗。

(十)加强心理保健,预防和减少心理健康问题

在内分泌、社会和环境等因素的影响下,更年期女性发生焦虑、抑郁、失眠等心理健康问题的风险较高。建议更年期女性主动学习情绪管理、自我心理调适等心理保健知识及方法,适当参加社交活动,获取家庭和社会支持,保持乐观、积极的心态。应关注自身心理健康状况,出现异常情况及时寻求专业医生的帮助。

(十一)更年期相关症状明显者,应及时就医

随着卵巢衰老,雌激素水平出现波动性下降,会导致更年期女性出现一系列躯体及精神心理症状,称为绝经综合征,主要表现为月经紊乱、潮热、出汗、心悸、失眠、情绪低落、记忆力减退、反复发作的尿路感染和阴道炎、阴道干涩和性交痛、关节肌肉疼痛等。

更年期相关症状的严重程度存在较大的个体差异,症状明显者,应及时就诊,请专业医生进行规范治疗。

（十二）重视月经异常，必要时进行治疗

月经异常是更年期女性在绝经前的常见症状，多表现为月经周期延长或缩短、月经量过多或过少、经期持续时间延长或缩短、不规则出血等。当更年期女性出现月经异常时，应及时就医，明确病因，排除妊娠及子宫内膜癌、宫颈癌等器质性病变，必要时进行相应治疗。

（十三）关注盆底健康，及时处理尿失禁和外阴、阴道萎缩症状

盆底健康状况是影响更年期女性生活质量的重要因素，更年期女性应提高盆底保健意识，采用凯格尔运动锻炼盆底肌有助于提高更年期女性的盆底功能。

雌激素水平低下导致更年期女性生殖泌尿道出现萎缩性变化，部分女性可能会在咳嗽、打喷嚏、大笑等腹压增加或尿急时出现尿失禁症状，应及时就诊，由专业医生根据病情选择盆底康复、药物或手术等治疗方法。如更年期女性出现干涩、烧灼、刺激、瘙痒及性交困难等外阴、阴道萎缩等症状，可在医生指导下进行治疗。

（十四）规范的绝经激素治疗，可有效改善更年期症状

在专业医生的指导下，适时、规范进行绝经激素治疗，可有效改善更年期症状，预防骨质疏松，降低心血管疾病的发生风险，提高生活质量。

绝经激素治疗有明确的适应证、禁忌证和慎用情况，应由专科医生予以个体化的风险和收益评估，确定是否进行绝经激素治疗。接受绝经激素治疗的更年期女性，应定期进行复诊和评估。

（十五）中医辨证论治有助于改善更年期症状，平稳度过更年期

更年期综合征在中医学中被称为"经断前后诸证"或"绝经前后诸证"，常因肾气虚衰、生殖功能消退、机体阴阳失衡所致。治疗原则为和阴阳、调脏腑、温经脉。常用方法包括中（成）药内服、中（成）药外用、针刺、艾灸、拔罐、推拿、药浴、刮痧、膏方、贴敷、药膳、情志调摄等。

（陈　慧　贺晓春　杨　丽）

参考文献

[1]唐珂,顾燕芳,陈瑜,等. 立体式健康教育路径在更年期妇女保健管理中的应用. 实用妇科内分泌电子杂志,2021,8(8):33-38.

[2]刘国敏,熊英,徐克惠. 四川省更年期妇女的保健服务现状调查. 中华妇幼临床医学杂志(电子版),2018,14(2):199-206.

［3］孟伟,李玉萍,覃钰纯,等. 更年期妇女保健综合管理模式的应用效果及评价. 岭南急诊医学杂志,2022,27(3):294-296.

［4］蒋石益,罗霞,陈睿. 社区健康教育课堂对更年期妇女干预效果观察. 上海医药,2016,37(12):54-55.

［5］聂雅静,李军,付姝菲. 绝经综合征健康教育资料分析. 中国妇幼保健,2021,36(7):1700-1703.

［6］辜鸣,邓桂妹,徐凯,等. 深圳市福田区益田社区居民健康教育资料需求调查. 中国健康教育,2008,24(12):931-933.

［7］于瑞英,杨晓蓉. 香港健康教育资料对我们的启发. 现代护理,2005,11(15):1257-1257,1261.

［8］鲜敏,周指明,吴礼康,等. 健康教育人员培训模式研究. 中国健康教育,2016,32(4):371-373.

［9］白欣玉,莫启清,邱婉月,等. 广西疾控系统健康教育人员健康素养分析. 中国健康教育,2019,35(9):857-859.

［10］冯丽,白文佩,刘均娥. 更年期多学科团队协作门诊中护士工作内容的质性研究. 中华现代护理杂志,2019,25(36):4768-4773.

［11］中国医师协会全科医师分会,北京妇产学会社区与基层分会. 更年期妇女健康管理专家共识(基层版). 中国全科医学,2021,24(11):1317-1324.

［12］杨丽,黄星,王淑霞,等. 中国11个省份妇幼保健机构和综合性医院更年期保健门诊现况调查. 中华预防医学杂志,2020,54(5):529-533.

第四章

更年期女性的中医保健与治疗

第一节　中医对女性更年期的认识

更年期是女性从生育期过渡到老年期的特殊生理阶段,多数出现在 40～65 岁,起始时间有早有晚,持续时间有长有短。更年期的标志性现象是绝经。

中医很早就有对女性更年期的认识。《黄帝内经·素问·上古天真论篇》曰:"女子七岁,肾气盛,齿更发长……五七,阳明脉衰,面始焦,发始堕;六七,三阳脉衰于上,面皆焦,发始白;七七,任脉虚,太冲脉衰少,天癸竭,地道不通,故形坏而无子也。"这段内容揭示了女子以七岁为一个变化时间,女子从一七(7 岁)到四七(28 岁)身体一直在生长发育,到了四七为女性生理和心理功能发育的极盛期,从五七(35 岁)起身体开始衰老,七七(49 岁)开始进入绝经期。女子七七的变化规律提示女性外部容颜、头发、牙齿、胞宫的变化与体内的经络气血变化、肾气盛衰有密切关系。

更年期综合征在中医属于绝经前后诸证,但中医古代医籍中并无"绝经前后诸证"病名。中医病名大多以症状或体征命名,绝经前后相关症状在历代中医文献中已多见记述,包括在脏躁、百合病、郁证、心悸、怔忡、不寐、年老血崩等中医疾病中。临床上更年期女性最多见的精神、神经症状,中医多归属"脏躁"来论述。汉代张仲景《金匮要略·妇人杂病脉证并治》云:"妇人脏躁,喜悲伤欲哭,象如神灵所作,数欠伸,甘麦大枣汤主之。"首先提出了"脏躁"的病名,并简单论述了本病的证治,后世医家均沿袭其主要的理论及"脏躁"之名。《妇人良方·博济方论》指出:"故妇人病有 36 种,皆由冲任劳损所致。"《素问·阴阳应象大论》指出:"年四十而阴气自半也,起居衰矣。"《素问·上古天真论》指出:"七七,任脉虚,太冲脉衰少,天癸竭,地道不通,故形坏而无子也。"冲脉起于肾下胞中,经会阴,出于气街,并足少阴肾经,夹脐上行,至胸中而散。任脉起于胞中,出于会阴。上循毛际,循腹里,上关元,至咽喉,上颐循面入目。冲任二脉同起胞宫,其循行联系了肾经。"冲海""任主胞宫",肾气充足,冲任二脉盛通、气血运行有常乃是妇人经、孕、产、乳等生殖生理的必要条件。因此,更年期综合征的主要病机是肾气渐衰、冲任亏损、精血不足导致阴阳失调、脏腑功能紊乱,而出现头晕目眩、头痛耳鸣、心悸失眠、烦躁易怒或忧郁、月经紊乱、燥热汗出等症状。历代文献记载,更年期综合征常常以虚证为多,肾藏精,肝藏血,精血同源,相互滋生。当肾阴阳失调时,又会导致其他各脏的阴阳失调。如肾阴不足,精亏不能化血,水不涵木,从而导致水亏肝旺,肝肾阴虚,肝失柔养,肝阳上亢,出现肝火旺盛证候,如头痛头晕,多疑善怒,恐惧紧张,坐卧不安。妇女有"阴常不足,阳常有余"的特点,又以肾阴虚居多。肾衰、癸水竭、阴水不足是病变的前提,阴虚则火旺,火旺则阴更虚,亦自然出现心肾不交之证,如烦躁失眠、心悸不宁。阴虚火旺除心火外,还常常伴有肝火旺、肝气郁结的表现,如表情忧郁,少言寡语,独处多泣,无端自责,神经敏感,容易悲观等。

（周俊亮）

参考文献

[1]王冰. 黄帝内经. 北京:中医古籍出版社,2003.

[2]张仲景. 金匮要略. 北京:中医古籍出版社,2018.

[3]陈自明. 妇人大全良方. 北京:中国中医药出版社,2020.

[4]严灿,吴丽丽. 中医基础理论. 北京:中国中医药出版社,2019.

[5]朱震亨. 格致余论. 北京:人民卫生出版社,2005.

[6]范炳华. 推拿学. 2版. 北京:中国中医药出版社,2015.

第二节　更年期女性的中医保健

早在两千多年前,中医已有"治未病"的论述。《素问·四气调神大论》指出:"圣人不治已病治未病,不治已乱治未乱",未病先防、既病防变是中医治未病预防保健的重要内容。更年期是女性人生的重要过渡阶段,该时期卵巢功能减退,雌激素水平波动性下降,导致较多女性出现一系列躯体及精神心理症状。应用中医"治未病"思想,通过养精补肾(肾阳、肾阴)、益天癸、调冲任、温胞宫、调和脏腑、调整阴阳的方法,对更年期女性的身心健康进行保健干预,可使女性更平稳地度过更年期,减少与减轻更年期相关身心问题,提高更年期女性的生活质量,促进更年期健康。具体的保健可以应用传统中医方法,如药膳、穴位保健按摩、穴位敷贴、艾灸、耳穴压豆、针刺、浴足等。

一、饮食指导

1. 常规指导　更年期妇女其肾气衰，天癸将竭，月经频繁，经血量多，经期延长，通过健脾补肾的食品，调节其生理功能的紊乱。可选食鸡蛋、动物内脏、瘦肉、牛奶、黑木耳、黑芝麻、胡桃等高蛋白食物以及菠菜、油菜、芹菜、西红柿、苹果、山楂、桃、橘等绿叶蔬菜和水果等，或可摄食粗粮(小米、玉米渣、麦片等)、覃类(蘑菇、香菇等)、酸枣、桑椹、绿叶茶等，还应当少吃盐，少吃刺激性食品，如酒、咖啡、浓茶、胡椒等。

2. 食疗　枸杞肉丝冬笋：枸杞、冬笋各 30g，瘦猪肉 100g，猪油、食盐、味精、酱油、淀粉各适量。炒锅放入猪油烧热，投入肉丝和笋丝炒至熟，放入其他佐料即成。每日食用 1 次，适用于有头目昏眩、心烦易怒、经血量多、面色晦暗、手足心热等症的更年期女性。

3. 药膳

(1)甘麦饮：小麦 30g，红枣 10 枚，甘草 10g，水煎。每日早晚各服 1 次，适用于有潮热出汗、烦躁心悸、忧郁易怒、面色无华的更年期女性。

(2)杞枣汤：枸杞子、桑椹子、红枣各等份，水煎服，早晚各 1 次；或用淮山药 30g、瘦肉 100g 炖汤喝，每日 1 次。适用于有头晕目眩、饮食不香、困倦乏力及面色苍白的更年期女性。

(3)枣仁粥：酸枣仁 30g，粳米 60g。洗净酸枣仁，水煎取汁，与粳米共煮成粥，每日 1 剂，连服 10 日为 1 个疗程。适用于有夜寐不安、喜怒无度、面色无华、食欲欠佳等症的更年期女性。

二、常用技术

1. 穴位保健　足三里、涌泉。操作方法：足三里、涌泉，补法按摩，使局部有麻胀感，每穴点按约 50 次，每天 1 次。适用于潮热、心烦、情绪不稳、睡眠不安者。

2. 艾灸　神阙、关元。操作方法：用艾条温和灸法，每穴灸 3～5 分钟，至皮肤稍起红晕为度。每天 1 次，10 天为 1 个疗程。适用于更年期身心疲倦、畏寒肢冷、食欲欠佳、对事物缺乏兴趣等情况。

3. 耳穴压豆　耳穴取：皮质下、内分泌、肝、肾上腺、交感、子宫、神门穴。将王不留行籽贴在 0.6cm×0.6cm 大小的胶布中央，用镊子夹住贴敷在选用的耳穴上，每日按压 2 次，每次每穴按压 30 秒，3 日更换 1 次。10 次为 1 个疗程。

4. 中药浴足

(1)浴足器皿：可选用木制桶、盆或一般洗脚盆，有条件也可选用电加热自动温控浴足器。

（2）浴足时间：可因人因需而异。更年期保健养生以 20～30 分钟为宜。浴足 1 天 1 次或 2 天 1 次皆可。睡前浴足是提高睡眠质量、消除疲劳的有效措施。一般 0.5 小时即可。

（3）入药方法：宽筋藤 50g、桂枝 30g、夜交藤 30g、杜仲 20g，加水 2 000ml，煮沸后小火煎煮 30 分钟后去渣取汁，调温后浴足。

三、中医情志调摄

更年期女性心理变化往往伴随着自身生理状况显著变化而产生，且可能面临诸多来自个人、社会和家庭等方面的挑战，会给其带来一定心理影响。喜、怒、忧、思、悲、恐、惊为中医七情。《素问·阴阳应象大论》提到心在志为喜，肝在志为怒，脾在志为思，肺在志为忧，肾在志为恐。七情由五脏精气神化生，接收外界刺激而生情。七情和五志可以相互转变、相互滋生，但若变化太过则为病。更年期女性主要有抑郁、焦虑、悲观、强迫等心理现象，在七情中主要为怒、思、悲这三种情绪，分别对应的是肝、脾、肺三脏器的功能异常。

中医心理治疗包括诉说疏泄法、劝慰开导法、情志相胜法、暗示转移法。其中情志相胜法是最具有中医特色的心理疗法，它是运用五行生克理论来表达情绪之间相互制约关系的一种方法。如悲胜怒、怒胜思、喜胜忧、思胜恐的五行制胜关系。从而分为喜疗、怒疗、恐疗、思疗、意疗几种疗法。但针对更年期心理变化不能简单、机械地照搬这几种理论。《灵枢》："人之情，莫不恶死而乐生，告之以其败，语之以其善，导之以其所便，开之以其所苦，虽有无道之人，恶有不听者乎？"因此，更年期情志调摄，要做到保持豁达、乐观的情绪，排除紧张恐惧、消极焦虑的心理和无端的猜疑，避免不良的精神刺激，遇事不怒，心中若有不快，可与亲朋倾诉宣泄，学会冷静思考和忍让、广泛培养兴趣爱好、广交朋友、协调处理好家庭关系、加强科普宣传。可根据自己的性格爱好选择适当的方式怡情养性，多参加娱乐活动以丰富生活乐趣。要保持乐观情绪、胸怀开阔，树立信心，改善人际关系，及时疏导新发生的心理障碍，以保持精神愉快，稳定情绪。

四、生活起居规律，定期进行体检

生活应有规律，注意劳逸结合，保证充足的睡眠，但不宜过多卧床休息。身体尚好时应主动从事力所能及的工作和家务，或参加一些有益的文体活动和社会活动，如练气功和太极拳等，以丰富精神生活，增强身体素质，避免体重增加过多，要注意个人卫生，保持和谐的性生活。注意定期检查，以便及早发现疾病，早期治疗。

（周俊亮）

参考文献

[1]王冰.黄帝内经.北京:中医古籍出版社,2003.

[2]冯晓玲,张婷婷.中医妇科学.11版.北京:中国中医药出版社,2021.

[3]陈自明.妇人大全良方.北京:中国中医药出版社,2020.

[4]严灿,吴丽丽.中医基础理论.北京:中国中医药出版社,2019.

[5]梁繁荣,王华.针灸学.11版.北京:中国中医药出版社,2021.

[6]谢梦洲,朱天民.中医药膳学.11版.北京:中国中医药出版社,2021.

第三节　绝经前后诸证的中医治疗

一、概述

中医学认为更年期综合征的发病机制与肾中阴阳失衡、肾虚天癸不足相关,并涉及心、肝、脾脏腑功能失调。古代医籍对本病无专篇记载,对其症状的描述可散见于"脏躁""百合病""经断复来""心悸""失眠""老年血崩"等病证中。

二、辨证要点

更年期综合征,中医称为"经断前后诸证"或"绝经前后诸证"。绝经前后,肾气渐衰,冲任亏虚,天癸将竭,阴阳失衡,脏腑气血失调,发而为病。更年期综合征以肾虚为本,常影响心、肝、脾等脏腑,辨证注意有无水湿、痰浊、瘀血之兼夹证。肾虚肝郁与心肾不交证可伴见肝肾阴虚证症状。

(一)肾阴虚证

绝经前后,月经紊乱,月经提前,量或多或少,经色鲜红,烘热汗出,眩晕耳鸣,目涩,五心烦热,口燥咽干,失眠多梦,健忘,腰膝酸痛,阴部干涩,皮肤干燥、瘙痒,溲黄,便秘,舌红,少苔,脉细。

(二)肾阳虚证

绝经前后,月经不调,量或多或少,色淡质稀,带下量多,头晕耳鸣,腰痛如折,腹冷阴坠,形寒肢冷,小便频数或失禁,精神萎靡,面色晦暗,舌淡,苔白滑,脉沉细。

（三）肾阴阳两虚证

绝经前后,月经紊乱,量或多或少,烘热汗出,乍寒乍热,腰膝酸软,齿松骨摇,四肢不温,倦怠乏力,头晕耳鸣,失眠心悸,烦躁少寐,大便时结时溏,小便时清时黄,夜尿频数,舌质紫暗,苔薄白,脉沉细。

（四）心肾不交证

绝经前后,月经不调,量或多或少,烘热汗出,心悸心烦,失眠多梦,头晕耳鸣,腰膝酸软,潮热盗汗,舌红少苔,脉细数。

（五）肝肾阴虚证

绝经前后,月经紊乱,前后不定,经量较少,其色鲜红,稀发或闭经,平时带下量少,阴道干涩,面部潮红,潮热汗多,五心烦热,失眠多梦,腰膝酸软,心烦易怒,头晕耳鸣,胁痛口苦,甚或情志异常,舌红少苔,脉细弦。

（六）脾肾阳虚证

绝经前后,月经紊乱,月经量多、色淡,畏寒怕冷,白带清稀,面色晦暗,精神委顿,失眠健忘,头晕耳鸣,腰背冷痛,足跟痛,水肿,便溏,小便频数,舌淡,苔白,脉沉细。

（七）湿热下注

绝经前后,阴道出血,淋漓不净,色红或紫红,量较多,平时带下色黄、有臭味,外阴及阴道瘙痒,口苦咽干,纳谷不馨,大便不爽,小便短赤,舌质偏红,苔黄腻,脉滑数。

三、治疗

（一）肾阴虚证

1. **治则**　滋阴补肾。

2. **主方**　六味地黄丸加减。熟地黄、山药、山茱萸、牡丹皮、茯苓、泽泻、百合、合欢花、炙甘草。

（1）随证加减:围绝经期早期月经先期伴经量减少者,加生地黄、白芍、黄精、菟丝子;烘热、五心烦热明显者,加鳖甲胶、青蒿;眩晕耳鸣显著者,加磁石、天麻、钩藤;口咽干燥、皮肤干燥明显者,加沙参、石斛、玉竹;失眠、多梦、健忘显著者,加酸枣仁、益智仁、远志、夜交藤;腰膝酸痛、阴部干涩者,加杜仲、续断、桑寄生、仙茅、淫羊藿。

（2）中医适宜技术

1）针刺：取肾俞、三阴交、内关、足三里、照海、子宫、归来，双侧取穴，针刺30分钟左右。每日1次，10天为1个疗程。针刺治疗与药物配合可有效改善潮热、盗汗、失眠、情志异常等症状。可以加电针。

2）耳穴压豆：取内分泌、卵巢、神门、交感、皮质下、心、肾、肝、脾等穴，耳穴压豆，每次选用4～5穴，每周2～3次，嘱患者每日2次，按揉每个穴位1分钟为宜。配合药物与针刺使用效果更佳。

3）穴位敷贴：药用：熟地黄、山茱萸、牡丹皮、茯苓、百合、五味子、远志、石菖蒲、夜交藤、合欢皮等。取穴：神阙、内关、涌泉、气海、足三里、三阴交、关元、中脘等，每次选4～5穴。方法：药物干燥、粉碎，过100目筛，添加透皮药等辅助成分，药粉用蜂蜜调制成药饼。每日1贴，每贴4小时，10天为1个疗程。配合药物与针刺，效果更佳。

4）推拿：失眠者采用开天门、推印堂、揉太阳、揉百会、勾风池、压安眠、勾廉泉、按承浆的手法配合气息导引法，每种手法按摩1分钟，每天1次，10天为1个疗程。配合药物与针刺，效果更佳。

（二）肾阳虚证

1. 治则　温阳补肾。

2. 主方　右归丸加减。熟地黄、炮附片、肉桂、山药、山茱萸、菟丝子、鹿角胶、枸杞子、当归、盐杜仲、仙茅、淫羊藿。

3. 随证加减　月经量少、色淡质稀者，加熟地、川芎、枸杞子、狗脊；带下量多者，加白术、白果、车前子；腰痛明显者，加续断、桑寄生、锁阳、肉苁蓉；小便频数或漏尿，加乌药、覆盆子、益智仁。

4. 中医适宜技术

（1）针刺：取肾俞、命门、气海、关元、百会、足三里、三阳交穴等，针刺30分钟左右。每日1次，10天为1个疗程。针刺配穴时，可以采用提插或捻转补法。可以针上加灸，可以提高温阳效果。

（2）艾灸：取肾俞、命门、气海、关元、涌泉穴，麦粒灸，每穴5壮，隔日1次，10次为1个疗程。

（3）耳穴压豆：取交感、神门、皮质下、内分泌、卵巢、肾，耳穴压豆，每次选用4～5穴，每周2～3次，嘱患者每日2次，早晚各1次，按揉每个穴位1分钟为宜。

（4）穴位敷贴：药用：熟地黄、肉桂、山药、盐杜仲、仙茅、淫羊藿。取穴：神阙、涌泉、气海、足三里、肾俞、命门、关元等，每次选4～5穴。方法：药物干燥、粉碎，过100目筛，用蜂蜜调制成药饼。每日1贴，每贴4小时，10天为1个疗程。

（5）推拿按摩：按揉神阙、涌泉、气海、足三里、肾俞、命门、八髎、关元穴，每个穴位2～3分钟，每日1次。

（三）肾阴阳两虚证

1. 治则　补肾益精、阴阳双补。

2. 主方　右归丸和二至丸加减。熟地黄、炮附片、肉桂、山药、山茱萸、菟丝子、鹿角胶、枸杞子、盐杜仲、女贞子、旱莲草、知母、黄精。

3. 随证加减　月经紊乱、量或多或少者，加仙茅、淫羊藿、当归、白芍；烘热汗出者，加浮小麦、桑叶、百合；腰膝疲软显著者加续断、桑寄生、肉苁蓉；精神涣散者加益智仁、覆盆子、红参；心悸怔忡者加桂枝、炙黄芪、炙甘草。

4. 中医适宜技术

（1）针刺：肾俞、脾俞、命门、气海、关元、膻中、足三里、三阴交、照海、太溪，留针30分钟，每周治疗5次，10次为1个疗程，连续3个疗程。

（2）艾灸：取任脉上脘至中极段，督脉大椎至腰阳关段为施灸部位，涂抹姜汁，铺单层消毒纱布，灸架内铺预热好的姜泥，将艾绒均匀紧实地平铺在姜泥顶部，5天1次灸疗，前后交替，每次灸约30分钟，治疗10次为1个疗程。

（3）耳穴压豆：取肾、皮质下、神门、交感区、内分泌、卵巢等穴。耳穴压豆，每次选用4～5穴，每周2～3次，嘱患者每日2次，按揉每个穴位1分钟为宜。

（4）穴位敷贴：药用：肉桂、山茱萸、菟丝子、枸杞子、女贞子、旱莲草、仙茅、淫羊藿。取穴：神阙、涌泉、肾俞、脾俞、气海、关元、膻中、足三里、三阴交等，每次用4～5穴。方法：药物干燥、粉碎，用姜汁调制成药饼。每日1贴，每贴4小时，10次为1个疗程。

（5）足浴：取艾叶、桂枝、山茱萸、旱莲草、仙茅、淫羊藿、黄精、炙黄芪、浮小麦，煮沸后小火煎煮30分钟，去渣，煎取汁液1 000ml，加水适量，调温后浴足。

（四）心肾不交证

1. 治则　滋阴降火、交通心肾。

2. 主方　黄连阿胶汤加减。黄连、黄芩、芍药、阿胶、酸枣仁、夜交藤、百合、合欢花、黄精、茯神、炙甘草。

3. 随证加减　烘热汗出者，加浮小麦、桑叶、栀子；心悸心烦者，加栀子、麦冬、淡竹叶；腰膝酸软者，加杜仲、续断、桑寄生。

4. 中医适宜技术

（1）针刺：取神门、三阴交、安眠、照海、申脉、四神聪、心俞、肾俞、内关穴，肾俞用补法，心俞用泻法，余穴用平补平泻法，每日1次，留针30分钟，每周治疗5次，4周为1个疗程。

（2）艾灸：取肾俞、心俞、三阴交、照海、申脉、命门、气海、关元穴，麦粒灸，每穴 5 壮，隔日 1 次，10 次为 1 个疗程。

（3）耳穴压豆：取心、肾、皮质下、内分泌、卵巢、神门、交感，耳穴压豆，每次选用 4～5 穴，每周 2～3 次，嘱患者每日 2 次，按揉每个穴位 1 分钟为宜。

（4）足浴：取黄连、黄芩、芍药、夜交藤、百合、合欢花、黄精、茯神、知母。煮沸后小火煎煮 30 分钟，去渣，煎取汁液 1 000ml，加热水 10L，待水温降至 39℃左右，浸泡双足、双下肢至足三里穴位置，每日 1 次，每次 30 分钟，至额头微微汗出为佳，连续 10 天为 1 个疗程。

（五）肝肾阴虚证

1. 治则　滋阴养肝、补肾益精。

2. 主方　一贯煎合两地汤加减。生地、沙参、枸杞子、元参、白芍药、麦冬、地骨皮、阿胶、菟丝子、百合、炙甘草。

3. 随证加减　月经紊乱、经量较少者，加熟地、枸杞子、黄精、百合；阴道干涩者，加仙茅、百合、锁阳、玉竹；面部潮红、潮热汗多者，加柴胡、浮小麦、桑叶、合欢花；失眠多梦者，加酸枣仁、夜交藤、竹茹；腰膝酸软者，加杜仲、续断、骨碎补。

4. 中医适宜技术

（1）针刺：普通针刺，取肾俞、肝俞、三阴交、照海、子宫、行间、内关、百会，双侧取穴，用补法，针刺 30 分钟。每日 1 次，10 天为 1 个疗程。

（2）耳穴压豆：取肝、肾、三焦、内生殖器、交感、肾上腺、卵巢、内分泌，耳穴压豆，每次选用 4～5 穴，每周 2～3 次，嘱患者每日 2 次，按揉每个穴位 1 分钟为宜。

（3）穴位敷贴：药用：生地、元参、白芍、麦冬、地骨皮、菟丝子、百合、黄精、女贞子。取穴：神阙、涌泉、肾俞、肝俞、三阴交、照海、子宫等，每次用 4～5 穴。方法：药物干燥、粉碎，用醋调制成药饼。每日 1 贴，每贴 4 小时，10 次为 1 个疗程。

（4）足浴：取生地、沙参、女贞子、旱莲草、元参、白芍、地骨皮、菟丝子、百合，煮沸后小火煎煮 30 分钟，去渣，煎取汁液 1 000ml，加水适量，调温后浴足。

（六）脾肾阳虚证

1. 治则　温阳、健脾、补肾。

2. 主方　右归丸合四君子汤加减。熟地黄、炮附片、肉桂、山药、山茱萸、菟丝子、鹿角胶、枸杞子、盐杜仲、党参、白术、茯苓、炙甘草。

3. 随证加减　白带清稀者，加白术、白果、淮山、茯苓；腰背冷痛显著者加续断、补骨脂、仙茅、淫羊藿；失眠健忘者，加酸枣仁、夜交藤、元肉、百合；头晕耳鸣者，加黄精、蝉蜕、仙茅；小便频数者，加乌药、覆盆子、益智仁、白术。

4. 中医适宜技术

（1）针刺：取肾俞、脾俞、命门、气海、关元、足三里、三阳交、百会、印堂、内关穴，脾俞、肾俞行温针灸，用清艾条剪至 2cm 加在针尾，然后点燃，余穴用常法，每日 1 次，留针 30 分钟，每周治疗 5 次，4 周为 1 个疗程。

（2）艾灸：取肾俞、脾俞、命门、气海、关元、足三里、神阙穴，艾炷灸，每次取 3～5 穴，每穴艾灸 10 分钟，隔日 1 次，10 次为 1 个疗程。

（3）耳穴压豆：取肾、脾、内生殖器、内分泌、神门、交感、肾上腺、卵巢、对屏尖，耳穴压豆，每次选用 4～5 穴，每周 2～3 次，嘱患者每日 2 次，按揉每个穴位 1 分钟为宜。

（4）足浴：取艾叶、桂枝、黄芪、小茴香、菟丝子、杜仲、仙茅、骨碎补，每袋 100ml。药物加热水 10L，待水温降至 42℃左右，浸泡双下肢，每日 1 次，每次 30 分钟，至额头微微汗出为佳，连续 10 天为 1 个疗程。

（七）湿热下注

1. 治则 清热凉血、利湿止带。

2. 主方 清经汤合易黄汤加减。黄柏、青蒿、丹皮、地骨皮、熟地、白芍、茯苓、山药、芡实、车前子、白果、侧柏叶、小蓟、甘草。

3. 随证加减 阴道出血、淋漓不净者加血余炭、地榆炭；外阴及阴道瘙痒者，加地肤子、白鲜皮、苦参；口苦咽干者，加柴胡、黄芩、百合；大便不爽者，加厚朴、大腹皮。

4. 中医适宜技术

（1）针刺：普通针刺，取曲池、血海、天枢、归来、气海、内关、足三里、三阴交、照海、太冲等穴，毫针刺，用泻法。每日 1 次，每次留针 30 分钟，连续 10 次为 1 个疗程。

（2）耳穴压豆：取脾、肾、肝、三焦、内生殖器、交感、皮质下、内分泌，耳穴压豆，每次选用 4～5 穴，每周 2～3 次，嘱患者每日 2 次，按揉每个穴位 1 分钟为宜。

（3）穴位敷贴：药用：黄柏、黄芩、丹皮、地骨皮、白芍、茯苓、车前子、白果、侧柏叶、小蓟。取穴：血海、气海、归来、足三里、三阴交、照海、神阙、涌泉、子宫等，每次用 4～5 穴。方法：药物干燥、粉碎，用清水调制成药饼。每日 1 贴，每贴 4 小时，10 次为 1 个疗程。

（周俊亮）

参考文献

［1］冯晓玲，张婷婷. 中医妇科学. 11 版. 北京：中国中医药出版社，2021.

［2］张仲景. 金匮要略. 北京：中医古籍出版社，2018.

［3］陈自明. 妇人大全良方. 北京：中国中医药出版社，2020.

[4]严灿,吴丽丽. 中医基础理论. 北京:中国中医药出版社,2019.

[5]梁繁荣,王华. 针灸学. 11 版. 北京:中国中医药出版社,2021.

[6]范炳华. 推拿学. 2 版. 北京:中国中医药出版社,2015.

[7]谢梦洲,朱天民. 中医药膳学. 11 版. 北京:中国中医药出版社,2021.

第四节　更年期综合征的中医特色治疗

一、汗证

(一)针刺

取穴:列缺、照海、公孙、内关、复溜、合谷、肺俞、脾俞、肾俞、气海、关元等穴,毫针刺,用平补平泻法。每日 1 次,每次留针 30 分钟,连续 10 次为 1 个疗程。

(二)穴位敷贴

药用五倍子、桑叶、防风、黄芪,药物干燥,打成细粉,加醋调成糊状,敷贴神阙穴,睡前使用,每日 1 次,10 次为 1 个疗程。

(三)耳穴压豆

取脾、肾、交感、皮质下、神门、肾上腺、内分泌,耳穴压豆,每次选用 4～5 穴,每周 2～3 次,嘱患者每日 2 次,按揉每个穴位 1 分钟为宜。

(四)足浴

方取:黄芪、防风、桑叶、糯稻根、白术、浮小麦,煮沸后小火煎煮 30 分钟,去渣,煎取汁液 1 000ml,加水适量,调温后浴足。每日 1 次,10 次为 1 个疗程。

(五)推拿

手法:按揉背部膀胱经 3～5 遍,点按膈俞、肝俞、脾俞、肾俞,重点按揉厥阴俞、心俞、气海俞;搓命门、八髎穴至透热,提拿小腿;分推胁肋 3～5 遍,点按中脘、天枢、关元,自上而下按压心包经;点神门、合谷、太冲,拿揉下肢脾经,点按血海、阴陵泉、足三里;按压小腿三阴经 3～5 遍,点按三阴交、太溪、涌泉穴。每次 30 分钟,隔日 1 次,10 次为 1 个疗程。

二、失眠

(一)针刺

内关、神门、通里、曲池、百会、四神聪、翳风、印堂、足三里、三阴交、行间。毫针刺,用平补平泻法。每日1次,每次留针30分钟,连续10次为1个疗程。

(二)耳穴压豆

常用穴选取神门、心、交感、皮质下、神经衰弱点、肾、脾、肝,上述穴位交替使用,每次选4～5个穴位,耳穴压豆法,每日1次,10次为1个疗程。

(三)足浴

方取:酸枣仁、茯神、夜交藤、百合、珍珠母、知母、竹茹,加适量水,大火烧开,小火煎30分钟,加水适量,浴足30分钟。每日1次,每10次为1个疗程。

(四)推拿

以一指禅推法、揉法操作于印堂、神庭、太阳、头维、百会等穴位;以一指禅推法、揉法操作于眼眶及睛明、鱼腰、攒竹诸穴;以拿法从头顶操作至枕部风池穴,反复4～5遍。每次30分钟,隔日1次,10次为1个疗程。

(五)刮痧

太阳穴、额旁、额顶带后1/3、顶颞后斜下1/3(双侧)、双侧风池穴、四神聪、安眠穴、心俞、脾俞、肾俞、神门、三阴交穴。刮痧时利用指力和腕力调整刮痧板角度,使刮痧板与皮肤之间夹角约45°,以肘关节为轴心,前臂做有规律的移动。7日1次,5次为1个疗程。

三、郁证

(一)针刺

内关、通里、神门、百会、气海、关元、三阴交、后溪、申脉、血海、足三里,留针30分钟,每日1次,10次为1个疗程。

(二)耳穴压豆

常用穴选取神门、交感、皮质下、肾上腺、神经衰弱点、心、肾、脾、肝、三焦,上述穴位交替使用,每次选4～5个穴位。耳穴压豆法,每日1次,10次为1个疗程。

（三）穴位敷贴

药用：香附、百合、合欢花、白芍、茯神、郁金、柴胡。取穴：肝俞、肾俞、心俞、气海、内关、曲池、三阴交、神阙等，每次用 4～5 穴。方法：药物干燥、粉碎，用清水调制成药饼。每日 1 次，每次 4～6 小时，10 次为 1 个疗程。

（四）足浴

方取：香附、百合、合欢花、玫瑰花、素馨花、茯苓、郁金、柴胡、首乌藤，煎 30 分钟，加水适量，浴足 30 分钟。每日 1 次，10 次为 1 个疗程。

四、崩漏

（一）针刺

断红穴（手背第二、三指掌关节间向前 1 寸处，当指蹼缘上，双侧）、气海、子宫、百会、曲池、内关、血海、照海、足三里、三阴交。毫针刺，留针 30 分钟，每日 1 次，10 次为 1 个疗程。

（二）艾灸疗法

取穴：隐白（双）、大敦（双）。艾条回旋灸法，每日 1 次，每次 20 分钟。5 次为 1 个疗程。血热型功能失调性子宫出血不建议使用。

（三）耳针

常用穴选取交感、皮质下、内分泌、内生殖器、肾、脾、肝，上述穴位交替使用，每次选 3～5 个穴位，耳穴压豆法，每日 1 次，10 次为 1 个疗程。

（四）穴位敷贴

药用：女贞子、旱莲草、白芍、小蓟、血余炭、地榆炭。取穴：肾俞、脾俞、气海、关元、子宫、足三里、三阴交等，每次用 4～5 穴。方法：药物干燥、粉碎，用醋调制成药饼。每日 1 次，每次 4～6 小时，10 次为 1 个疗程。

（周俊亮）

参考文献

［1］王冰. 黄帝内经. 北京：中医古籍出版社，2003.

［2］冯晓玲，张婷婷. 中医妇科学. 11 版. 北京：中国中医药出版社，2021.

［3］张仲景. 金匮要略. 北京：中医古籍出版社，2018.

［4］陈自明. 妇人大全良方. 北京：中国中医药出版社，2020.

［5］严灿，吴丽丽. 中医基础理论. 北京：中国中医药出版社，2019.

［6］朱震亨. 格致余论. 北京：人民卫生出版社，2005.

［7］梁繁荣，王华. 针灸学. 11 版. 北京：中国中医药出版社，2021.

［8］范炳华. 推拿学. 2 版. 北京：中国中医药出版社，2015.

［9］谢梦洲，朱天民. 中医药膳学. 11 版. 北京：中国中医药出版社，2021.

第五章

更年期女性重点问题的健康管理

第一节　更年期综合征

在绝经前后的一段时间内,由于卵巢功能减退,雌、孕激素水平下降,女性会出现以自主神经功能紊乱为主,伴有器官功能减退,神经心理等症状的综合征,称为更年期综合征,包括血管舒缩症状、阴道和泌尿系统问题、睡眠障碍、情绪波动、认知功能变化及腹部脂肪增加等,多发生于 45～55 岁,与遗传、环境、营养、生活方式等因素相关。中国女性最常见的更年期症状依次是乏力、骨关节肌肉痛、易激惹、睡眠障碍及潮热、出汗。除此之外,更年期还常见头晕、头痛、眼干、耳鸣、咽部不适、皮肤过敏、胸闷、心悸、腹胀、皮肤蚁行感、晨起手指僵硬肿胀等症状。情绪障碍则包括多疑、焦虑、抑郁及自杀倾向。

一般绝经前 4～5 年,中年女性即会出现如潮热、出汗、睡眠障碍、月经紊乱、情绪变化及全身肌肉关节痛等症状;绝经后开始出现萎缩症状,如皮肤皱褶、泌尿生殖道萎缩及黏膜萎缩;而在 65 岁之后,则逐渐出现骨质疏松、心脑血管疾病以及老年痴呆,并影响生活质量。

更年期综合征症状严重程度也不一样,有人在绝经过渡期症状已开始出现,持续到绝经后 2～3 年,少数人可持续到绝经后 5～10 年症状才有所减轻或消失。可采用改良 Kupperman 总分进行绝经相关症状严重情况分类:评分 ≤ 6 分为正常,6 < 评分 ≤ 15 分为轻度,15 < 评分 ≤ 30 分为中度,评分 > 30 分为重度,总分越高代表绝经相关症状越严重。

一、重点管理人群

更年期保健医务人员在对围绝经期及绝经后相关疾病进行治疗前,应首先通过各种筛查工具全面了解患者的情况,严格把握绝经激素治疗(menopausal hormone therapy, MHT)的适应证、禁忌证和慎用情况,筛选出需重点管理的人群,予以重点监控管理。

(一)具有 MHT 适应证的人群

MHT 作为一种医疗措施,并非人人适用,围绝经期及绝经早期启动 MHT 可降低心血管损害并可能是获益的"机会窗"。MHT 的适应证如下。

1.绝经相关症状　月经紊乱、潮热、多汗、睡眠障碍、疲倦、情绪障碍(如易激动、烦躁、焦虑、紧张或情绪低落等)。

2.绝经生殖泌尿综合征(genitourinary syndrome of menopause, GSM)相关症状　阴道干涩、疼痛、性交痛、反复发作的阴道炎、泌尿系统症状(包括尿急、尿频、尿痛和反复泌尿系统感染)。

3.存在骨质疏松症高危因素,低骨量,绝经后骨质疏松症及有骨折风险。

4.过早的低雌激素状态　如早发性卵巢功能不全(premature ovarian insufficiency, POI)、下丘脑垂体性闭经、手术绝经等。

应对这些适合 MHT 的人群进行科学的引导,规范地诊治,尽量推荐其接受 MHT。

(二)具有 MHT 禁忌证的人群

MHT 禁忌证有已知或怀疑妊娠;原因不明的阴道出血;已知或可疑患乳腺癌;已知或可疑患性激素依赖性恶性肿瘤;最近 6 个月内患有活动性静脉或动脉血栓栓塞性疾病;严重肝、肾功能不全。

对于存在 MHT 禁忌证的人群,原则上不建议使用 MHT。

(三)具有 MHT 慎用情况的人群

除了明确的适应证和绝对的禁忌证外,临床上尚存在一些需要慎重进行 MHT 的情况或疾病,称为 MHT 的慎用情况,如子宫肌瘤;子宫内膜异位症及子宫腺肌病;子宫内膜增生病史;血栓形成倾向;胆石症;免疫系统疾病,如系统性红斑狼疮(systemic lupus erythematosus, SLE)及类风湿性关节炎(rheumatoid arthritis, RA);乳腺良性疾病和乳腺癌家族史;癫痫;偏头痛;哮喘;血卟啉病;耳硬化症;现患脑膜瘤(禁用孕激素)等。

以上情况并非禁忌证,是可以应用 MHT 的,但是在应用之前和应用过程中,应咨询相应专业的医师,共同确定应用 MHT 的时机和方式,有 MHT 慎用情况的女性,应权衡利弊,选择个体化的 MHT 方案,并加强监测和随访,力争最大获益,最小风险。

(四)MHT 过程中重点管理人群

1.妇科恶性肿瘤术后患者　女性生殖系统恶性肿瘤是危害女性健康的常见疾病,发病率高,发病年龄呈年轻化趋势。恶性肿瘤手术、化疗、盆腔放射治疗大多数可引起医源性绝经,因卵巢功能突然丧失导致体内雌激素骤然缺乏,机体缺乏适应过程,产生较自然绝经更明显且更早的更年期症状。关于妇科恶性肿瘤术后 MHT,目前尚缺乏循证医学研究证据,总体原则应该持慎重态度,与患者充分沟通,确保其知情选择。

现有的临床研究资料大致有如下结论。①卵巢上皮性癌术后 MHT:多数临床报道,MHT 不会缩短大多数卵巢上皮性癌术后患者的无进展生存期和总生存期;但对于卵巢颗粒细胞瘤和子宫内膜样癌,目前尚缺乏术后 MHT 的临床资料,应慎用。对于绝经相关症状严重者,可以根据患者的情况,权衡利弊,进行个体化应用,以提高患者的生活质量。②宫颈癌术后 MHT:不同病理类型的宫颈癌应区别对待。宫颈鳞癌术后 MHT 没有降低无进展生存期和总生存期的危险,同时可能降低放疗后直肠、膀胱、阴道的副作用,改善绝经相关症状,提高生命质量。对宫颈腺癌术后 MHT 尚缺乏相关研究,目前认为可参照子宫内膜癌的处理方法。③子宫内膜癌术后 MHT:目前的一些研究结果认为,MHT 不会增加早期子宫内膜癌术后患者复发和死亡的危险,但在临床使用时要慎重,应该根据患者的具体情况,权衡利弊,个体化地选择治疗药物,MHT 的目的是缓解绝经相关症状,提高生活质量。④阴道癌与外阴癌术后 MHT:目前没有文献报道用雌、孕激素与阴道癌及外阴癌的发病相关,因此,即使是阴道或外阴鳞癌患者也可安全使用 MHT。

2. MHT 期间非预期出血患者　应用 MHT 后非预期出血是一个难以避免的问题,虽然子宫内膜组织活检通常并无异常,但仍需警惕异常病理情况的存在,因此一旦出现非预期的阴道出血,应随时复诊。MHT 中子宫出血主要与个体对外源性激素的反应性差异有关,应充分向患者解释清楚,雌孕激素联合治疗开始的 6 个月内,子宫出血率约为 35%~60%,一般为子宫内膜对治疗的适应过程,而并非内膜病变的发生。可以通过调整雌、孕激素的剂量、使用时长或更换药物种类等方法降低出血发生率。随着绝经时间的延长,连续联合治疗中子宫出血的现象逐渐减少,但异常出血也降低了激素补充治疗的可接受性,若序贯治疗者出现周期以外的子宫出血或连续联合治疗者在治疗 1 年后仍有不规律出血,应及时选择阴道 B 超、宫腔镜、子宫内膜活检等检查以排除子宫内膜病变,如子宫内膜癌、子宫内膜息肉等。

为减少非预期出血,在开始 MHT 前,应先充分了解患者停经时间、体内雌激素水平和子宫内膜厚度,便于指导 MHT 的方案,保证用药的安全性。总的来说,MHT 伴发非预期出血原因主要有:①漏服药;②内源性卵巢或雌激素活性与外源性激素影响不同步;③潜在的妇科疾病,如子宫肌瘤、子宫腺肌病、子宫内膜炎、子宫内膜异常增生、子宫内膜息肉、宫颈炎症、卵巢分泌雌激素瘤、阴道炎症、生殖道恶性肿瘤;④药物的互相作用,如同时服用他莫昔芬;⑤凝血异常;⑥极少数原因不明。一旦出现异常阴道出血,医师应详细询问出血的特点、病史,行妇科检查明确出血来源,子宫来源出血者需进一步评估子宫内膜。

3. 卵巢早衰患者　卵巢早衰是早发性卵巢功能不全（premature ovarian insufficiency, POI）的终末形式。女性在 40 岁之前卵巢活动衰退，出现停经或月经稀发 4 个月，间隔 ＞4 周连续 2 次测定 FSH＞25U/L，称为 POI；如月经初潮以后到 40 岁之间任何年龄发生的具有高促性腺激素（FSH＞40U/L）及低雌激素特征并伴有不同程度的围绝经期症状，闭经半年以上，称为卵巢早衰（premature ovarian failure, POF）。POF 患者因低雌激素暴露的时间延长，发生骨质疏松症、心血管疾病的风险均较正常年龄绝经的女性要高，因此这些女性需引起额外关注。这些患者与正常年龄绝经的女性相比，激素补充治疗（hormone replacement therapy, HRT）风险更小，收益更大。乳腺癌风险在这些提前绝经的女性中明显降低。对于 POF 女性，在无禁忌证且评估了慎用情况的基础上，应尽早开始 HRT。HRT 所用药物的剂量应大于正常年龄绝经的女性，鼓励持续治疗至平均的自然绝经年龄，之后参考绝经后的 MHT 方案继续进行。应根据 POF 患者复杂的心理和生理需要制订个体化的治疗方案，去除诱发因素及伴随疾病，正确使用性激素和对症治疗，达到恢复月经，辅助实现患者生育要求，预防泌尿生殖道过早萎缩及其他退行性疾病的目的。若患者合并其他内分泌功能低下，亦应根据实际情况适当补充。与更年期女性的激素治疗相比，POF 患者的心理、生理承受能力更差，因此，及时、足量、长期的激素治疗是十分必要的，也更应引起临床医生的重视与管理。

4. 人工绝经的女性　人工绝经的女性发生各种围绝经期相关问题的风险更大，症状会更严重，也是需要特别关注的人群。对于 40 岁以前切除双侧卵巢的女性，患者出院前应被充分告知如出现围绝经期各种不适症状，应寻求治疗，以提高生活质量。如原发疾病治疗后无激素治疗禁忌，可积极考虑 MHT。

二、评估工具

采用个体化的评估、检验、检查等筛查工具，为更年期女性进行全面检查，根据检查结果寻找并确定女性可能患的疾病，让患者对自己全面了解，也可避免在治疗过程中顾此失彼。尤其在实施 MHT/HRT 前必须进行全面相关的医疗筛查及检测，目的是预防、评估疗效及用药的安全性，以便及时调整剂量、剂型及方案，争取更好的疗效，避免不良反应，增加患者的依从性。

主要的评估筛查工具如下。

1. 体格检查

2. 相关症状评估工具　包括绝经相关症状、抑郁、焦虑、失眠、盆底功能、骨质疏松危险因素、运动习惯和性与生殖健康状况等内容的测评问卷/量表等。

三、健康管理

更年期健康管理不仅仅是应用 MHT，事实上，MHT 只是更年期健康管理的一部分，绝经激素治疗可以缓解更年期综合征，但如果不从全身心健康的角度出发，长期或不正常的激素补充治疗可能是有害的，更谈不上预防重大疾病和保证身心健康。

（一）更年期健康管理开始的时间

更年期女性应在围绝经期就开始保健，健康管理也由此而展开。因为女性在绝经前期尤其接近绝经期至绝经后 1 年内，与绝经有关的内分泌、生物学及临床特征最为明显，在此阶段开始更年期健康管理风险最小，收益最大。

（二）更年期健康管理的目的

更年期健康管理的目的主要是在消除所有对健康有害因素的同时，发展和建立促进健康的因素。主要表现在：早期发现各种疾病，便于早期治疗，最大程度上消除各种疾病对其身心的影响；确定并尽快消除疾病造成的症状；寻找并消除已经或容易造成疾病或亚健康的病因；调整并纠正影响身心健康的个人习惯或传统性因素；促进或建立有利于健康的主观和客观因素；通过科普教育培养长期保持良好的生活方式。

（三）更年期健康管理的意义

实施更年期健康管理，对个体而言，可以缓解更年期症状，提高此阶段女性的生活质量，预防远期疾病的发生；从家庭和健康生活层面，可以提高整个家庭的幸福指数；从国家和社会层面，它以维护和促进女性健康为目的，以群体为服务对象，以预防为主，以保健为中心，以基层为重点，提高全民族的整体素质。

（四）更年期健康管理的内容

更年期女性的健康是重要的公共健康问题，应采取自我管理和多学科、多层次的综合管理相结合，具体建议如下。

1. 自我管理

（1）规律运动可以降低总的死亡率和由心血管疾病引起的死亡率。锻炼的最佳方式为每周规律有氧运动 3～5 次，每周累计 150 分钟，另加 2～3 次抗阻运动，可以增加肌肉量和肌力，得到更多的益处。

（2）保持正常的体重非常重要，体重指数应保持 18.5～23.9kg/m²。

（3）基于《中国居民膳食指南（2022）》，建议多吃蔬果、奶类、全谷物、大豆，适量吃鱼、禽、蛋、瘦肉，控糖（25～50g/d）、少油（25～30g/d）、少盐（≤5g/d）、限酒（乙醇量≤15g/d）、戒烟、足量饮水（1 500～1 700ml/d）。一般摄入谷薯类食物 250～400g/d 为宜，蔬菜 300～500g/d，水果 200～350g/d，奶及奶制品 300～500g/d。

（4）提倡戒烟。

（5）采取积极的生活方式，增加社交和脑力活动。

2. 综合管理　缓解与消除绝经对女性健康的影响是更年期女性健康综合管理指导的工作宗旨。确定长期随访和保健计划，长期保存病历中所有的检查、诊断和治疗记录，给患者建立健康档案。根据世界卫生组织母婴及女性保健培训中心提出的"更年期女性保健质量保证体系的要求"，从生活方式、体育锻炼、健康饮食、激素补充、精神心理辅导等方面，为更年期女性保健制定安全、有效、个体化、定量、低成本及容易实施的综合健康管理方案。

（1）建立健康档案：为每位接受 MHT/HRT 的患者建立更年期女性健康管理档案（条件允许的机构建立电子档案），档案由各级医疗机构保存，档案包括患者姓名、年龄、职业、家庭住址、电话号码、身高、体重、体重指数、腰围、臀围、腰臀比、血压等一般情况，更年期症状、既往史、月经史、生育史、家族史、医疗史、体检情况和辅助检查情况。

（2）发放更年期保健手册：手册内容包含健康的自我评定，更年期常见症状，月经记录，身高、体重、腰围记录，乳房和妇科检查记录。手册既能起到宣传指导作用，又利于自我健康评估。

（3）定期体检：每年普查 1 次，重点人群可以每季度检查 1 次，内容包括测血压、心率、呼吸、身高、体重、腰围、臀围等一般检查，心肺、肝肾功能，血糖、血脂检查，乳房检查，骨密度检查，妇科检查等，能及早发现与妇科、内科、内分泌科和运动系统相关的多种疾病。

（4）重点疾病转诊：对在体检中发现宫颈癌、乳腺癌、盆底功能障碍性疾病、心血管疾病、糖尿病和骨质疏松症等疾病的患者，应及时转诊，并进一步治疗。

（5）个体化绝经激素治疗：MHT 应个体化，具体原则是使患者感到舒适（症状消失而无明显副作用）的最小剂量作为长期维持剂量。用药期间应密切观察患者的肝肾功能变化，一般在初次给药后 1 个月、3 个月随访，若无异常可间隔半年～1 年随访 1 次，MHT/HRT 期间应至少每年进行 1 次个体化受益/风险评估，根据评估情况决定疗程长短和是否继续应用。

（梁开如　王亚平　周坚红）

参考文献

［1］中华医学会妇产科学分会绝经学组. 中国绝经管理与绝经激素治疗指南（2018）. 中华妇产科杂志, 2018, 53（11）: 729-739.

［2］中华预防医学会妇女保健分会, 更年期保健学组. 更年期保健指南（2015 年）. 实用

妇科内分泌电子杂志,2016,3(2):21-32.

[3]陈蓉,郁琦,徐克惠,等. 中国14家医院妇科门诊40~60岁患者绝经相关特征的调查. 中华妇产科杂志,2013,48(10):723-727.

[4]中华医学会妇产科学分会绝经学组. 中国绝经管理与绝经激素治疗指南(2023版). 中华妇产科杂志,2023,58(1):4-21.

[5]STUENKEL C A,GOMPEL A. Primary ovarian insufficiency. N Engl J Med,2023,388(2):154-163.

[6]NAPPI R E. The 2022 hormone therapy position statement of The North American Menopause Society:no news is good news. Lancet Diabetes Endocrinol,2022,10(12):832-834.

[7]ORNELLO R,CAPONNETTO V,FRATTALE I,et al. Patterns of Migraine in Postmenopausal Women:A Systematic Review. Neuropsychiatr Dis Treat,2021,17:859-871.

[8]PUCA E,PUCA E. Premature ovarian failure related to SARS-CoV-2 infection. J Med Cases,2022,13(4):155-158.

[9]POGGIO F,DEL MASTRO L,BRUZZONE M,et al. Safety of systemic hormone replacement therapy in breast cancer survivors:a systematic review and meta-analysis. Breast Cancer Res Treat,2022,191(2):269-275.

[10]HAMODA H,BMS MEDICAL ADVISORY COUNCIL. British Menopause Society tools for clinicians:Progestogens and endometrial protection. Post Reprod Health,2022,28(1):40-46.

第二节　异常子宫出血

一、概述

异常子宫出血(abnormal uterine bleeding,AUB)是指与正常月经的周期频率、规律性、经期长度及经期出血量中任何一项不符合、源自子宫腔的异常出血。发生在绝经过渡期的异常子宫出血称绝经过渡期异常子宫出血。

绝经过渡期由于卵巢功能的衰退,卵泡储备逐渐下降直至最终耗竭。在此过程中,卵巢局部产生的抗米勒管激素(anti-Müllerian hormone,AMH)、抑制素及雌激素的减少,对垂体卵泡刺激素(follicle-stimulating hormone,FSH)的抑制作用减弱,导致FSH分泌增加,升高的 FSH 又加快绝经过渡期女性卵巢内卵泡成熟的速度,卵泡期缩短,刺激了雌激素的分泌,因此在卵巢功能开始衰退的早期,会出现雌激素水平呈波动的不稳定状态;另外,在此过程中,有排卵的月经周期逐渐减少,无排卵情况逐渐增多,导致排卵功能障碍性异常子宫出血(abnormal uterine bleeding-ovulatory dysfunction,AUB-O)的发生,因此绝经过渡期是 AUB-O 的高发期,同时该年龄段还存在其他因素导致的 AUB。异常子宫出血是绝经过渡期的常见疾病,常常导致女性出现贫血、感染,而且长期缺乏孕激素拮抗的无排卵性异常子宫出血还是子宫内膜癌的风险因素。

二、异常子宫出血的分类

2011 年,国际妇产科联盟(International Federation of Gynecology and Obstetrics,FIGO)将 AUB 病因分为结构性和非结构性 2 大类,包含 9 个类型,按英语首字母缩写为"PALM-COEIN","PALM"存在结构性改变,可采用影像学技术和 / 或组织病理学方法明确诊断,而"COEIN"无子宫结构性改变。具体为子宫内膜息肉所致异常子宫出血(abnormal uterine bleeding-polyp,AUB-P)、子宫腺肌病所致异常子宫出血(abnormal uterine bleeding-adenomyosis,AUB-A)、子宫平滑肌瘤所致异常子宫出血(abnormal uterine bleeding-leiomyoma,AUB-L)、子宫内膜恶变和不典型增生所致异常子宫出血(abnormal uterine bleeding-malignancy and hyperplasia,AUB-M);全身凝血相关疾病所致异常子宫出血(abnormal uterine bleeding-coagulopathy,AUB-C)、排卵障碍相关异常子宫出血(abnormal uterine bleeding-ovulatory dysfunction,AUB-O)、子宫内膜局部异常所致异常子宫出血(abnormal uterine bleeding-endometrial,AUB-E)、医源性异常子宫出血(abnormal uterine bleeding-iatrogenic,AUB-I)、未分类异常子宫出血(abnormal uterine bleeding-not otherwise classified,AUB-N)。发生在绝经过渡期的非结构性因素导致的 AUB 主要为 AUB-O。绝经过渡期 AUB-O 约占所有年龄段发生 AUB-O 的一半。由于年龄关系,该阶段出现的 AUB 在诊断和治疗上较其他时期更复杂。

三、临床表现

(一)不规律阴道出血

绝经过渡期各类型 AUB 主要表现均为不规律阴道出血。

1. 出血频率改变　正常的月经周期频率为 21～35 天,异常子宫出血表现为月经周期的紊乱、月经频发或者稀发,甚至闭经。

2. 月经周期的规律性改变　40 岁以上的女性 10 个月内发生 2 次相邻月经周期的长度变化≥7 天是围绝经期开始的标志。

3. 经期改变　正常经期≤7天,异常子宫出血表现为经期长短不一、经间期出血等。

4. 出血量的变化　自觉经量增多或减少。

(二)伴发症状

伴发症状主要与引起绝经过渡期 AUB 的病因有关,例如绝经过渡期晚期的 AUB-O 患者可能会由于雌激素水平的下降导致出现潮热、出汗、失眠、乏力、情绪不稳定等更年期综合征相关症状;AUB-A 可伴有痛经、下腹痛;AUB-A 和 AUB-L 随着子宫的增大可出现压迫症状,压迫膀胱可导致尿频、尿急、排尿困难甚至尿潴留,压迫直肠出现下腹坠胀不适、便秘等;AUB-C 可出现全身凝血功能障碍的表现;AUB-E 可表现为阴道分泌物增多伴异味、发热等;继发贫血可出现头晕、乏力、心悸等。

四、病因诊断

AUB 是多种疾病的临床症状之一,因此病因诊断是确定治疗措施的关键。绝经过渡期 AUB 的诊断,首先需要详尽地询问病史,结合临床表现、体格检查、影像学及血液学检查的结果综合判断,作出归类。

(一)病史采集

对于超过 40 岁的 AUB 患者,首先需要了解其年龄、月经史、婚育史、避孕措施、是否有凝血功能障碍性疾病及相关药物治疗史,然后详细询问异常出血的表现,对于绝经过渡期 AUB 患者来说,长期持续的 AUB 可能意味着结构性病变的风险,要详细了解出血频率、规律性、持续时间、出血量、伴随症状,确认其出血的模式。

(二)体征

阴道出血的体征与出血量多少有关:大量出血导致继发贫血时,患者皮肤黏膜苍白、心率加快;少量出血可无阳性体征。

不同病因引起的 AUB 体征也各异:AUB-A 及 AUB-L 子宫增大可在下腹部扪及实性包块;AUB-C 有全身皮肤紫癜、瘀点瘀斑、肝脾肿大或关节压痛等;AUB-O 可有甲状腺肿大、基础体温单相等;AUB-E 可有体温升高、下腹部压痛等。

(三)妇科检查

妇科检查首先应排除阴道及宫颈等部位的出血,确定阴道出血来自子宫腔。宫颈口的赘生物也可能源自子宫内膜息肉(AUB-P)及子宫黏膜下肌瘤(AUB-L);子宫增大多见于子宫腺肌病(AUB-A)、子宫肌瘤(AUB-L)及部分子宫内膜癌等恶性病变(AUB-M);宫颈分泌物的拉丝度评分持续性处于低水平可推测无排卵(AUB-O)。

(四)辅助检查

1. 妊娠试验 尽管绝经过渡期女性的生育力下降,但并不意味着没有妊娠的可能,因此绝经过渡期仍需检测妊娠试验以排除妊娠相关性疾病,如先兆流产、异位妊娠、滋养细胞疾病等。

2. 血常规 血常规不仅可以通过红细胞计数及血细胞比容,反映患者贫血情况,还可以通过白细胞及中性粒细胞计数提示患者是否合并感染,通过血小板计数、出凝血时间等反映患者是否有全身凝血功能障碍性疾病。

3. 激素检查 性激素检查(包括 FSH、LH、E_2、PRL、P 等)可以反映患者的卵巢功能衰退情况、是否有垂体病变等;检测甲状腺功能可使医师了解患者是否有甲状腺功能异常导致的 AUB。

4. 肝肾功能 肝肾功能不全或衰竭也可导致异常子宫出血。

5. 肿瘤标志物 CA125 水平升高可由子宫内膜异位症及子宫内膜癌等引起。

6. 超声检查 是妇科疾病常用的影像学诊断方法,可了解盆腔内器质性病变,如子宫内膜息肉、子宫平滑肌瘤、子宫腺肌病等。除此之外,与其他时期的 AUB 患者相比,绝经过渡期的 AUB 患者患内膜病变的风险更大,因此,超声检查可以对子宫内膜厚度、回声是否均匀、有无占位病变、血流情况等给予评价,对进一步确定处理方案十分重要。

7. 诊断性刮宫 诊断性刮宫对于 AUB 患者既是一种诊断方法,又可起到迅速止血的治疗作用,因此是 AUB 诊治的重要手段。对绝经过渡期的 AUB 患者来说,由于该年龄段是内膜病变风险增高的阶段,因此,以下情况推荐将诊刮或宫腔镜检查、子宫内膜病理检查作为首次止血的治疗选择:年龄 ≥45 岁、长期不规律子宫出血、有子宫内膜癌高危因素(如高血压、糖尿病、肥胖等)、B 超提示子宫内膜过度增厚并且回声不均匀、药物治疗效果不显著者,应行诊断性刮宫并行病理检查,有条件者首选宫腔镜直视下定点活检。

五、治疗

一般而言,AUB 的治疗要根据病因对症治疗,如果是结构性病变导致的异常子宫出血,需要治疗原发性疾病,如果是非结构性因素导致的 AUB,例如 AUB-O,可以采用多种方式进行保守治疗。以下就按 PALM-COEIN 分类系统依次阐述绝经过渡期 AUB 各疾病的临床处理过程。

（一）AUB-P

由于绝经后子宫内膜息肉消退的概率较低，不建议期待治疗。超声检查考虑为子宫内膜息肉患者，应行宫腔镜下定位活检及病理学检查。子宫内膜息肉恶变的高危因素有：绝经后出血、年龄＞60岁、伴有代谢综合征、应用他莫昔芬、息肉直径＞1cm等。宫腔镜手术经济成本低、手术风险小、不适程度低，对于绝经后子宫内膜息肉患者，首选宫腔镜下子宫内膜息肉电切术，全部切除息肉并将根部切至浅肌层。对于活检证实为萎缩性息肉者，无息肉恶变高危因素或存在手术麻醉禁忌证时，可在充分知情同意及严密监测下随访观察。

（二）AUB-A

子宫腺肌病是由子宫内膜的腺体与间质侵入子宫肌层生长所引起的一种良性疾病，可分为弥漫型与局限型两种类型。弥漫型子宫多呈均匀性增大，球形，少数病灶呈局限性生长形成结节或团块，类似肌壁间肌瘤，称子宫腺肌瘤。其典型症状为经量增多、经期延长、不规律阴道出血及进行性加重的痛经，部分患者合并不孕症，或者可无明显症状。根据典型临床症状、妇科检查或B超子宫增大的表现及血清升高的CA125水平，可做出初步诊断，盆腔CT或磁共振（MRI）均可作为辅助检查，确诊需病理证实。

治疗方法包括药物治疗和手术治疗。对症状较轻、不愿手术者，可试用非甾体抗炎药（nonsteroidal anti-inflammatory drug，NSAID）、复方口服避孕药（combined oral contraceptive，COC）连续使用，促性腺激素释放激素激动剂（gona-dotropin-releasing hormone agonist，GnRH-a），LNG-IUS等方法。对于近期无生育要求、子宫大小＜孕8周者可放置LNG-IUS，对于子宫大小≥孕8周者可给予GnRH-a治疗使子宫缩小后放置LNG-IUS。对年龄大、无生育要求、症状重或药物治疗无效者可行子宫全切术，卵巢是否保留取决于卵巢有无病变和患者意愿。执意希望保留生育功能的子宫腺肌瘤患者，可考虑局部病灶切除＋GnRH-a治疗后再行辅助生殖技术治疗。

（三）AUB-L

子宫平滑肌瘤是最常见的生殖系统良性肿瘤，子宫平滑肌瘤的分型可采用子宫肌瘤FIGO分型，或按肌瘤与子宫肌壁的关系，分为肌壁间、浆膜下及黏膜下肌瘤。黏膜下肌瘤影响宫腔形态，最可能引起AUB。治疗方案取决于患者年龄，症状严重程度，肌瘤大小、数目、位置和有无生育要求等。药物治疗的目的是缓解子宫肌瘤相关症状。米非司酮和GnRH-a既可改善贫血又能缩小肌瘤，而COC、LNG-IUS、氨甲环酸和NSAID则只能改善贫血症状而不能缩小肌瘤，适合于非黏膜下肌瘤的月经量过多者。子宫肌瘤药物治疗的禁忌证包括：肌瘤生长较快或肌瘤发生变性，不能排除恶变，黏膜下肌瘤症状明显，浆膜下肌瘤发生扭转。手术方式包括子宫肌瘤剔除术、子宫次全切除术和子宫全切术，手术途径包括经腹、腹腔镜、宫腔镜、经阴道手术,术前注意排除宫颈和子宫内膜恶性病变。

(四)AUB-M

异常子宫出血是子宫内膜增生最常见的临床表现,绝经前患者主要表现为月经周期频率、规律性、经量和经期的改变,以及经间期出血;绝经患者表现为绝经后出血。临床评估应常规进行,包括妇科检查在内的系统性身体检查以充分评估。身体检查可能无异常发现,也可能发现代谢异常相关的表现。经阴道超声检查是评估子宫内膜增生首选的影像学检查方法。超声检查发现的绝经后子宫内膜增厚与子宫内膜增生、子宫内膜癌的风险增加有关。对于绝经后阴道出血的女性,子宫内膜厚度>4mm者需进一步评估;对于服用他莫昔芬的女性,建议密切关注子宫内膜厚度的变化。可疑子宫内膜病变时应进行子宫内膜组织活检以明确诊断。宫腔镜下的子宫内膜活检是评估子宫内膜病变的有效方法。子宫内膜增生分为子宫内膜增生不伴非典型性和子宫内膜非典型增生。子宫内膜非典型增生进展为子宫内膜癌的风险为25%~33%。子宫全切除+双侧输卵管切除术是子宫内膜非典型增生且无生育要求患者的首选方案。对于绝经前女性,手术方案还应充分讨论卵巢切除的利弊。

据 2022 年国家癌症中心统计,中国子宫内膜癌发病率为 11.25/10 万,死亡率为 1.9/10万。相关危险因素包括持续雌激素暴露、代谢异常、初潮早、未育、绝经延迟、携带子宫内膜癌遗传易感基因[如林奇综合征(Lynch syndrome)]以及高龄等。近年来,由于高脂肪高热量饮食和低运动量生活方式的影响,子宫内膜癌在我国的发病率呈上升趋势。约 90% 的子宫内膜癌患者有不规律阴道出血症状,通常发生在绝经后。有的患者表现为阴道异常排液,可为浆液性或血性分泌物。围绝经期患者可以表现为月经量增多、月经期延长、月经淋漓不尽、经间期出血等。约有 70% 的子宫内膜癌诊断时肿瘤局限于子宫体,属临床早期,预后较好。子宫内膜癌的预后与发病年龄、分期、肿瘤的分化程度、病理学类型有关,高龄、分期晚、低分化的患者预后更差。临床上可将子宫内膜癌分为 Ⅰ 型和 Ⅱ 型(Bokhman 分型),Ⅰ 型为激素依赖型,病理类型以子宫内膜样癌为主,预后较好;Ⅱ 型为非激素依赖型,主要包括浆液性癌、透明细胞癌、癌肉瘤等,预后较差。子宫内膜癌治疗以手术为主,放疗和化疗是常用的辅助治疗方式。制订治疗方案应结合患者的年龄、病理学类型和分子分型、临床(影像)分期、体能状态等综合考虑决策。

(五)AUB-C

AUB-C 患者紧急出血及月经过多常见,与原发的血液系统疾病相关,包括再生障碍性贫血、各类型白血病、各种凝血因子异常、各种原因造成的血小板减少等全身性凝血机制异常。治疗应与血液科和其他相关科室协商,原则上应以血液科治疗措施为主,妇科协助控制月经出血。激素治疗是 AUB-C 的一线治疗,常用药物为 COC、LNG-IUS 和大剂量高效合成孕激素,但长期使用会导致子宫内膜萎缩,月经量减少。非激素类药物可用于经适当妇科评估、激素治疗无效的患者,或作为激素治疗的辅助用药,主要包括抗纤溶药物、去氨加压素、凝血因子浓缩物及血小板等。药物治疗失败、原发疾病无治愈可能或患者无生育要求时,可考虑在改善全身状况后行手术治疗,包括子宫内膜切除术和子宫全切术。对于服用抗凝剂的患者,如果服用抗凝剂过量,则应采取措施纠正。氨甲环酸或 COC 治疗是相对禁忌的,应根据患者的年龄,优先采用 LNG-IUS 或手术治疗。

(六)AUB-O

AUB-O 是围绝经期女性 AUB 最常见的原因。围绝经期 AUB-O 治疗原则是止血、调整周期及防止子宫内膜病变和 AUB 复发。

止血方法包括药物止血和手术止血。AUB-O 为内分泌异常导致的出血,药物治疗为主要手段,如药物治疗失败,或不能耐受药物治疗,或怀疑子宫内有器质性疾病时应选择手术治疗。药物止血以激素治疗为主,主要为孕激素,如血红蛋白水平 > 90g/dl,可采用常规剂量孕激素行子宫内膜脱落法,如血红蛋白水平 ≤ 90g/dl,可采用大剂量高效孕激素行子宫内膜萎缩法。孕激素包括地屈孕酮、炔诺酮、醋酸甲羟孕酮(MPA)和左炔诺孕酮片和 LNG-IUS;手术止血包括分段诊刮术和宫腔镜下诊刮术,分段诊刮术具有诊断价值,可了解子宫内膜病理,除外恶性病变;对于绝经过渡期病程长、有肥胖等子宫内膜癌高危因素的患者,应首先考虑使用诊刮术,也可达到止血效果;对于 B 超提示宫腔内异常者,可在宫腔镜下行诊刮术,以提高诊断率。

止血后因病因并未去除,停药后多数患者会复发,需随后以孕激素来控制周期,防止再次发生异常出血及子宫内膜病变。主要方法为口服孕激素(分为后半周期疗法和全周期疗法)和 LNG-IUS。地屈孕酮可充分转化子宫内膜,与其他合成孕激素相比,增加乳腺癌和血栓的风险较小。LNG-IUS 可抑制子宫内膜生长,减少出血量,预防不排卵导致的子宫内膜增生及 AUB-O 合并的子宫内膜增生。特别适合病程长、病情反复发作、肥胖和围绝经期患者。围绝经期女性如果在育龄期未间断长期口服 COC,可持续至 45 岁,COC 可很好地控制周期,尤其适用于有避孕需求的患者。不建议 40 岁以上女性开始服用 COC。

对于药物治疗效果不佳、有药物治疗禁忌证或不能耐受药物治疗,且无生育要求的围绝经期患者,尤其是不易随访的年龄较大者,可考虑子宫内膜切除术。病理诊断为癌前病变或恶性肿瘤者,应考虑子宫切除术。

(七)AUB-E

经排查未发现其他原因可解释的 AUB 时,可能是原发于子宫内膜局部异常所致,症状常表现为月经过多,还可表现为经间期出血或经期延长。治疗方法包括药物治疗(激素治疗和非激素治疗)和手术治疗。

药物治疗是 AUB-E 的首选,主要为激素类药物,推荐的药物治疗顺序为 LNG-IUS、孕激素、低剂量 COC。LNG-IUS 适用于无生育要求者,优点为既能有效避孕,又可显著减少月经血量,而且疗效高,可靠;一次放置后,作用可持续 5 年,费用低于子宫切除术,无须住院,康复时间短;激素不良反应小,可逆,不影响生育能力。但对于月经量过大者,可能易于脱落,可先口服孕激素或低剂量 COC 治疗 1～3 个周期,等月经量减少后再放置。LNG-IUS 应用过程中有一些常见的不良反应(如点滴出血等),建议放置前充分告知患者,以增加放置后的依从性。非激素类药物包括使用氨甲环酸抗纤溶治疗或 NSAID,可用于不愿或不能使用性激素治疗或近期有生育要求者。

对于无生育要求者,可以考虑保守性手术,如子宫内膜切除术。药物治疗失败、有药物治疗禁忌证或子宫内膜切除术治疗失败的患者,可行子宫切除术。

(八)AUB-I

AUB-I 指使用性激素、放置宫内节育器(intrauterine device, IUD)及可能含雌激素的中药保健品等引起的异常子宫出血。这一类疾病也是引起 AUB 的主要原因,诊断需仔细询问服用药物的病史,明确药物与出血之间的关系。使用 IUD 避孕的绝经过渡期的患者,出现经期延长、月经量多或不规律阴道出血,可能与 IUD 引起子宫内膜局部前列腺素增多有关,可考虑取环及分段诊刮或者宫腔镜检查,以止血及排除器质性病变;使用左炔诺孕酮或者皮下埋植剂避孕的绝经过渡期患者若出现 AUB,也可考虑更换避孕方法;性激素使用过程中产生的非预期的子宫出血,需排除是否由漏服造成,若漏服,需加强宣教,若未漏服,需明确出血原因后进一步处理。

(九)AUB-N

有些罕见的因素可能引起 AUB,例如,动静脉畸形、剖宫产术后瘢痕缺损、子宫肥大症或其他一些未知的原因造成的,因其检查手段仍不完善,将其归类为:AUB-N。此类疾病的绝经过渡期患者多有突然大量阴道出血或剖宫产术后不规律出血的病史,应追问既往诊断治疗的情况。动静脉畸形首选经阴道多普勒超声检查,子宫血管造影检查可明确诊断,其他影像学检查包括盆腔 CT 或 MRI。若既往保守治疗效果不佳,反复阴道大量出血,可考虑行子宫全切术;剖宫产术后瘢痕引起 AUB 推荐的诊断方法主要是经阴道多普勒超声及宫腔镜检查,治疗方法首先考虑手术,如宫腹腔镜联合剖宫瘢痕修补术或子宫全切术,但绝经过渡期患者因无生育要求,若症状不严重,可考虑随访,等待自然绝经。

总之,绝经过渡期是 AUB 发病率最高的时期,且病因复杂,绝经过渡期 AUB 需加强管理,综合分析,找出确切的一个或多个相关因素,按 FIGO 的 "PALM-COEIN" 分类系统归类,采取合理的措施,对因及对症处理相结合,防止内膜病变及 AUB 的再次发生,帮助女性顺利度过绝经过渡期。

(张　炜　马麟娟　陈　慧)

参考文献

[1] 中华医学会妇产科学分会妇科内分泌学组. 异常子宫出血诊断与治疗指南(2022 更新版). 中华妇产科杂志, 2022, 57(7): 481-490.

[2] 中华预防医学会生育力保护分会生殖内分泌生育保护学组. 排卵障碍性异常子宫出血诊治路径. 生殖医学杂志, 2020, 29(6): 703-715.

[3] 中华医学会妇产科学分会妇科内分泌学组. 排卵障碍性异常子宫出血诊治指南. 中华妇产科杂志, 2018, 53(12): 801-807.

[4] 中华医学会妇产科学分会绝经学组. 围绝经期异常子宫出血诊断和治疗专家共识. 中华妇产科杂志, 2018, 53(6): 396-401.

[5] 中国优生科学协会生殖道疾病诊治分会, 中国医师协会微无创医学专业委员会妇科肿瘤学组. 子宫内膜息肉诊治中国专家共识(2022 年版). 中国实用妇科与产科杂志, 2022, 38(8): 809-813.

[6] 子宫肌瘤的诊治中国专家共识专家组. 子宫肌瘤的诊治中国专家共识. 中华妇产科杂志, 2017, 52(12): 793-800.

[7] 李雷, 陈晓军, 崔满华, 等. 中国子宫内膜增生管理指南. 中华妇产科杂志, 2022, 57(8): 566-574.

[8] 中国抗癌协会妇科肿瘤专业委员会. 子宫内膜癌诊断与治疗指南(2021 年版). 中国癌症杂志, 2021, 31(6): 501-512.

[9] PAPAKONSTANTINOU E, ADONAKIS G. Management of pre-, peri-, and post-menopausal abnormal uterine bleeding: When to perform endometrial sampling?. Int J Gynaecol Obstet, 2022, 158(2): 252-259.

[10] NI P, WU M, GUAN H, et al. Etiology distribution of abnormal uterine bleeding according to FIGO classification system: A combined study of ultrasound and histopathology. J Obstet Gynaecol Res, 2022, 48(7): 1913-1920.

[11] ACHANNA K S, NANDA J. PALM-COEIN classification system of FIGO. Med J Malaysia, 2022, 77(3): 374-383.

[12] QIN Z, DONG Z, TANG H, et al. Application of modified subtotal resection of adenomyosis combined with LNG-IUS and GnRH-a sequential therapy in severe

adenomyosis: A case series. Front Surg, 2022, 9: 914725.

[13] PETERSDORF K, GROETTRUP-WOLFERS E, OVERTON P M, et al. Endometrial hyperplasia in pre-menopausal women: A systematic review of incidence, prevalence, and risk factors. Eur J Obstet Gynecol Reprod Biol, 2022, 271: 158-171.

[14] DONNEZ J, CARMONA F, MAITROT-MANTELET L, et al. Uterine disorders and iron deficiency anemia. Fertil Steril, 2022, 118(4): 615-624.

[15] KAHVECI B, BUDAK M S, EGE S, et al. PALM-COEIN classification system of FIGO vs the classic terminology in patients with abnormal uterine bleeding. Ginekol Pol, 2021, 92(4): 257-261.

[16] 中华医学会妇产科学分会绝经学组. 中国绝经管理与绝经激素治疗指南 2023 版. 中华妇产科杂志, 2023, 58(1): 4-21.

第三节 宫颈疾病

高危型人乳头瘤病毒(human papilloma virus, HPV)持续感染是宫颈癌的主要致病原因,绝经后由于雌激素水平降低,机体免疫功能下降,HPV 自然清除率降低,HR-HPV 持续感染机会增加,出现第二个宫颈癌发病高峰,绝经期女性需要重视宫颈癌筛查,降低宫颈癌的发病率。

一、更年期宫颈癌筛查策略

(一)《子宫颈癌综合防控指南》(第2版)建议

根据《子宫颈癌综合防控指南》(第2版)建议,对于 30～64 岁女性采取的筛查方法如下。

1. HPV 检测

(1)高危型 HPV 检测阴性:每5年筛查1次。

(2)高危型 HPV 检测阳性:分流检查。

选择1:细胞学检查分流。

1)细胞学检查阴性:12个月复查。

2)细胞学检查 ≥无明确意义的非典型鳞状细胞改变(atypical squamous cells of undetermined significance, ASC-US):阴道镜检查。

选择2:HPV 16/18 分型检测及细胞学检查分流。

1）HPV 16/18 检测阴性：其他高危型 HPV 检测阳性 + 细胞学检查阴性，12 个月复查；其他高危型 HPV 检测阳性 + 细胞学检查 ≥ASC-US，行阴道镜检查。

2）HPV 16/18 检测阳性：阴道镜检查。

选择 3：VIA/VILI 分流。

1）VIA/VILI 阴性：12 个月复查。

2）VIA/VILI 阳性：阴道镜检查。

2. 细胞学检查

（1）细胞学检查阴性：每 3 年筛查 1 次。

（2）细胞学检查 ASC-US

1）首选 HPV 检测分流，若 HPV 检测阳性，阴道镜检查；若 HPV 检测阴性，每 3 年筛查 1 次。

2）6 个月后复查细胞学检查。

3）无随访条件，阴道镜检查。

（3）细胞学检查 >ASC-US：阴道镜检查。

3. HPV 检测和细胞学检查联合筛查

（1）HPV 检测阴性和细胞学检查阴性：每 5 年筛查 1 次。

（2）HPV 阳性，细胞学检查阴性

选择 1：HPV 高危亚型阳性：12 个月复查。

选择 2：HPV 16/18 阳性，阴道镜检查；其余高危型 HPV 阳性，12 个月复查。

（3）细胞学检查和 HPV 检测结果均阳性，细胞学检查 ≥ASC-US，阴道镜检查。

（4）细胞学检查阳性，HPV 检测阴性

1）细胞学检查 ASC-US：3 年复查细胞学 +HPV 检测。

2）细胞学检查 ≥低级别鳞状上皮内病变（low-grade squamous intraepithelial lesion，LSIL），阴道镜检查。

（二）《宫颈癌筛查工作方案》建议

国家卫生健康委办公厅印发的《宫颈癌筛查工作方案》中，对于基于细胞学和 HPV 检查的宫颈癌筛查流程有具体描述（图 5-1，图 5-2）。

二、更年期（绝经期）的宫颈上皮特点

（一）绝经后宫颈外观

绝经后宫颈外观的变化与女性激素的状态相关，更年期雌激素水平下降导致女性整个

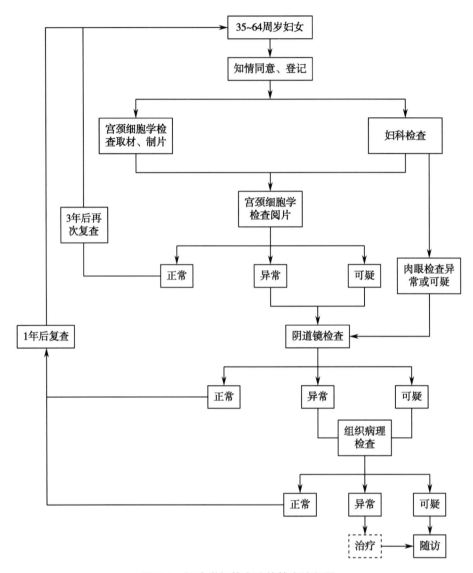

图 5-1　细胞学初筛方法的筛查流程图

生殖道萎缩。萎缩速度个体差异很大。随着绝经期的延长,萎缩进一步加重,导致宫颈阴道段的体积和长度都逐渐缩小。由于绝经后雌激素受体明显减少,基底细胞增殖活性衰退,宫颈鳞状上皮萎缩后变得菲薄、分泌减少。经证实,绝经引起的雌激素缺乏增加了上皮细胞紧密连接间水的透过阻力,从而导致宫颈上皮分泌减少的临床特点;随着绝经期进展,宫颈组织内胶原蛋白间的交联发生变化,可能解释绝经后宫颈上皮发生"回缩"现象。

50岁以上的女性中,40%以上的转化区(squamous and columnar junction,SCJ)会退缩至

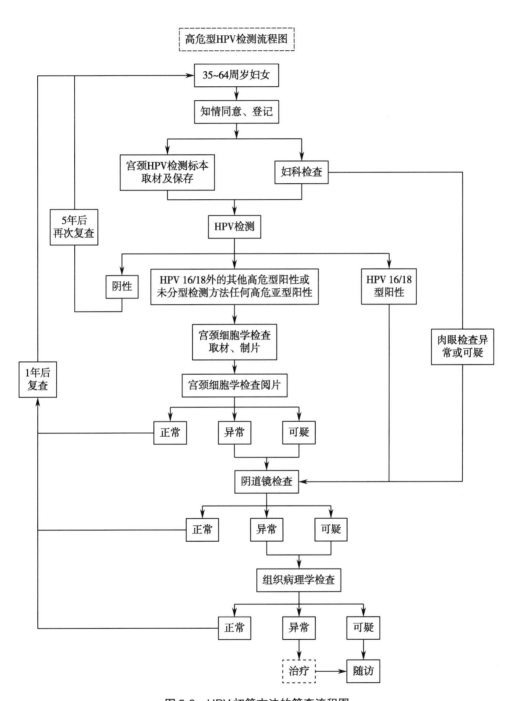

图 5-2 HPV 初筛方法的筛查流程图

宫颈管内,退缩的程度会有巨大的差别(图 5-3)。

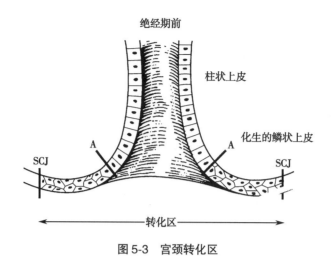

图 5-3 宫颈转化区

A 点和鳞柱交接之间的区域。

图 5-4 为一名绝经 10 年的 58 岁老年女性的宫颈图像。转化区已经完全退缩至宫颈管内。宫颈外部由萎缩的上皮覆盖。

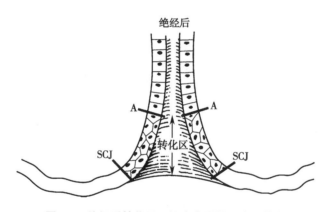

图 5-4 绝经后转化区已经完全退缩至宫颈管内

复方碘试验可以显示出糖原化的程度。在绝经前，正常成熟的鳞状上皮富含糖原，可以被染为棕褐色。而当上皮萎缩，糖原缺乏，上皮染色则为淡黄色。糖原的消失并非一成不变，据估计约有 20% 的女性在绝经后数年内鳞状上皮仍能保持良好的糖原化状态。

当血管上皮逐渐萎缩后，阴道镜能更容易地观察到下层的毛细血管网。上皮变薄使得皮下的毛细血管更易受伤，经常可以看见点状出血，特别是进行宫颈细胞学检查之后。宫颈旁组织发出的小动脉分为许多大毛细血管，最终蔓延至绝经后宫颈上皮表面，呈树枝状。这些血管仍保持正常的分支系统，与宫颈瘤变的非典型血管完全不同。

(二)绝经对宫颈细胞学检查的影响

绝经后萎缩的宫颈上皮菲薄而易于感染,有资料显示 43% 的巴氏刮片呈现持续炎症状态。萎缩鳞状上皮的细胞学检查以基底细胞和基底旁鳞状细胞为主,特点是细胞核增大,大小一致。其他不典型表现包括出现程度不同的核周晕,细胞核深染,核大小不一以及多核等。这些不典型表现可能类似于 HPV 感染或高级别鳞状上皮内病变情况下的挖空细胞。

(三)绝经激素治疗对宫颈上皮的影响

转化区雌孕激素受体的表达远比宫颈阴道段高,特别是激素受体阳性细胞内。它们多位于转化区的基底旁细胞或中间细胞层,宫颈阴道段上皮与之类似。未成熟鳞状化生上皮细胞在激素受体阳性细胞密度上,比主要为原始上皮细胞的宫颈阴道段上皮明显高。人类雌激素的调节作用可能是通过体内两种不同的雌激素受体,即 α 和 β 雌激素受体进行,目前的证据显示,低水平雌激素受体和高水平的孕激素受体与上皮细胞凋亡指数增加相关;另一方面,雌激素水平较低,合并人乳头瘤病毒存在,可能促进上皮下层类似干细胞的储备细胞向鳞状上皮细胞分化,而不是向柱状上皮细胞分化,最终发展为肿瘤。雌孕激素受体的特异分布及其与女性甾体激素之间的相互作用,决定了宫颈上皮在生理条件下的动态变化,它们也同样决定了这些组织在外源性激素治疗时的反应。

MHT 使宫颈上皮恢复对水的通透性,宫颈表面出现湿润的薄层。基底细胞增生和上皮细胞成熟的速度提高,宫颈上皮再次恢复粉色光泽。MHT 6 周后,宫颈鳞状上皮恢复绝经前的外观,包括宫颈厚度和精细的网状血管状态。复方碘溶液(Lugol's solution,又称卢戈液)染色后,呈深棕色,这体现了宫颈表面上皮细胞的成熟,即胞质内糖原成分增加。宫颈转化区明显被成熟的鳞状化生上皮所占据,并可能进入宫颈管内。

三、更年期(绝经期)阴道镜特点

绝经早期,鳞状上皮失去其正常湿度、光泽和珍珠样色泽。宫颈上皮和上皮下的毛细血管精细的网状结构更为明显。宫颈管柱状上皮细胞高度降低。颈管球形表面消失,上皮内走行的血管暴露明显。宫颈外观半透明,血管形态明显,偶尔会使人错误地将其当作恶性改变。

绝经后导致宫颈管萎缩,使宫颈阴道部向内回缩至宫颈管内。这样转化区的化生鳞状上皮就退入宫颈管内。随着患者年龄增加,阴道镜下Ⅲ型转化区随之增加。在 50 岁以上女性中,随着绝经的出现,阴道镜下Ⅲ型转化区发生率至少 40%。宫颈转化区的大小并无明显改变,但转化区内成熟的化生鳞状上皮有时会和原始鳞状上皮难以区分。绝经晚期的女性中,宫颈上皮呈现出一致的混浊,网状血管图案消失。上皮细胞胞质内糖原缺乏,复方碘试验下上皮呈淡黄色。随着绝经时间延长,宫颈鳞状上皮的萎缩过程按不同的速度进展。萎缩、变得不透明的上皮表面分割出一些岛状萎缩轻的粉色上皮,呈现出特征性的"草莓样"外观。

宫颈上皮细胞的萎缩化给阴道镜学者评价宫颈上皮内病变严重程度和 HPV 相关上皮改变等方面带来了一定难度。经过 MHT 后,足够暴露出新的鳞柱交接,70% 的绝经期女性都可以获取满意的阴道镜检查。

四、更年期宫颈病变处理原则

(一)低级别鳞状上皮内病变的管理

低级别鳞状上皮内病变(low-grade squamous intraepithelial lesion,LSIL)包括宫颈上皮内瘤变(cervical intraepithelial neoplasia,CIN)1 级、p16 阴性的 CIN2、尖锐湿疣、挖空细胞样改变及既往被命名的轻度非典型增生。LSIL 患者多为 HR-HPV 一过性感染,约 60% 的患者病变自然消退。一项多中心回顾性研究纳入 434 例 LSIL 患者,在长达 5 年的随访中,LSIL(CIN1)进展为 HSIL(CIN2～3)的比例为 7.4%。另外一项研究报道,LSIL 患者经过24 个月的随访,88.5% 的患者病变消退,10.8% 的患者病变持续存在,仅 0.7% 的患者进展为 HSIL。组织病理学确诊的 LSIL 患者,发生隐匿性 HSIL 的风险与既往筛查史及本次筛查结果具有相关性,细胞学检查有"非典型鳞状细胞,不排除高级别鳞状上皮内病变"(atypical squamous cells,cannot exclude high-grade squamous intraepithelial lesion,ASC-H)或 HSIL 史的患者,LSIL 持续或进展的风险更高。原则上绝经后 LSIL 随访观察即可,无须治疗。绝经后宫颈多为Ⅲ型转化区,宫颈管内存在潜在病变可能,因此即使阴道镜下活检及宫颈管诊刮术(endocervical curettage,ECC)检查诊断为 LSIL,也仍有一定的漏诊可能,需严格结合病理诊断前的细胞学检查结果,做到分层管理,最大程度地降低隐匿性 HSIL。

1. **细胞学结果为 ASC-US/LSIL/ 未见上皮内病变或恶性病变(no intraepithelial lesion or malignant,NILM)的 LSIL**　漏诊 HSIL+ 的风险较低,随访过程中自然消退率高,不建议治疗,可密切观察,如 ECC 结果为未分级 SIL,建议诊断性切除。

2. **细胞学结果为 ASC-H/HSIL/AGC 或更高级别的 LSIL**　研究数据显示,细胞学 HSIL、HPV 阳性患者 CIN3+ 的即时风险为 49%,细胞学 HSIL、HPV 阴性患者 CIN3+ 的即时风险为25%,细胞学 ASC-H、HPV 阳性患者 CIN3+ 的即时风险为 26%,细胞学 AGC、HPV 阳性患者CIN3+ 的即时风险为 26%。因此,细胞学为高级别检测结果而阴道镜下活检为 LSIL 的患者,隐匿性 HSIL 风险较高,诊断性切除是可接受的;若阴道镜检查满意且宫颈管搔刮阴性,也可选择 6～12 个月复查细胞学与 HPV 检测,若连续 2 次随访结果正常,转为常规筛查,若随访中出现异常,按照异常筛查结果的流程处理。

3.2 年以上持续性组织病理学 LSIL　LSIL 持续 2 年以上者,可选择手术治疗或继续随访。当活检病理结果与先前细胞学结果不高于 LSIL 时,原则上无须治疗,随访观察即可。当先前细胞学结果高于 LSIL 时,可接受诊断性切除手术,满足条件者可以随访观察。

(二)高级别鳞状上皮内病变的管理

高级别鳞状上皮内病变(high-grade squamous intraepithelial lesion,HSIL)包括 p16 阳性的 CIN2、CIN3,既往被命名的中 / 重度非典型增生和原位癌。未经治疗的 HSIL 具有较高的癌变潜能,需要对组织病理学确诊的 HSIL 进行规范化治疗。绝经后组织病理学确诊 HSIL 者均建议切除治疗。宫颈冷刀锥切术(cold-knife conization,CKC)和宫颈环形电切术(loop electrosurgical excision procedure,LEEP)仍是绝经后 HSIL 的推荐处理方式,具有诊断和治疗双重价值;子宫全切术不应作为绝经后宫颈 HSIL 的初始治疗方法。

1. 宫颈锥切术　宫颈切除术的类型及手术范围取决于转化区的类型、病灶范围、宫颈长度等。建议 Ⅰ 型转化区行 Ⅰ 型切除,切除长度为 7～10mm;Ⅱ 型转化区行 Ⅱ 型切除,切除长度为 10～15mm;Ⅲ 型转化区行 Ⅲ 型切除,切除长度为 15～25mm。LEEP 具有疼痛感低、无须麻醉、门诊可操作、术中出血量少、无须缝扎、电凝止血即可、对宫颈形态及功能损伤较小、术后并发症少等优势,缺点是组织切缘受电环热损伤的影响,可能影响病理组织学分析。CKC 获取的标本切缘清晰,不影响组织病理学分析,缺点是需要住院、手术时间长、出血量大、宫颈组织切除多,增加了术后阴道镜检查与残留及再复发的评估难度。当高度怀疑微小浸润和 AIS 时,优先选择 CKC。

术后无论切缘状态如何,均应在治疗 6 个月后行基于 HPV 的检测。检测阴性者,推荐间隔 12 个月检测 1 次。连续 3 次阴性者,推荐间隔 3 年检测 1 次,持续随访至少 25 年。超过 65 岁、已完成 25 年随访者,只要健康条件允许,可继续间隔 3 年接受 1 次随访。HPV 检测阳性者,需行阴道镜检查;术后切缘阴性者,结合患者年龄、意愿及随访条件,可选择密切随访,年龄≥50 岁者也可选择切除子宫;术后外切缘阳性者可以随访,内切缘阳性或随访中 HSIL 复发者,推荐再次行宫颈锥切术,若锥切术无法实施,建议行子宫全切术。

2. 子宫切除术　子宫全切术不作为绝经后宫颈 HSIL 的初始治疗方法。部分绝经后患者宫颈萎缩明显、穹窿消失、手术视野暴露困难、手术空间狭小、解剖结构不清,对于宫颈锥切困难者,可考虑小范围 LEEP 取材,以免漏诊宫颈癌。直接子宫全切术存在术后病理升级为浸润癌、再次补充治疗的风险。有研究报道 750 例绝经后宫颈病变行宫颈锥切术患者,术后 216 例患者病理升级,绝经与锥切术后病理升级明显相关,绝经时间＞5 年的患者中,40.3% 的患者术后病理升级。对于宫颈严重萎缩确实无法锥切的绝经后患者,在综合考虑 HPV 分型、宫颈及阴道萎缩情况、活检的宫颈病变是否累及腺体、切缘存在阳性的可能等因素后,谨慎选择直接全子宫切除。要求术前必须完善相关影像学检查(MRI、B超等),术中送检快速冰冻病理切片,最大程度地排除浸润癌,降低意外发现宫颈癌的概率。子宫切除术的类型选择尚无循证医学证据,需结合患者对手术的耐受程度,权衡不同范围子宫切除术的风险与获益,需要与患者充分沟通,告知意外发现宫颈癌的风险。

以 HSIL 为指征行子宫切除术的患者,术后发生阴道上皮内瘤变(vaginal intraepithelial neoplasia,VaIN)的风险明显增加,建议长期随访至少25年,即使年龄超过65岁。

(三)宫颈原位腺癌的管理

宫颈原位腺癌(adenocarcinoma in situ,AIS)病变常见于宫颈管,阴道镜难以观察到,且阴道镜图像无典型特征;病变呈多中心或跳跃性;HPV 检测与细胞学检查的灵敏度较低,推荐组织病理学确诊的 AIS 患者行宫颈诊断性切除术,以排除浸润性腺癌。AIS 锥切术的基本要求是切缘阴性,若首次宫颈锥切切缘阳性,推荐二次锥切或多次锥切,除非已无法再次锥切。AIS 锥切需保持组织的完整,以评估切缘状态,建议一刀完整切除,切除深度应达 20～25mm,残留宫颈管行 ECC,手术方式首选 CKC。由于宫颈 AIS 病变呈多中心或跳跃性,即使切缘阴性,也不能完全排除病变残留的可能,锥切术后首选子宫全切术;若锥切切缘阳性,推荐二次锥切或多次锥切,对于无法再次切除或锥切持续阳性者,推荐改良根治性子宫切除术或筋膜外子宫全切术以及前哨淋巴结活检术。术后应每年行细胞学+HPV 检测,如连续 3 年均为阴性,则改为每 3 年随访 1 次,至少持续 25 年,即使年龄超过65岁。

(四)宫颈癌的管理

绝经后宫颈癌的管理参照《子宫颈癌诊断与治疗指南(2021年版)》,该指南适用于宫颈鳞癌、腺癌、腺鳞癌及宫颈小细胞神经内分泌肿瘤。

宫颈癌分期规则采用国际上统一使用的 FIGO 2018 年分期、TNM 分期作为参考。宫颈癌的病理类型遵照妇科肿瘤 WHO 分类(2020版)原则。

宫颈癌治疗方法主要有手术治疗和放疗,化疗广泛应用于与手术、放疗配合的综合治疗和晚期复发性宫颈癌的治疗。目前靶向治疗、免疫治疗及其联合治疗可用于复发或转移宫颈癌的全身系统性治疗。原则上早期宫颈癌以手术治疗为主,中晚期宫颈癌以放疗为主,化疗为辅。手术治疗适用于分期为Ⅰ A 期、Ⅰ B1 期、Ⅰ B2 期、ⅡA1 期的患者,Ⅰ B3 期及ⅡA2期首先推荐同步放化疗,在放疗资源缺乏地区可选择手术。手术入路推荐经腹手术或经阴道手术,对于Ⅰ A1 期无脉管侵犯患者可选腔镜微创手术。目前化疗广泛适用于宫颈癌治疗,采用以铂类药物为基础的单药或联合化疗,化疗中可联合贝伐珠单抗治疗。治疗方式的选择取决于本地区现有的设备、妇科肿瘤医师的技术水平,以及患者的一般状况、年龄、愿望、肿瘤分期和肿瘤标志物检测结果,治疗前应进行充分的医患沟通。

宫颈癌治疗结束 2 年内,每 3～6 个月随访 1 次;治疗结束 3～5 年,每 6～12 个月随访 1 次。随访内容包括:全身体格检查,妇科检查,鳞癌抗原、细胞角蛋白等肿瘤标志物检测,宫颈或阴道残端细胞学检查,人乳头瘤病毒检查。必要时行阴道镜检查及活体组织病理学检查、胸片、胸部 CT、盆腔 MRI、超声、全身浅表淋巴结超声检查。

(陈　飞　陈　杰)

参考文献

[1]中国医院协会妇产医院分会妇科肿瘤专业学组,中国医师协会微无创医学专业委员会妇科肿瘤学组. 绝经后宫颈上皮内病变诊治的中国专家共识(2022 年版). 癌症进展,2022,20(14):1405-1411.

[2]中国抗癌协会妇科肿瘤专业委员会. 子宫颈癌诊断与治疗指南(2021 年版). 中国癌症杂志,2022,31(6):474-489.

[3]赵超,毕蕙,赵昀,等. 子宫颈高级别上皮内病变管理的中国专家共识. 中国妇产科临床杂志,2022,23(2):220-224.

[4]中国抗癌协会妇科肿瘤专业委员会. 子宫颈高级别鳞状上皮内病变选择性应用全子宫切除术治疗的中国专家共识(2022 年版). 中国实用妇科与产科杂志,2022,38(11):1108-1110.

[5]王临虹,赵更力. 子宫颈癌综合防控指南. 2 版. 北京:人民卫生出版社,2023.

第四节　盆底功能障碍

盆底功能障碍是绝经后女性的常见疾病,主要包括尿失禁、膀胱过度活动症、盆腔器官脱垂等疾病,绝经、高龄等因素是疾病发生的危险因素。本节主要介绍盆腔器官脱垂和压力性尿失禁。

一、女性盆底功能障碍的解剖学新概念

(一)女性盆底解剖结构的三腔室概念

盆底结构从垂直方向被分为前盆腔、中盆腔和后盆腔。前盆腔包括阴道前壁、膀胱、尿道,其功能障碍主要为阴道前壁的膨出,如发生在阴道下段,即膀胱输尿管间嵴的远端,称

前膀胱膨出,与压力性尿失禁密切相关。阴道前壁的膨出如发生在阴道上段,也称为后膀胱膨出和真性膀胱膨出,严重时常合并排尿困难,有时需要将膀胱复位后来促进膀胱排空,因此可能掩盖了压力性尿失禁的症状,临床上两种类型的膨出常同时存在。中盆腔结构功能障碍以子宫或阴道穹窿脱垂、肠膨出、直肠子宫陷凹疝形成为特征。后盆腔结构功能障碍主要表现为直肠膨出和会阴体组织的缺陷。

(二)女性盆底阴道支持结构的三个水平理论

1994 年,Delancey 提出了阴道支持结构的三个水平的理论,即在水平方向上将阴道支持轴分为三个水平。

第一水平:顶端悬吊支持(apical suspension),由子宫骶韧带 - 主韧带复合体垂直悬吊支持子宫、阴道上 1/3,是盆底最为主要的支持力量。

第二水平:侧方水平支持(lateral attachment),由耻骨宫颈筋膜附着于两侧腱弓形成白线和直肠阴道筋膜及肛提肌水平支持膀胱、阴道上 2/3 和直肠。

第三水平:远端融合支持(distal fusion),耻骨宫颈筋膜体和直肠阴道筋膜远端延伸融合于会阴体,支持尿道远端。

(三)女性盆底结构解剖的整体理论

1990 年,Petros 和 Ulmsten 提出了整体理论,即不同腔室、不同阴道支持轴共同构成一个解剖和功能的整体,不同腔室和水平的脱垂相对独立。如阴道支持轴的 Delancey 第一水平缺陷可导致子宫脱垂和阴道顶部脱垂,第二、三水平缺陷常导致阴道前壁和后壁膨出,而不同腔室和水平的脱垂之间又相互影响。例如,压力性尿失禁在行耻骨后膀胱颈悬吊术(Burch 术)后常有阴道后壁膨出发生,阴道顶部脱垂在行骶棘韧带固定术(sacrospinous ligament fixation,SSLF)后可发生阴道前壁膨出。所以在诊治过程中,应在整体理论的指导下进行特异位点的修复。总之,以上不同腔室、不同阴道支持轴水平共同构成一个解剖和功能的整体。

二、盆腔器官脱垂

(一)流行病学

盆腔器官脱垂(pelvic organ prolapse,POP)是发生于一个或多个盆腔器官及结构的下降。POP 人群的整体发病率报道很少,估计发生率在人群中高达 30%～76%,而超过 50% 的经产妇有不同程度的 POP。在妇女健康倡议(Women's Health Initiative,WHI)中,50～79 岁年龄段女性中,大约有 40% 的女性有不同程度的脱垂。我国的全国多中心横断面调查结果提示,症状性 POP 占成年女性的 9.6%。POP 通常由整体盆底功能障碍所致,大多数会发生在多个部位。每 1 000 个女性 POP 手术概率为 1.5～1.8 例 / 年。预计到 2050 年,我国女性 POP 患病人数将增加约 50%。

(二)POP 的危险因素

近几年,临床上考虑其发病高危因素主要有家族史、遗传、高龄、绝经状态、妊娠、阴道分娩、分娩损伤、腹压增加、盆底组织退行性变,其他可能因素还有教育程度、高血压、糖尿病、自然分娩的胎儿体重、盆腔手术史等。众多流行病学研究表明,年龄是导致 POP 的高危因素之一。已有足够的研究及文献资料证明支持子宫在正常位置的子宫主韧带、子宫骶韧带、圆韧带上都有雌孕激素受体。年龄的增加及绝经状态导致盆腔器官脱垂可能原因是体内雌激素分泌逐渐减少及受体水平下降所致。

(三)POP 术前评估

1.症状评估

(1)脱垂最特异的症状:患者能看到或感到阴道口有组织膨出,脱垂的程度可以随活动量、体位、负重等而变化。

(2)非特异的症状:盆腔压迫感、背痛等,不确定能通过手术治疗脱垂而缓解,可以使用子宫托来鉴别。

(3)泌尿系统相关症状:阴道前壁的膨出及子宫脱垂可有排尿困难及不能完全排空膀胱的症状,尿潴留患者脱垂还纳后,尿潴留症状可以缓解。但尿急、尿频或急迫性尿失禁症状与脱垂的严重性无关。脱垂的患者也可以同时合并压力性尿失禁,随着脱垂病情的加重,尿失禁可逐渐减轻甚至完全消失。

(4)肠道症状:阴道后壁膨出患者可出现排便困难。

(5)性功能障碍症状:性交不适、阴道松弛、性欲降低等。

2.妇科检查

(1)检查外阴、阴道有无萎缩表现,测量阴裂大小。

(2)盆腔脏器脱垂情况:用标准的双叶窥器检查,并进行测量,详见 POP-Q 评分(pelvic organ prolapse quantitation, POP-Q)。

(3)评价阴道侧壁支持。

(4)评价盆底肌的收缩力:手指触诊位于阴道口内 5 点和 7 点,让患者收缩肛提肌和阴道,另一只手放置患者腹部,以告知患者避免收缩腹肌。

(5)会阴体的移动度:用一手指放在阴道或直肠内,向检查者方向轻拉会阴体,如果移动＞1cm,提示移动度过大。同时评估会阴体的厚度。

(6)肛门和直肠检查:评估会阴体的完整性及肛门括约肌的张力。

（7）尿失禁的诱发试验：脱垂复位后，让患者屏气用力或咳嗽，观察是否有尿液从尿道口流出，以确定是否有尿失禁。

3. 脱垂程度的评估　患者取仰卧位，双足放在脚蹬上，向下屏气用力来评估。如果患者提示其脱垂症状不是最大程度，可以要求患者站立位用力。

（1）国内POP的分度：我国临床关于POP的分类法主要沿用1979年衡阳会议和1981年青岛会议的3度标准。

Ⅰ度：轻型为宫颈距处女膜缘＜4cm（或低于坐骨棘水平），但未达处女膜缘；重型为宫颈已达处女膜缘，于阴道口可见。

Ⅱ度：轻型为宫颈部分或全部已脱出阴道口外，但宫体尚在阴道内；重型为宫颈和部分宫体已脱出阴道外。

Ⅲ度：宫颈及宫体全部脱出阴道外。

（2）Baden-Walker的阴道半程（halfway）系统分级法：将处女膜到阴道前穹窿定为全程，阴道前壁、后壁或宫颈下垂达全程一半处为Ⅰ度脱垂，接近或达到处女膜缘为Ⅱ度脱垂，超出处女膜缘以外为Ⅲ度脱垂。此法应用方便，易掌握，但不能定量评估脱垂或膨出的程度。

（3）盆腔脏器脱垂定量分期（pelvic organ prolapse quantitation，POP-Q）：又称Bump POP-Q分度法，是以国际尿控协会（International Continence Society，ICS）盆腔器官脱垂和盆底功能障碍分会主席Bump教授的姓氏命名。POP-Q法与Baden-Walker半程法相比有良好的可靠性和重复性，而且更客观、细致，所以在1995年被ICS、1996年被美国妇科泌尿协会（American Urogynecology Society，AUGS）和妇科外科医师协会（Society of Gynecological Surgeons，SGS）认可、接纳并推荐在临床、科研中使用，至今已成为国外应用最广泛的脱垂评价体系，详见表5-1和表5-2。

表5-1　盆腔器官脱垂评估指示点（POP-Q分期）

指示点	内容描述	范围
Aa	阴道前壁中线距处女膜3cm处，相当于尿道膀胱沟处	–3～+3cm
Ba	阴道顶端或前穹窿到Aa点之间阴道前壁上段中的最远点	在无阴道脱垂时，此点位于–3cm，在子宫切除术后阴道完全外翻时，此点将为+TVL
C	宫颈或子宫切除后阴道顶端所处的最远端	–TVL～+TVL
D	有宫颈时的后穹窿的位置，它提示了子宫骶骨韧带附着到近端宫颈后壁的水平	–TVL～+TVL 或空缺（子宫切除后）
Ap	阴道后壁中线距处女膜3cm处，Ap与Aa点相对应	–3～+3cm

指示点	内容描述	范围
Bp	阴道顶端或后穹窿到 Ap 点之间阴道后壁上段中的最远点，Bp 与 Ba 点相对应	在无阴道脱垂时，此点位于 –3cm，在子宫切除术后阴道完全外翻时，此点将为 +TVL

注：阴裂的长度（gh）为尿道外口中线到处女膜后缘的中线距离；会阴体的长度（pb）为阴裂的后端边缘到肛门中点距离；阴道总长度（TVL）为总阴道长度。POP-Q 分期应在向下用力屏气时，以脱垂最大限度出现时的最远端部位距离处女膜的正负值计算。

表 5-2　盆腔器官脱垂分期（POP-Q 分期）

分度	内容范围
O	无脱垂，Aa、Ap、Ba、Bp 均在 –3cm 处，C、D 两点在阴道总长度和阴道总长度 –2cm 之间，即 C 或 D 点量化值＜（TVL–2）cm
I	脱垂最远端在处女膜平面上＞1cm，即量化值＜–1cm
II	脱垂最远端在处女膜平面上＜1cm，即量化值＞–1cm，但＜+1cm
III	脱垂最远端超过处女膜平面＞1cm，但＜阴道总长度 –2cm，即量化值＞+1cm，但＜（TVL–2）cm
IV	下生殖道呈全长外翻，脱垂最远端即宫颈或阴道残端脱垂超过阴道总长度 –2cm，即量化值＞（TVL–2）cm

注：POP-Q 分期应在向下用力屏气时，脱垂完全呈现出来时的最远端部位计算。应针对每个个体先用 3×3 表格量化描述，再进行分期。为了补偿阴道的伸展性及内在测量上的误差，在 0 和 IV 度中的 TVL 值允许有 2cm 的误差。

　　4. 辅助检查　结合患者的症状选择适宜的检查。对于顶端和 / 或阴道前壁膨出且无压力性尿失禁症状者，有条件时建议行脱垂复位后的隐匿性尿失禁试验。POP 手术前建议行尿流率检查和残余尿量测定，有条件时行尿动力学检查。对于合并尿失禁的 POP 患者，建议术前行尿动力学检查或尿失禁的临床检查，如排尿日记、尿垫试验等。术前盆底超声检查和盆底 MRI 检查有助于诊断和治疗方式的选择。

（四）POP 的非手术治疗

　　1. 观察　适用于脱垂程度轻（I 和 II 期，尤其是脱垂下降点位于处女膜之上），且无特殊症状的患者。推荐患者降低体重，进行盆底肌训练。建议行为训练改善排尿排便习惯，如定时排便，饮食调节（增加食物纤维），使用缓泻剂或灌肠剂避免用力排便。有尿失禁症状者可给予行为调节（定时排尿等）、盆底肌训练和药物治疗。对于可以耐受症状且不愿意接受治疗的患者，特别是 POP-Q III ～ IV 度的患者，必须定期随访，监测疾病进展情况，尤其是排尿、排便功能障碍,特别应注意泌尿系统梗阻问题。

2. 子宫托 子宫托是唯一的特异的非手术治疗方法,临床医生需要和手术治疗的 POP 患者讨论子宫托的问题。子宫托的使用适应证有妊娠、老年、虚弱、有手术禁忌证以及不愿接受手术者。也用于术前协助诊断隐匿性压力性尿失禁,判断患者非特异性的症状是否由 POP 引起。

子宫托可适用于多数各种类型和程度的脱垂,是妇科医生治疗脱垂的一线疗法。子宫托有各种形状和大小,被分为支持型(如环形托)和空间占有型(如充气 donut 托)。使用子宫托应定期随访,常见并发症有机械刺激、阴道黏膜溃疡、感染等。局部使用雌激素可以缓解症状。

3. 盆底肌训练 正确的锻炼方法可以增强盆底支持力。目前尚无盆底肌训练能治疗脱垂的研究,而对于尿失禁和排便功能已明确证实有益。目前对于有症状的脱垂常推荐盆底肌训练为辅助治疗。

(五)POP 患者手术治疗

1. POP 患者手术指征

(1)Ⅱ期及以上(POP-Q 分期)并有症状的盆腔脏器脱垂。

(2)因脱垂造成的慢性盆腔痛,走路或站立时有下坠感或压迫感,性交不适或性交困难,影响正常生活。

(3)直肠膨出修补术选择标准:需要手指协助和/或手指肛诊帮助排便,或重度直肠膨出伴直肠前壁脱垂,或排便造影显示直肠膨出处有造影剂潴留。

2. 前盆腔缺陷的手术治疗 阴道前壁脱垂可行阴道前壁修补术、阴道旁侧修补术,阴道前壁加用补片修补术;如合并压力性尿失禁(stress urinary incontinence,SUI)可加用尿道中段悬吊带术。

(1)中央型缺陷修补:阴道前壁缝合术是指折叠缝合耻骨宫颈筋膜和膀胱筋膜,是修补中央型缺陷最常用的方法。不建议单独采用这种方法来修补中央型和旁侧型联合缺陷。

(2)旁侧型缺陷修补:旁侧型缺陷可以通过经腹或腹腔镜耻骨后修补,或经阴道修补。目的是将耻骨宫颈筋膜缝合于盆筋膜腱弓,从而恢复膀胱、尿道和阴道前壁的解剖结构。

(3)加用补片修补:适用于Ⅱ期及其以上阴道前壁膨出,以及中央型和旁侧型联合缺陷。是否加用网片应遵循个体化原则,权衡利弊,综合考虑。

3. 中盆腔缺陷的手术治疗 手术治疗穹窿脱垂(子宫已切除或子宫切除术为现行手术的一部分)包括经腹骶骨固定术,以及利用盆腔结构固定如骶棘韧带、子宫骶韧带、髂尾肌筋膜的经阴道固定术。治疗目标是缓解症状,恢复解剖学结构,维持或重建盆腔器官和性功能。单纯子宫切除不足以治愈疾病。常用术式包括 Manchester 手术、骶棘韧带固定术、骶骨固定术、高位骶韧带悬吊术及阴道闭合术。

（1）Manchester（曼氏）手术：适用于Ⅰ期和Ⅱ期子宫脱垂，伴宫颈延长的患者，手术中截除宫颈，将子宫主韧带和子宫骶韧带缝合于子宫下段前方以维持子宫于前倾位，并进行阴道前后壁修补。严重顶端脱垂的患者不适合该术式。并发症为宫颈功能不全及狭窄等。

（2）骶棘韧带悬吊术（sacrospinous ligament fixation，SSL）：将子宫颈或穹窿固定于骶棘韧带，有效率64%～97%。在骶棘韧带悬吊术中，很少发生阴部血管损伤后出血，一旦发生，可危及生命，处理时较困难。骶棘韧带悬吊术后臀部疼痛不常见，发生率为6%～14%，通常为自限性，但对于持续性疼痛也许需要再次手术剪除缝线。

（3）骶骨固定术（sacrocolpopexy）：通过网片将宫颈或穹窿固定于骶骨，成功率为84%～98%。主要适用于有症状的穹窿脱垂POP-QⅡ度以上，特别是性生活活跃的年轻患者。对阴道顶端的支持作用确切，尤其适用于有复发高风险、经腹手术、经阴道POP修补术后失败以及阴道偏短的患者。严重并发症有骶前区血管出血、肠管和泌尿系统损伤、肠梗阻、肠瘘等。

（4）高位骶韧带悬吊术（uterosacral ligament suspension，USLS）：可经腹腔镜及经阴道手术，适用于子宫或阴道穹窿脱垂、直肠子宫陷凹疝的患者。未行子宫切除者经腹腔镜将宫骶韧带折叠缝合后重新固定于宫颈上。子宫切除者将骶韧带折叠缝合于阴道顶端。骶韧带悬吊术输尿管损伤风险发生率为0～11%，经阴道路径完成的USLS，术中应行膀胱镜检查，排除膀胱及输尿管损伤。如果术中确认有输尿管受损，仅需拆除缝线，使输尿管复位，避免更严重的并发症。

（5）阴道闭合术：包括阴道部分闭合术和阴道完全闭合术。阴道部分闭合术由LeFort首先描述，是将阴道前后壁从脱垂的宫颈到阴道口各切除部分黏膜，然后将剥离创面相对缝合。阴道完全闭合术是切除子宫后，将阴道前后壁完全切除，完全闭合阴道。该术式主要适用于高龄、无性生活要求、因内外科严重合并症导致手术耐受性差的患者。阴道闭合术的成功率高达90%～100%，并能明显改善症状，满意度90%～95%。

4. 后盆腔缺陷的手术治疗　常用术式包括阴道后壁修补术、特异位点缺陷修补术、经肛修补术、联合使用补片修补术、会阴体修补术。

（1）阴道后壁修补术：两侧对缝来加固直肠阴道筋膜，同时将两侧肛提肌折叠缝合至直肠前方的中位线。

（2）特异位点缺陷修补术：重新对合阴道后壁缺陷断裂的筋膜，而不需要行肛提肌折叠术。

（3）经肛修补术：外科医生对低位直肠膨出合并直肠阴道隔薄弱的患者经常行直肠内修补术，同时可以治疗其他肛门直肠疾病，如痔疮、肛裂、肛门狭窄等。术后直肠膨出复发率较高，并可能发生直肠阴道瘘。目前更推荐经阴道行阴道后壁修补术，而非经肛管修复阴道后壁脱垂。

（4）联合使用补片修补术：主要用于高位直肠膨出、阴道后壁脱垂复发或者在修补时几乎没有支持组织可用的患者。

（5）会阴体修补术：深部缝合会阴部肌肉和筋膜,重建会阴体。

5. 应用网片成品套盒的全盆腔缺陷的手术治疗 经阴道植入网片（transvaginal mesh, TVM）的盆底重建手术,其优势是能够同时纠正各腔室的缺陷,纠正中央型缺陷和侧方缺陷,手术操作简化。可使用成品网片套盒或自裁网片,目前推荐使用的是大孔（$> 75\mu m$）、轻型（$\leqslant 19g/m^2$）以及单股编织不可吸收聚丙烯网片。高级别的证据表明,经阴道植入合成不可吸收网片与自体组织盆底重建术相比,在降低解剖学复发率,尤其是阴道前壁膨出的复发方面,展现出了更高的有效性。但在减轻阴道肿物膨出症状、提高生命质量方面,两种术式无明显差异。

中华医学会妇产科学分会妇科盆底学组经阴道植入网片手术的主要适应证定为 POP 术后复发的患者及 60 岁以上重度 POP（阴道前壁膨出为主）的初治患者,特别是不能耐受经腹手术的患者。对于年轻、性生活活跃的患者,应慎重选择；术前即有慢性盆腔痛或性交痛的患者也不宜选择该术式。其主要并发症为网片暴露、侵蚀和疼痛等,有时处理困难,甚至无法完全解除症状。因此,对于有应用网片适应证的患者,应该与其充分沟通,告知利弊及本单位和中国的治疗结果,权衡手术的获益以及网片的花费和可能面临的并发症等问题,慎重选择。

6. 阴道前后壁修补术时子宫去留的决策 保留子宫可以缩短手术时间,更微创,减少补片暴露和侵蚀,对子宫体及宫颈无病变,无明显宫颈延长。有盆腹腔手术史、年长的患者,可以行保留子宫的全盆腔重建术。

7. 盆底修复术后注意事项 对于隐匿性尿失禁患者,可酌情考虑同期行抗尿失禁手术,也可以等待 POP 纠正手术后至少 3 个月再评估决策是否行抗尿失禁手术；建议患者在术后 3 个月内避免性交、提重物和 / 或增加腹压的活动；阴道局部应用雌激素；保持大便通畅,避免便秘、长期咳嗽。

8. 手术并发症及处理

（1）膀胱损伤：分离或穿刺过程中可能造成膀胱损伤,精确的水分离是预防膀胱损伤的关键,建议术中行膀胱镜检查,根据情况及时修补,术后开放保留 Foley 导尿管 7～10 天。

（2）术中出血：在阴道前壁修补术式中,分离阴道与膀胱间隙出血过多的原因为阴道组织分离太薄,同时可能因为解剖层次不正确,过度分离耻骨后及坐骨棘侧方,以及阴道后壁修补术式过度分离尾骨肌上方或坐骨棘侧方损伤了臀下血管、髂内静脉丛及阴部内血管时,可导致严重出血。首先建议直接压迫止血,放置引流管。止血困难时,可行动脉栓塞治疗。

（3）腿痛、臀部疼痛及会阴疼痛：一般不需要处理,多自行缓解,可给予心理安慰和口服止痛药物治疗。

（4）补片暴露和侵蚀：据报道，补片阴道暴露和侵蚀率为2%～20%。减少补片暴露和侵蚀的措施包括阴道全层分离、阴道壁切口尽量小（长约3～5cm）、避免阴道顶端切口、避免网片折叠、避免修剪阴道壁、尽量避免同时做经阴道子宫切除，文献报道阴道切口倒"T"形切口及阴道前后壁修补同时行子宫全切术时，网片暴露率高。围手术期预防措施包括预防感染，术后阴道局部使用雌激素等。

（5）阴道疼痛及性交困难：脱垂手术后的性功能评估缺乏相关数据。经阴道和经腹手术后的性交困难发生率为21%～25%。以下危险因素会给经阴道放置网片的患者带来新发的性交困难：有盆腔内永久性缝线和/或放置植入物的手术史；慢性盆腔疼痛（如间质性膀胱炎、慢性腰痛、坐骨神经痛、纤维肌痛、子宫内膜异位症）；年轻患者阴道修剪去除了过多的阴道壁组织。

疼痛及性交困难的预防与处理：植入网片应无张力。术后直肠的压力或不适通常在6～8周后消失。持续的直肠疼痛/肠蠕动障碍是因为后路吊带过紧，可行物理治疗及局部阻滞麻醉。顽固性疼痛及直肠持续压力可行补片切开或移除。

（6）术后新发生膀胱过度活动（OAB）、尿急、尿频及尿急后漏尿症状：建议使用抗胆碱能药物，如托特罗定1～2mg，每日2次；索利那新5～10mg，每日1次。

三、女性压力性尿失禁

（一）尿失禁的相关定义及流行病学

国际尿控学会（International Continence Society，ICS）定义的尿失禁为：客观能被证实的不自主的尿液从尿道口流出。压力性尿失禁（stress urinary incontinence，SUI）是指在没有逼尿肌收缩的情况下，由于腹压的增加（如咳嗽、喷嚏、大笑、运动时）导致尿液不自主地从尿道口溢出，并影响患者的生活。急迫性尿失禁（urge urinary incontinence，UUI）是患者突然产生强烈的排尿感伴随或随之出现不自主的漏尿，难以阻止（如尿急）。急迫性和压力性尿失禁症状都存在被称为混合性尿失禁（mixed urinary incontinence，MUI）。膀胱过度活动症（overactive bladder，OAB）是一种以尿急症状为特征的综合征，常伴有尿频和夜尿症状，可伴或不伴有急迫性尿失禁。

流行病学调查显示，UI的发生率随年龄增加而增加，SUI在绝经前后达到高峰，但随着绝经时间的延长，SUI的发生率又有下降。而UUI的发生在绝经后更为常见，并随绝经时间延长而增加。朱兰对国内多省市成年女性UI患病率的流行病学调查显示，UI的总患病率为30.9%，SUI、UUI、MUI发生率分别为18.9%、2.6%和9.4%，MUI的发生率随年龄增加而增加。

（二）相关因素

1. 明确的相关因素 年龄、生育、盆腔器官脱垂、肥胖、种族和遗传因素。

2. 可能相关的危险因素 雌激素缺乏、子宫切除术、吸烟、体力活动、便秘、肠道功能紊乱、咖啡因摄入、慢性咳嗽等。

（三）病因和发病机制

1. 膀胱颈和近端尿道下移 随着年龄的增加或生育的影响导致盆底支持不足时，膀胱颈及近端尿道逐渐下移，腹压增高时所引起的压力传递仅能到达膀胱而不能到达尿道，导致膀胱与尿道间的绝对压力差增大。

2. 尿道黏膜的封闭功能减退 绝经后女性由于雌激素缺乏，尿道黏膜及黏膜下血管萎缩，使得尿道黏膜闭合作用丧失。

3. 尿道固有括约肌功能下降 由于手术和神经系统疾病使尿道固有括约肌受损或减弱，导致尿道关闭压下降、膀胱颈呈漏斗状，在压力作用下即可出现尿失禁。尿道壁内起控尿作用的成分，包括尿道壁内平滑肌、横纹肌、尿道黏膜、黏膜下血管、疏松结缔组织。

4. 盆底肌肉及结缔组织功能下降 妊娠、分娩、尿道和阴道手术及因年龄增长、雌激素水平下降等因素，使盆底支持结构逐渐萎缩，盆底松弛，临床表现为不同程度的腰骶部酸痛或下坠感、尿频、排尿困难、尿不尽及压力性尿失禁等。

5. 支配控尿组织结构的神经系统功能障碍 膀胱尿道周围组织的神经支配不健全，可能导致尿道括约肌功能减弱，从而引发压力性尿失禁。

（四）诊断与评估

1. 病史 包括全身状况，SUI 症状，漏尿次数及严重程度，泌尿系统的其他症状，其他病史（既往病史、月经史、生育史、生活习惯、活动认知能力、并发疾病和使用药物情况、盆腔手术史和放疗史等），患者预期的治疗效果。

2. 体格检查 包括一般状态、全身检查、专科检查和神经系统检查。专科检查应了解外生殖器有无盆腔器官脱垂及程度；外阴部有无长期感染所引起的异味、皮疹；双合诊了解子宫位置、大小和盆底肌收缩力等；肛门指诊检查肛门括约肌肌力及有无直肠膨出。神经系统检查包括会阴感觉、球海绵体肌反射及肛门括约肌肌力的检查。

3. 初步评估 压力试验及指压试验，尿常规检查；尿常规检查阳性或存在下尿路症状者行中段尿培养检查，尿培养检查阳性者行药物敏感试验并进行抗生素治疗（以除外感染引起的排尿异常）。初步评估还包括工作和休息状态的 3 日排尿日记，排尿日记的内容包括每次排尿的时间、排尿量、漏尿时间和类型。测量残余尿。有条件者可进行棉签试验和尿垫试验。研究表明，保守治疗失败的非复杂性压力性尿失禁患者在抗尿失禁手术前，行上述初步评估与行尿动力学检查相比,并不影响手术治疗的效果。因此,对于非复杂性 SUI 初次手术前仅需要进行 6 个方面的评估:病史、查体、SUI 的证据、评估尿道活动度(包括指压试验、棉签试验)、残余尿量的测量、尿液分析。

(五)判断尿失禁的程度

1.临床症状分度

(1)轻度:尿失禁发生在咳嗽、喷嚏时,无须使用尿垫。

(2)中度:尿失禁发生在跑跳、快步行走等日常活动时,需要使用尿垫。

(3)重度:轻微活动、平卧体位改变时发生尿失禁。

2.尿垫试验　采用尿垫试验,推荐 1 小时尿垫试验。试验时膀胱要充盈,持续 1 小时,从试验开始患者不再排尿。预先放置经称重的尿垫(如卫生巾)。试验开始 15 分钟内患者喝 500ml 白开水;之后的 30 分钟,患者行走,上下 1 层楼的台阶。最后 15 分钟,患者应坐立 10 次,用力咳嗽 10 次,原地跑步 1 分钟,拾起地面物体 5 次,再用自来水洗手 1 分钟。试验结束时,称重尿垫,要求患者排尿并测量尿量。漏尿量 ≥2g 为阳性。轻度:2g≤漏尿量＜5g;中度:5g≤漏尿量＜10g;重度:10g≤漏尿量＜50g;极重度:漏尿量≥50g。

3.尿失禁对生命质量影响的问卷调查　国际上建议使用以患者为主导的调查问卷客观评价尿失禁对生命质量的影响。尿失禁对生命质量的影响建议使用中文验证的尿失禁影响问卷简表(incontinence impact questionnaire short form, IIQ-7),尿失禁对患者性生活的影响建议使用盆腔器官脱垂 - 尿失禁性生活问卷简表(pelvic organ prolapsed-urinary incontinence sexual questionnaire-12, PISQ-12)。

(六)SUI 的分型诊断

分型诊断并非必需,但对于临床表现与查体不甚相符,以及经初步治疗效果不佳的患者,建议进行尿失禁的分型诊断。主要分为尿道高活动型 SUI 和尿道固有括约肌缺陷型 (intrinsic sphincter deficiency, ISD)SUI。可以通过尿动力学检查结果进行分型。

(七)压力性尿失禁的非手术治疗

1.保守治疗

(1)盆底肌训练(pelvic floor muscle training, PFMT):盆底肌训练又称为 Kegel 运动。NICE 建议,在治疗师指导下的至少 3 个月的 PFMT 作为对 SUI 患者和以 SUI 为主的混合性尿失禁患者的一线治疗。PFMT 应达到相当的训练量,才可能有效。可参照如下方法实施:持续收缩盆底肌(即缩肛运动)不少于 3 秒,松弛休息 2～6 秒,连续做 15～30 分钟,每天重复 3 遍;或每天做 150～200 次缩肛运动。持续 3 个月或更长时间。应在训练 3 个月后门诊随访，进行主客观治疗效果的评价。PFMT 可采用生物反馈方法，疗效优于单纯医师口头指导患者的 PFMT。文献报道，PFMT 的短期有效率可达 50%～75%。但 PFMT 存在依从性差、训练技巧不易掌握的缺点。NICE 建议孕妇进行 PFMT 以预防产后尿失禁。

（2）生物反馈（biofeedback，BFB）：生物反馈仪可以直接测量压力（manometric biofeedback，MM BFB）或测量肌电图（electromyographic biofeedback，EMG BFB），前者通过放置于阴道和直肠内的探头直接测定所选定肌肉的收缩强度和持续时间，后者测定盆底肌和腹压收缩时的电活动，以肌电图的形式反映出来。生物反馈仪可通过测量表面肌电信号对盆底肌肉收缩和舒张的功能状况进行精确测量、记录并进行分析，再以视觉和听觉信号反馈给医生及患者，帮助医生为患者制订个性化的分类、分级治疗方案及训练计划，让患者在视听系统的指导下逐步完成训练计划，以增强盆底肌肌张力，控制膀胱，达到康复盆底肌、治疗失禁的目的。疗效与单纯盆底肌训练相当，或优于单纯盆底肌训练。

（3）生活方式改变：肥胖是女性压力性尿失禁的独立危险因素。减轻体重有助于预防压力性尿失禁的发生。患有压力性尿失禁的肥胖女性，减轻体重 5%～10%，尿失禁次数将减少 50% 以上。UI 患者建议每日液体摄入量约为 1 500ml 或 30ml/kg 以下。UI 患者建议减少咖啡摄入量以利于膀胱健康。由于证据不足，ICI 并未就吸烟给出建议，但从整体健康考虑，还是推荐戒烟，以降低因咳嗽而导致 UI 加重的风险。便秘及慢性腹压增加是 UI 的高危因素，但并无证据显示改善便秘有利病情逆转。

（4）阴道重锤训练：阴道重锤可增加盆底肌负荷，帮助患者有效识别并控制盆底肌收缩，特别适用于依从性不良的 PFMT 患者。将阴道锤置入阴道内，指导患者收缩阴道夹持住，并在行走时维持住阴道锤 20 分钟，每日 1 次，持续 3 个月。患者可逐渐使用更重的阴道锤进行阴道肌群的训练，逐渐加强肌肉的负荷。Fischer 等研究发现结合阴道重力锤的 PFMT 后，盆底肌不能随意收缩的概率从 34% 降到 6%，提示阴道重力锤是盆底肌锻炼的有效补充手段。

（5）功能性电刺激治疗（functional electrical stimulation，FES）：电流反复刺激盆底肌肉，增加盆底肌的收缩力，反馈抑制交感神经反射，抑制膀胱收缩，降低膀胱活动度，增强尿道括约肌收缩，加强控尿能力。快速最大功能电刺激用于治疗膀胱过度刺激和急迫性尿失禁。慢速低频刺激阴部神经适用于压力性尿失禁和骨盆肌薄弱者。尚需大样本、长期随访的随机对照研究。适应证为伴或不伴有 SUI 的盆底肌薄弱者；压力性、急迫性及混合性尿失禁和膀胱过度刺激征患者；原发性括约肌功能不全者。会阴完全失神经支配者是电刺激治疗的禁忌证，妊娠、重度盆腔器官脱垂、心脏起搏器、下尿路感染、阴道炎症和出血为相对禁忌证。

（6）磁刺激治疗：与电刺激治疗原理基本相似，不同之处在于本治疗是利用外部磁场进行刺激，可以改善患者的主、客观症状。但应用时间较短，仍需大样本随机对照研究。

2.药物治疗　药物治疗可减少患者的漏尿次数,提高生活质量。

(1)选择性 α_1 肾上腺素受体激动剂:如盐酸米多君等。严重器质性心脏病、急性肾脏疾病、嗜铬细胞瘤或甲状腺功能亢进的患者,持续性卧位高血压和过高的卧位高血压的患者不应使用本品。不良反应有卧位和坐位时高血压,主要发生于头皮的感觉异常和瘙痒,皮肤竖毛反射,寒战,尿潴留和尿频。因不良反应较大,不建议长期使用。

(2)阴道局部雌激素治疗:对绝经后女性,阴道局部雌激素治疗可以缓解部分绝经后SUI 症状及下尿路症状。

(八)压力性尿失禁的手术治疗

非手术治疗效果不佳或依从性不好的患者可选择手术治疗,重度 SUI 患者可直接选择手术治疗,可以行尿道中段悬吊带术(mid-urethral slings,MUS)、经腹耻骨后膀胱颈悬吊术等手术,盆腔器官脱垂伴有 SUI 需行盆底手术者,可同时行抗 SUI 手术。

1.阴道无张力尿道中段悬吊带术　阴道无张力尿道中段悬吊带术(tension-free vaginal tape,TVT)主要分为经耻骨后路径和经闭孔路径两种方式完成。经耻骨后路径阴道无张力尿道中段悬吊带术有自下而上、自上而下路径完成吊带的放置。该手术方法已成为一线的治疗 SUI 术式。抗 SUI 和治疗盆腔器官脱垂的手术可同时进行,但在吊带拉紧前应完成脱垂修补手术。对于合并重度脱垂的患者,未提示存在隐匿性尿失禁的患者,目前不建议进行预防性抗尿失禁手术。

(1)经耻骨后路径:NICE 建议将其作为 SUI 的首选治疗术式。穿刺方向多为"下→上",也可以为"上→下"。适应证包括尿道高活动型 SUI、ISD 型 SUI、以 SUI 为主的混合性尿失禁。7～11 年随诊的治愈率为 80%～90%,对以 SUI 为主的混合性尿失禁的治愈率约为80%。治疗复发性尿失禁时治愈率与原发性尿失禁相似。抗尿失禁手术如同时进行盆腔器官脱垂的手术修复,抗尿失禁手术具有与单独行抗尿失禁手术相似的效果。手术的主要并发症为膀胱损伤,需注意在吊带手术结束之前,必须进行膀胱镜检查。此外,手术并发症还有出血、排尿障碍、尿潴留、泌尿系统感染、吊带暴露和侵蚀等。

(2)经闭孔路径:穿刺方向分"外→内"和"内→外"两种方式。经闭孔路径阴道无张力尿道中段悬吊带术的治疗效果与经耻骨后路径相似。适应证包括尿道高活动型 SUI、以 SUI为主的混合性尿失禁。由于手术路径的改变,降低了膀胱和髂血管损伤的风险,术中可酌情施行膀胱镜检查。并发症与经耻骨后路径相似,但与经耻骨后路径相比,经闭孔路径术后可发生下肢疼痛等并发症。

另外,阴道单切口微小吊带手术是近年来在经耻骨后路径及经闭孔路径阴道无张力尿道中段悬吊带术的基础上,发展而来的一种更微创、体内放置吊带更少、无身体皮肤切口的治疗方法。短期随访的治愈率为 50%～90%,远期效果尚待验证。

2. 耻骨后膀胱颈悬吊术 进行 Cooper 韧带悬吊的 Burch 手术为耻骨后膀胱颈悬吊术的代表，曾为治疗 SUI 的"金标准"术式。Burch 手术经耻骨后将膀胱颈及近端尿道两侧的阴道壁缝合悬吊于 Cooper 韧带，上提膀胱颈及近端尿道，从而减少膀胱颈的活动度。术后总体治愈率为 68.9%～88.0%，仍被认为是治疗有效的方法之一。朱兰等的研究提示 Burch 手术是治疗女性压力性尿失禁的有效术式，其疗效可在 14 年随访期内长期维持，且术后长期并发症的发生率较低。Burch 手术有经腹及腹腔镜两种途径，腹腔镜进入耻骨后间隙的路径有腹膜内和腹膜外路径两种；腹腔镜手术与经腹手术的治愈率基本相似。适应证为尿道高活动型 SUI。常见的并发症有发热、泌尿系统感染、膀胱损伤、术后排尿障碍、输尿管损伤、逼尿肌不稳定。

3. 膀胱颈黏膜下充填物注射 常用注射材料有硅胶粒、聚四氟乙烯、自体脂肪、肌源性干细胞等。填充剂注射应注意过敏反应。膀胱颈旁注射填充剂的治疗有效率随时间延长而下降，远期疗效较差，患者通常每 1～2 年需要再次进行治疗。适应证为 ISD 型 SUI、不能耐受其他抗尿失禁手术的患者。

四、国内盆底功能障碍性疾病治疗面临的问题与建议

（一）正确认识传统盆底修复手术的不足

传统的经阴道子宫切除术和阴道前后壁修补术是目前国内妇科医生应用于临床的主要盆底修复手术，也是其他各种新式盆底重建术的基础。对于非严重的 POP 患者，可以治愈或缓解 POP 及其相关症状，但应该认识到传统手术对于重度 POP 患者，如Ⅲ期以上的子宫脱垂及阴道前后壁膨出患者，以及前次盆底修复手术复发的患者的治疗是不够的。同时传统手术为了减少复发率，剪除过多的阴道壁组织，导致阴道缩短狭窄，影响患者的性生活。

（二）加强盆底疾病相关解剖及修复手术技巧的学习

随着中国社会的发展，人民生活水平及生活质量不断提高，盆底功能障碍性疾病及盆底重建手术成为妇科领域中新的、重要的亚专业学科，盆底功能障碍性疾病的预防及治疗也将成为妇科医生必备的基本理念和基础技能。在临床工作中，充分掌握盆底解剖基础、理解发病机制以及选择准确的手术方案是成功进行手术的基础。传统的盆底修复手术和 TVM 手术都是盆底妇科医生应该掌握的手术方法，强调 TVM 手术为Ⅳ级复杂操作，应知悉盆底解剖结构，完成规范化培训。

经阴道植入网片（transvaginal mesh，TVM）的盆底重建术不应被全盘否定。2019 年 4 月 16 日，鉴于美国合成网片厂家未能按规定时间提交 PMA 申请所需要的 TVM 的安全性和有

效性报告,FDA 再次通告美国所有生产或销售用于 POP 修复的合成网片厂家立即停止销售。英国、加拿大、澳大利亚、新西兰等国家的药品及医疗器械管理部门也相继对 TVM 颁发了禁令。基于循证医学证据、国内外指南,并通过专家讨论,中华医学会妇产科学分会妇科盆底学组专家在《盆腔器官脱垂的中国诊治指南(2020 年版)》中,将 TVM 盆底重建手术的主要适应证定为 POP 术后复发的患者及 60 岁以上重度 POP(阴道前壁膨出为主)的初治患者,特别是不能耐受经腹手术的患者。对于年轻、性生活活跃的患者应慎重选择;术前即有慢性盆腔痛或性交痛的患者也不宜选择该术式。

(三)加强 POP 患者盆底修复手术术前的知情

对于有手术治疗指征的 POP 患者,应告知患者有非手术治疗的选择,同时在行 TVM 前,应告知网片植入存在的潜在风险,包括阴道网片暴露、疼痛、伤口感染、泌尿系统问题、出血、器官穿孔、脱垂复发、神经肌肉损伤问题、阴道瘢痕或挛缩及情绪等问题。应告知患者与网片相关的某些并发症可能需要再次手术处理,甚至对某些少数患者再次手术也不能解除并发症导致的严重症状。

(四)加强 POP 手术的随访及建立全国各种并发症的汇总制度

建议将所有植入网片/吊带手术的患者纳入国家层面的注册登记系统中,进行规律和长期的随访,及时发现、上报、处理并发症。建议将疑难患者转诊至有网片/吊带并发症处理经验的医院或中心,借助多学科团队的合作,最大限度减少和处理网片/吊带暴露并发症。

(杨　欣　万　虹)

参考文献

[1]中华医学会妇产科学分会妇科盆底学组. 盆腔器官脱垂的中国诊治指南(2020 年版). 中华妇产科杂志,2020,55(5):300-306.

[2]中华医学会妇产科学分会妇科盆底学组. 盆底重建手术网片或吊带暴露并发症诊治的中国专家共识. 中华妇产科杂志,2021,56(5):305-309.

[3]李志毅,朱兰,徐涛,等. 中国城市地区女性盆腔器官脱垂临床流行病学调查. 中华医学杂志,2019,99(11):857-861.

[4]贾梓淇,朱兰. 经阴道植入网片在盆腔器官脱垂手术治疗中的应用. 中华妇产科杂志,2020,55(6):416-419.

[5]朱兰. 经阴道植入网片盆底重建手术全球最新观点. 中国实用妇科与产科杂志,2020,36(10):913-916.

［6］毛巧玲,周全,黄凤,等. 盆腔器官脱垂危险因素的循证医学研究. 中国医师杂志,
　　2018,20(4):625-628.

［7］李志毅,朱兰. 女性压力性尿失禁流行病学现状. 实用妇产科杂志,2018,34(3):
　　161-162.

［8］朱兰,郎景和,刘春燕,等. 我国成年女性尿失禁患病状况的流行病学研究. 中华妇
　　产科杂志,2009,44(10):776-779.

［9］中华医学会妇产科学分会妇科盆底学组. 女性压力性尿失禁诊断和治疗指南. 中华
　　妇产科杂志,2017,52(5):289-293.

［10］李晓伟,王建六. 尿失禁的病因和发病机制. 实用妇产科杂志,2018,34(4):162-
　　164.

［11］张迪,孙秀丽. 盆底肌训练在女性尿失禁中的应用现状. 中华妇产科杂志,2021,56
　　(10):728-731.

［12］杨小芸,王平. 女性尿失禁的非手术治疗. 实用妇产科杂志,2018,34(3):169-171.

［13］叶扬,朱兰. Burch 手术在压力性尿失禁治疗中的应用. 中华妇产科杂志,2021,56
　　(5):369-372.

第五节　常见泌尿生殖系统问题

一、绝经生殖泌尿综合征

(一)流行病学

绝经生殖泌尿综合征(genitourinary syndrome of menopause,GSM),是指绝经过渡期及绝经后期女性因雌激素和其他性激素水平降低引起的生殖道、泌尿道萎缩以及性功能障碍等症状和体征的集合。2014 年,国际妇女性健康研究学会和北美绝经学会确定了该术语,并替代了此前临床上广泛应用的"萎缩性阴道炎"及"外阴阴道萎缩"等术语;GSM 生殖系统症状包括外阴阴道干涩、烧灼、刺激以及阴道缺乏黏液所致的性生活障碍;泌尿系统症状包括尿急、尿痛、反复下尿路感染等,资料显示,绝经 1 年者,GSM 发病率 64.7%,绝经 6 年以后,发病率达到 84.2%。

(二)GSM 的发病机制

绝经后、哺乳期、下丘脑性闭经时,雌激素水平突然降低,阴道丢失胶原、脂肪组织,失去结构支撑和储水能力。雌激素为具有血管活性的激素,可通过刺激内皮调节因子如 NO、

前列腺素、内皮源性超极化因子等增加血流。雌激素突然下降可使下尿路和下生殖道的血流减少，随之阴道壁萎缩、褶皱展平，阴道呈现苍白淡粉、壁薄的表现，偶可见出血点样改变。阴道表层上皮可薄至数层细胞，表层细胞与底层细胞的比例明显降低，结果阴道上皮质脆，即使轻微创伤也易出血。阴道壁的血管变狭窄，胶原丢失，久而久之阴道收缩，失去弹性。对于绝经后没有性生活或无深部性交的女性，严重的阴道萎缩可以导致阴道狭窄、缩短甚至阴道口闭塞，这些极端状况在没有阴道分娩过的女性更为明显。

绝经 4～5 年后，阴道萎缩达到一定程度，患者诉阴道干涩；对于还有性生活的患者，则会感觉到性交困难及性交疼痛。除此之外，患者有阴道感觉的改变，如润滑度下降等。阴道上皮没有腺体，起润滑作用的液体主要来自于血管壁的渗透，一小部分来自宫颈内和巴氏腺；绝经后阴道液体大部分来自阴道上皮。这些都可能导致性欲降低、性唤起困难及性满意度下降等。

绝经前阴道上皮富含糖原，糖原转化为葡萄糖后，被乳酸杆菌转化为乳酸，从而得以维持女性阴道 pH 值＜4.5 的酸性环境。绝经后阴道上皮细胞减少，糖原减少，因此定植的乳酸杆菌减少，阴道的 pH 值上升可达 6 以上，此时阴道可能会出现淡黄色或灰色的水样分泌物，正由于上述因素，绝经后的阴道容易感染。

(三)GSM 的临床表现

1. GSM 的症状

（1）绝经后女性最初感受到的症状为性交时阴道缺乏润滑，最后发展到阴道持续干燥。阴道上皮变薄也可导致瘙痒，外阴阴道烧灼样疼痛和刺痛，进一步加重性交痛。阴道上皮小的裂伤可导致阴道点滴出血，由于阴道 pH 值升高，有外阴阴道萎缩(vulvovaginal atrophy,VVA)症状的女性可能主诉有稀薄水样的淡黄色或灰白色分泌物，感染时可呈浅粉色或带血丝。

（2）GSM 女性经常主诉尿急、夜尿、急迫性尿失禁，尿液分析镜下有血尿，反复泌尿系统感染。围绝经及绝经后女性常发生压力性尿失禁。

2. GSM 的体征

（1）外阴的变化：典型的绝经后外阴变化为大阴唇脂肪垫消失，小阴唇变小、变苍白甚至完全消失，阴道口缩窄。外阴上皮逐渐萎缩，皮脂腺分泌减少，外阴毛发脱落。老年性阴道炎时外阴可发红、触痛明显。外阴组织退化并萎缩，阴道入口缩小，边缘发硬，导致性交困难。阴道黏膜回缩导致尿道外口黏膜外翻形成尿道肉阜，易受到阴道细菌的侵袭，发生尿道炎。同时尿道黏膜萎缩及尿道括约肌松弛，可发生尿失禁。

（2）阴道的变化：绝经后卵巢外源性雌激素可使阴道保持较长时间的激素效应，故阴道退化较迟，绝经 2 年后，雌激素作用才逐渐消失，阴道缩短、变窄，阴道上皮变薄，皱襞平滑，组织弹性减退,典型者表现为穹窿变浅、阴道皱襞展平,黏膜干燥、苍白,可见出血点甚至细微裂痕。双合诊可及阴道弹性降低,黏膜干燥。阴道萎缩在阴道口及上 1/3 最明显,造成性交不快或困难,有时可发生性交损伤。绝经后阴道上皮变薄,糖原含量减少,乳酸水平下降,pH 值上升,致使阴道内致病菌生长,发生老年性阴道炎。老年性阴道炎多发生于老年女性,患者常主诉白带多、外阴不适、瘙痒或灼痛、性交痛、下坠感或伴有尿频、尿急等泌尿系统感染。妇科检查见阴道有充血、白带量多、稀薄脓性或血性白带;白带显微镜下检查见大量白细胞及底层细胞。

（3）绝经后的子宫变化:女性绝经后宫颈及子宫均可发生。宫颈肌层退化,结缔组织成分增加,宫颈黏膜萎缩,腺体数目减少,宫颈变小。子宫随月经停止而萎缩变小。宫体与宫颈之比,出生后的幼儿为 1∶2,以后在性激素的影响下发育至性成熟期比例为 2∶1,绝经后宫体较宫颈明显退化,其比例又变为 1∶2。绝经后子宫肌细胞逐渐被纤维结缔组织代替,宫颈长度增加。绝经后子宫宫颈萎缩,视诊可见阴道穹窿变浅、宫颈缩小、扁平,宫口缩小甚至可呈针眼状,上皮色灰。由于鳞状上皮在绝经后内移,被覆宫颈柱状上皮腺体,宫颈外口可见纳氏腺囊肿,为色白或色青的小囊肿,可内含囊液。双合诊可及宫颈萎缩变小,子宫体萎缩,严重者耻骨上不可及。

（4）绝经后子宫内膜的变化:绝经后子宫内膜的厚度和形态直接反映体内激素的水平。在绝经过渡期晚期,常可见无排卵导致的单纯雌激素作用于子宫内膜而无孕激素拮抗,内膜活检可呈现增殖期甚至增生改变。绝经后,由于缺乏雌激素刺激,子宫内膜萎缩,超声可见子宫及宫颈萎缩,比例改变,子宫内膜厚度常在 4mm 以内,甚至呈线状。

（四）辅助诊断方法

绝经后的泌尿生殖系统改变主要依据临床所见,但阴道 pH 值测定和其他检查及相关测评可辅助诊断。

1. 阴道 pH 值测定　将 pH 试纸放置在阴道壁外侧,等其湿润后读取 pH 值＞5.0,提示着阴道萎缩可能性大（排除细菌性阴道炎）。

2. 其他检查　性激素检测、阴道分泌物、宫颈细胞学、盆腔或泌尿系统超声检查,如需进行系统绝经激素治疗（menopause hormone therapy, MHT）时,参照《中国绝经管理与绝经激素治疗指南 2023 版》进行相关检查。

3. GSM 相关的测评　常用于评估 GSM 严重程度及治疗效果。

（1）阴道健康指数评分（vaginal health index score, VHIS）:共 5 项,分别为阴道弹性、上皮完整性、润滑度、分泌物量和 pH 值,每项 5 分,共计 15 分,分值高者阴道状况良好。

（2）女性性功能指数量表（female sexual function index, FSFI）共涵盖 19 个项目,包括性欲、性唤醒、润滑度、性高潮、性满意度和性交痛 6 个女性性功能的主要维度,共计 36 分,分数越低则表示性功能障碍程度越高。

（3）国际尿失禁咨询委员会尿失禁问卷简表（ICIQ-SF）：是一项调查问卷，旨在了解尿失禁的发生率和尿失禁对患者的影响程度。

（五）GSM 的鉴别诊断

1. 外阴硬化性苔藓（vulvar lichen sclerosus，VLS） 是一种好发于女性外阴部的慢性疾病。典型表现为淡白色或象牙白色的萎缩性硬化性斑片，界限清楚，边缘有散在小丘疹，阴道口变窄。自觉症状主要为剧烈瘙痒，有时为烧灼样痛。

2. 外阴慢性单纯性苔藓（lichen simplex chronicus） 早期表现为皮肤暗红或粉红色，加重后为白色病变，后期表现为皮肤增厚，色素沉着，皮肤纹理明显，呈苔藓样改变。可有抓痕、皲裂、溃疡等。病因不明。顽固难治。

3. 外阴鳞状上皮内病变（vulvar squamous intraepithelial lesion，VIN） 2014 年，世界卫生组织（WHO）女性生殖器肿瘤分类将外阴鳞状上皮内病变分为低级别外阴鳞状上皮内病变、高级别鳞状上皮内病变和分化型外阴上皮内瘤变，多见于 45 岁左右女性，在年轻女性中有增加趋势。

4. 佩吉特病（Paget's disease） 又称湿疹样癌。分为乳腺佩吉特病（mammary Paget's disease，MPD）和乳腺外佩吉特病（extramammary Paget's disease，EMPD）。乳腺佩吉特病发生于乳头和乳晕，乳头下方常合并有乳腺导管原位癌或浸润性癌。乳腺外佩吉特病多发生于外阴、阴囊、腹股沟、腋窝、肛周或外耳道等处，其中位于会阴生殖区或肛旁的部分病例可伴有泌尿生殖系统或消化系统的癌肿。

（六）GSM 的治疗原则

1. 无 MHT 禁忌证

（1）对于仅有 GSM 症状的绝经过渡期或绝经后期患者，建议局部治疗；阴道雌激素制剂是 GSM 行之有效的治疗，联合阴道保湿剂或润滑剂有助于快速、有效缓解症状。

（2）合并全身症状的 GSM 患者，应进行系统 MHT；若局部症状缓解不明显，可同时使用阴道雌激素制剂。

（3）外阴阴道干涩、烧灼、性交痛为主的 GSM 患者，首选阴道保湿剂或润滑剂治疗。

（4）以尿频、尿急、尿痛、排尿困难及膀胱过度活动症（overactive bladder，OAB）为主的泌尿系统症状，不伴有尿失禁的 GSM 患者，可考虑阴道雌激素制剂，同时应结合生活方式的改变及盆底肌训练（pelvic floor muscle training，PFMT）。

（5）合并压力性尿失禁（SUI）的 GSM 患者，首选非手术治疗；近年来激光治疗的短期疗效明显，同时使用阴道保湿剂或润滑剂可缓解激光治疗后的不适症状；对于重度 SUI 及激光治疗无效者,应考虑手术治疗。

合并盆底功能障碍性疾病的 GSM 患者,在使用阴道雌激素制剂或阴道保湿剂、润滑剂的同时,也常与 PFMT、子宫托或盆底手术联合进行治疗。

2. 有 MHT 禁忌证

(1)外阴阴道萎缩、干裂症状为主的 GSM 患者,首选非激素类阴道保湿剂或润滑剂治疗,可作为 GSM 的一线治疗方案。

(2)阴道保湿剂或润滑剂治疗效果不明显且 GSM 症状严重的患者,可选择严格局部作用的不经阴道黏膜吸收的阴道雌激素制剂。

(3)伴有明显泌尿系统症状的 GSM 患者,应明确引起泌尿系统症状的原因,酌情选择治疗方法;CO_2 点阵激光可作为 SUI 治疗的选择之一,但尚无大样本量、长期疗效的数据。

(4)外阴阴道萎缩伴性欲低下、性交痛为主的 GSM 患者,可考虑选择性雌激素受体调节剂奥培米芬或阴道脱氢表雄酮治疗。

(七)GSM 的长期管理

1. 提倡健康的生活方式　有助于改善 GSM 患者的相关症状,提高患者的生命质量。

(1)减轻压力的疗法和心理干预可能会使非自然原因导致阴道干燥的女性受益。

(2)宽松的内衣可以改善空气流通,预防生殖泌尿系统感染性疾病。

(3)健康饮食起居,规律健身,增加社交,可缓解 GSM 症状,减少绝经后心理疾病。

(4)保持适度的性生活有助于控制阴道干燥,增加阴道血流,保持阴道内环境健康。

(5)戒烟、控酒有助于改善症状,研究证明,吸烟与外阴阴道萎缩相关。

2. 健康教育　使 GSM 患者提高自我保健意识,正确对待绝经后雌激素水平降低给身心带来的各种变化,并以乐观、积极的心态面对,鼓励参加相关的 PFMT、行为改变及强身健体的培训课程,养成坚持锻炼的良好习惯。

3. 定期治疗评估　对于接受干预治疗的 GSM 患者,应自觉配合临床医师的指导建议,定期接受治疗监测及评估。

二、反复泌尿系统感染及雌激素的使用

(一)泌尿系统感染

泌尿系统感染(urinary tract infection, UTI)是女性最常见的细菌感染,反复泌尿系统感染(recurrent urinary tract infection, RUTI)的定义为在 12 个月内,发生 3 次及以上的 UTI,或在 6 个月内发生 2 次 UTI。绝经后女性是较为特殊的患者群体,其泌尿系统感染呈现病情迁延、复发率高等特点。细菌感染也随年龄增加而增加,在 65～70 岁的老年女性中,10%～15%

的女性有细菌感染,在 80 岁以上的人群中,细菌感染率增加到 20%~50%。流行病学及临床研究显示,导致患者易于发生 UTI 的全身性因素有糖尿病和患者的免疫功能下降。同时,泌尿生殖系统的局部因素和盆底功能障碍是导致易于发生 UTI 的重要因素。雌激素缺乏致泌尿生殖道萎缩,是发生 UTI 的易感因素。由于盆底功能异常,膀胱膨出导致的残余尿量增加,尿流率降低,以及既往泌尿生殖系统手术、尿失禁和粪失禁、生殖道萎缩均为 UTI 的危险因素。

(二)阴道局部使用雌激素

Raz 和 Stamm 采用随机、双盲、安慰剂对照研究,对 93 例绝经后反复 UTI 女性使用雌三醇阴道软膏或安慰剂,治疗组平均年龄 64.9 岁,对照组 64.5 岁,治疗 8 个月。有症状的和无症状的菌尿在治疗组明显下降,治疗组每年发生 0.5 次,对照组每年发生 5.9 次尿路感染,治疗 4 个月后,两组无 UTI 的累积可能性(cumulative likelihood)分别为 0.95 和 0.30,提示雌激素有明显降低 UTI 的效果。

Eriksen 等纳入绝经 2 年以上,在 12 个月内有至少 3 次的 UTI 症状的 108 名患者,采用随机、开放、平行研究,分为使用阴道环(一种缓释型雌二醇硅酮环)治疗组和对照组。治疗组给予阴道局部雌激素治疗 36 周,每 12 周更换一次。治疗结束后 9 个月无 UTI 的累积可能性在治疗组及对照组分别为 45% 和 20%,在治疗期间 UTI 的复发率两组分别为 51% 和 80%。该环可降低每年感染数量、延长感染间隔,同时其潜在的好处还包括改善脱垂和膀胱膨出。

(三)全身使用雌激素

Cardozo 等采用随机、双盲、安慰剂对照的平行研究,对 72 例反复 UTI 的绝经后女性使用口服雌三醇 3mg/d 或安慰剂,治疗 6 个月并继续随访 6 个月。治疗后 6 个月,治疗组和安慰剂组无 UTI 的发生率分为 43% 和 49%,而且与安慰剂组相比,口服雌激素没有改善泌尿系统症状。Kirkengen 随机对照研究 40 名平均年龄 78 岁的绝经后女性接受安慰剂或口服雌三醇 3mg/d,共 8 周,随访 12 周,最初 2 组的反复尿路感染率均明显下降,12 周后雌三醇组 UTI 的发生率为 5 位患者 6 次,对照组为 8 位患者 12 次。

(四)HRT 与 UTI 的荟萃分析

Cochrane Collaboration 的荟萃分析,包括 9 个研究(3 345 名绝经后女性),研究结果非常不一致,口服雌激素与安慰剂组相比,没有有效降低 UTI 的发生[RR=1.08,95% CI(0.88,1.33)],经阴道使用确实降低了 UTI 的发生率,降低的程度和效果与雌激素的类型和使用时间有关。阴道膏剂 RR 为 0.25[95% CI(0.13,0.50)],子宫托为 0.64[95% CI(0.47,0.86)]。

雌激素通过作用于尿道内受体,可以增加尿道的血流供应,增加尿道血管张力,而雌激素缺乏会导致局部黏膜的血液循环不良、防御能力下降,增加了细菌感染的风险。雌激素还可以作用于膀胱受体,提高膀胱的收缩力,增加胶原和肌束的厚度。由于 UTI 的患者多发生于老年女性,而 >60 岁的女性启动全身使用 HRT,存在心血管及 VET 的潜在风险,而且文献并未显示全身使用 HRT 对降低 UTI 的发生有益,因此不宜使用口服或经皮使用 HRT 治疗反复发作的 UTI。虽然经阴道局部使用雌激素软膏或有雌激素的子宫托降低反复发作 UTI 的疗效低于长期使用抗生素,但高于安慰剂,而且长期使用抗生素的不良反应也应加以重视,同时经阴道使用雌激素可以缓解生殖道萎缩及泌尿系统症状,所以对于反复发作 UTI 的患者,尤其是不能耐受抗生素副作用的患者,仍应推荐使用经阴道途径的雌激素治疗。

（万 虹 杨 欣）

参考文献

［1］绝经生殖泌尿综合征临床诊疗专家共识专家组. 绝经生殖泌尿综合征临床诊疗专家共识. 中华妇产科杂志, 2020, 55（10）: 659-666.

［2］中华医学会妇产科学分会绝经学组. 中国绝经管理与绝经激素治疗指南 2023 版. 中华妇产科杂志, 2023, 58（1）: 4-21.

［3］中华预防医学会妇女保健分会, 更年期保健学组. 更年期妇女保健指南（2015 年）. 实用妇科内分泌电子杂志, 2016, 3（2）: 21-32.

［4］陈蓉, 郁琦, 徐克惠, 等. 中国 14 家医院妇科门诊 40~60 岁患者绝经相关特征的调查. 中华妇产科杂志, 2013, 48（10）: 723-727.

［5］陈欣, 徐晓刚. 雌激素替代疗法在预防绝经后女性尿路感染复发中的应用. 中国感染与化疗杂志, 2021, 21（5）: 629-632.

［6］PINGGERA G M, FEUCHTNER G, FRAUSCHER F, et al. Effects of local estrogen therapy on recurrent urinary tract infections in young females under oral contraceptives. Eur Urol, 2005, 47（2）: 243-249.

［7］李亚珍, 杨欣, 吴士良. 雌激素对大鼠膀胱功能及 I、III 型胶原蛋白基因表达的影响. 中华医学杂志, 2006, 86（17）: 1210-1213.

第六节　绝经后骨质疏松症

绝经后骨质疏松症（postmenopausal osteoporosis, PMO）是老年女性发生骨质疏松性骨折的主要原因。随着人均寿命的延长，骨质疏松症已严重威胁中老年人，尤其是中老年女性的健康，女性骨质疏松症的患病率为男性的 3 倍。据估计，国内骨质疏松症患者 2050 年将会上升至 5.333 亿人，已成为日益严重的公共卫生问题。绝经后骨质疏松症的发生与雌激素不足明显相关，绝经后骨量快速减少，如绝经后早期，前臂远端每年平均减少骨密度约 3%，脊椎和股骨颈绝经后 3 年内平均每年减少骨密度 2%～3%，绝经早的女性（45 岁前），骨密度下降更快，平均每年骨密度减少 3%～4%。大量资料证明，以雌激素补充为核心的绝经激素治疗（menopausal hormone therapy，MHT）可以有效地维持并提高骨密度，降低骨质疏松性骨折的危险。

一、定义

绝经后骨质疏松症是原发性骨质疏松症的一种类型。骨质疏松症是一种以骨量低下和骨组织微结构破坏、导致骨脆性增加、易发生骨折为特征的全身性骨病。骨质疏松症分为原发性和继发性两大类。原发性骨质疏松症包括绝经后骨质疏松症、老年性骨质疏松症和特发性骨质疏松症。绝经后骨质疏松症又称 Ⅰ 型骨质疏松症，一般发生在女性绝经后 5～10 年内；老年性骨质疏松症又称 Ⅱ 型骨质疏松症，一般指老人 70 岁以后发生的骨质疏松症；特发性骨质疏松症主要发生在青少年，病因不明；继发性骨质疏松症指由于疾病、药物或特殊环境（如制动、失重）导致的异常骨丢失而发生的骨质疏松症。在各类骨质疏松症中，绝经后骨质疏松症最常见，其临床表现和处理明显区别于其他类型骨质疏松症。

骨质疏松症的最大危害是骨折风险增加。一旦发生骨折，其并发症可能导致残疾甚至死亡。与男性相比，女性因为有绝经这一特殊生理事件，存在额外约 15%～20% 的骨量丢失，因此有更多的女性患有骨质疏松症，并有更多女性发生骨质疏松性骨折。

二、病因与病理生理

骨组织并非一成不变，实际上骨组织一直在不停地破坏、重建，自我更新。这样的破骨 - 成骨的偶联活动称为骨重建单位。骨重建单位被激活后，总是从破骨细胞吸收旧骨开始，然后成骨细胞形成新骨，完成一次骨转换（bone turnover）。在每个骨转换过程中，如果新形成的骨多于被吸收的骨，则骨量会增加，即骨代谢处于正平衡状态，这种情况发生在达峰值骨量前的青少年。在达峰骨量后约 20 余年内，形成的骨与被吸收的骨相当，可以维持骨组织量，即骨代谢处于平衡状态。如果新形成的骨少于被吸收的骨，新骨不能填满旧骨被吸收后留下的凹陷，骨组织量则减少，骨代谢出现负平衡。

雌激素对骨代谢调节和骨保护作用的相关过程非常复杂，包括抑制破骨细胞活性、通过成骨细胞刺激胶原的合成、促进胃肠对钙的吸收、调节甲状旁腺激素的分泌、改善中枢神经系统的功能从而降低摔倒的倾向、增加血流。雌激素水平降低,雌激素对破骨细胞的抑制作用减弱,导致破骨细胞数量增加、凋亡减少、寿命延迟,骨吸收作用增强。伴随着绝经,雌激素浓度明显下降以至缺乏时,会发生骨转换频率增多,并且在每次骨转换中,破骨都多于成骨(失偶联),这是发生绝经后骨质疏松症的基本病理基础。这一特点可以通过骨代谢生化指标的变化来证实,即破骨和成骨的指标均升高,但前者的升高更明显。研究表明,女性40岁以后每年丢失骨量1%,绝经前3年内下降速度明显加快,下降率约为每年2.4%～10.5%,绝经15年以后骨密度相当于绝经前女性的61.7%～65.9%。绝经后女性是骨质疏松症的高危人群。

骨质疏松症的危险因素包括固有因素和非固有因素。固有因素又被称为不可控制因素,包括人种,老龄,女性绝经,家族史;非固有因素又被称为可控制因素,包括低体重,吸烟,过度饮酒、咖啡和碳酸饮料等,缺乏体力活动,饮食中缺乏钙与维生素D,光照少,既往骨折史,合并有影响骨代谢的疾病或应用影响骨代谢的药物,性激素低下如绝经及卵巢早衰等。由此可见,绝经和卵巢功能障碍所致性激素水平降低是绝经后骨质疏松的危险因素。

三、临床表现

疼痛、脊柱变形和骨折是骨质疏松症的三大典型表现。对PMO,在绝经早期即可有全身酸痛与不适;骨密度在绝经早期下降明显,尤其是椎体和前臂桡骨部位;代谢指标显示骨转换增强,骨吸收相对更强;其他生化检查正常;胸腰椎椎体的变形较早发生,身高变矮;X线可显示有椎体双凹变、楔形压缩等;较早发生骨折的部位是桡骨远端和胸、腰椎体。

四、诊断

PMO的诊断标准与其他类型的骨质疏松症相同,目前仍采用WHO推荐的标准,即基于双能X线吸收测量法(DXA)的骨矿密度(bone mineral density, BMD)测定结果,测量对象的骨密度值与同性别、同种族青年人骨峰值及标准差比较,以T值表示,T值=(实测值-同种族同性别正常青年人峰值骨密度)/同种族同性别正常青年人峰值骨密度的标准差。判断标准:T值$\geq$-1.0为正常,-2.5＜T值＜-1.0为骨量减少,T值$\leq$-2.5为骨质疏松,T值$\leq$-2.5且同时伴有一处或多处骨折时为严重骨质疏松。需强调,严重骨质疏松症与普通骨质疏松症相比并非T值更低,而是指伴有骨折。在无外伤或轻微外伤情况下引起的骨折称为脆性骨折,当有过脆性骨折,临床上即可诊断骨质疏松症。所谓轻微外伤是指平地或身体重心高度跌倒所引起的损伤。

对无条件测定 BMD 者,可分析其危险因素来决定是否开展骨质疏松症的防治。临床上评估骨质疏松风险的方法较多,这里推荐四种灵敏度较高又操作方便的简易评估方法作为初筛工具。

(一)国际骨质疏松基金会一分钟危险因素测试

国际骨质疏松基金会(international osteoporosis foundation , IOF)一分钟危险因素测试内容如下。

1. 父母曾被诊断有骨质疏松症或曾在轻摔后骨折?

2. 父母中一人有驼背?

3. 实际年龄超过 60 岁?

4. 是否成年后因为轻摔发生骨折?

5. 是否经常摔倒(去年超过 1 次),或因为身体较虚弱而担心摔倒?

6. 40 岁后的身高是否减少超过 3cm?

7. 是否体重过轻? 体重指数(body mass index , BMI)是否小于 $19kg/m^2$?

8. 是否曾服用类固醇激素连续超过 3 个月?

9. 是否患有类风湿关节炎?

10. 是否被诊断出有甲状腺功能亢进或甲状旁腺功能亢进、1 型糖尿病、克罗恩病或乳糜泻等胃肠疾病或营养不良?

11. 女士回答:是否在 45 岁或以前停经?

12. 女士回答:除了怀孕、绝经或子宫切除外,是否曾停经超过 12 个月?

13. 女士回答:是否在 50 岁前切除卵巢又没有服用雌 / 孕激素补充剂?

14. 男士回答:是否出现过阳痿、性欲减退或其他雄激素过低的相关症状?

15. 是否经常大量饮酒(每天饮用超过 2 个单位的乙醇,相当于啤酒 500ml,葡萄酒 150ml 或烈性酒 50ml)?

16. 目前是否有吸烟习惯,或是否曾经吸烟?

17. 每天运动量少于 30 分钟(包括做家务、走路和跑步等)?

18. 是否不能食用乳制品,又没有补充钙剂?

19. 每天从事户外活动时间是否少于 10 分钟,又没有补充维生素 D?

(二)骨折风险预测工具

骨折风险预测工具(fracture risk assessment tool , FRAX)为世界卫生组织于 2008 年发布的免费预测工具,其测定值可以作为骨折预防治疗干预的参考。其计算法则建立在一系列探索并整合了骨折风险因素价值的国际前瞻性队列研究的荟萃分析结果的基础上(图 5-5),以便计算 10 年髋骨骨折和主要 OF(包括髋骨、腕骨、脊柱及肱骨骨折)的发生概率。

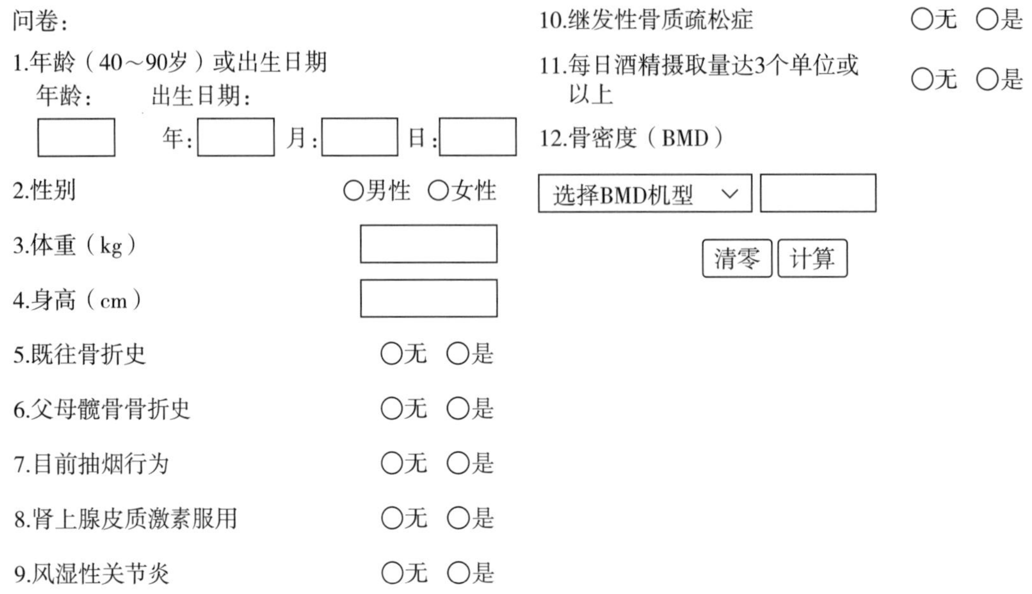

问卷:

1.年龄（40～90岁）或出生日期
年龄：　出生日期：
□　年：□ 月：□ 日：□

2.性别　　　　　　　　○男性 ○女性

3.体重（kg）　　　　□

4.身高（cm）　　　　□

5.既往骨折史　　　　○无 ○是

6.父母髋骨骨折史　　○无 ○是

7.目前抽烟行为　　　○无 ○是

8.肾上腺皮质激素服用　○无 ○是

9.风湿性关节炎　　　○无 ○是

10.继发性骨质疏松症　　○无 ○是

11.每日酒精摄取量达3个单位或以上　○无 ○是

12.骨密度（BMD）

选择BMD机型 ∨　□

清零　计算

图 5-5　骨折风险预测工具（FRAX）问卷内容

（三）亚洲绝经后妇女骨质疏松自我筛查

亚洲绝经后妇女骨质疏松自我筛查（Osteoporosis Self-assessment Tool for Asians，OSTA）的计算公式：OSTA 指数 =[体重（kg）– 年龄（岁）] × 0.2。

OSTA 指数评价骨质疏松风险级别见表5-3。对于 OSTA ＜ –1 者建议行骨密度检查。

表 5-3　OSTA 指数评价骨质疏松风险级别

风险级别	OSTA 指数
低	＞ –1
中	–1 ～ –4
高	＜ –4

（四）步态和平衡能力的评估

"起立 - 行走"计时测试时间延长是非椎体骨折的独立危险因素,是简单易行的躯体能力评估方法。测试方法为:患者坐在一个稳定的带有扶手的椅子上（约 45cm 高）；允许使用扶手或常规的步行辅助手段。测试内容为受试者从椅子上站起,向前直线行走 3m,转身返回并再次坐下,记录受试者从开始到返回座位所用时间(以秒为单位)(图 5-6)。正式测试前,允许患者练习 1～2 次,以确保患者理解整个测试过程。如果完成测试的时间超过 10～12 秒,则提示活动能力显著下降,需要进一步评估。

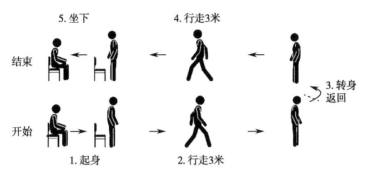

图 5-6　"起立 - 行走"计时测试

五、预防和治疗

绝经后骨质疏松症的预防效果远好于治疗,因此应更重视预防。针对骨质疏松症有多种预防和治疗方法,可分为基础措施和药物治疗。

(一)基础措施

1. 健康生活方式　富含钙、低盐和适量蛋白质的平衡膳食,改变不良生活方式如戒烟、少饮酒、少喝咖啡和碳酸饮料,多晒阳光,配合适当运动、采取防止跌倒的各种措施等。

2. 骨健康基本补充剂　包括钙和维生素 D,这是骨质疏松症预防和治疗的基础。

(1)钙剂:根据我国营养学会的标准,成人每日钙摄入推荐量为 800mg 元素钙,绝经后女性和老年人每日钙摄入推荐量为 1 000～1 200mg 元素钙。当饮食中钙供给不足时应补充钙剂。我国老年人平均每日从饮食中获钙约 400mg,故平均每天应补充元素钙 600mg。钙摄入可减缓骨丢失,改善骨矿化,可用于骨质疏松症的预防,若用于治疗骨质疏松症时应与其他抗骨质疏松药物联合应用。

(2)维生素 D:维生素 D 在钙的吸收和骨骼健康中起到重要的作用,可以改善肌肉性能、增加平衡、降低跌倒风险、增加骨密度,预防骨质疏松性骨折。中国成人维生素 D 推荐摄入量为 400IU(10μg)/d,≥65 岁老年人推荐摄入量 600IU(15μg)/d,维生素 D 用于骨质疏松防治时,剂量可为 800～1 200IU/d。

维生素 D 属于脂溶性维生素,自然状况下可以通过晒太阳、促使皮肤中的 7- 脱氢胆固醇转化而来,还可以通过某些食物补充,如海鱼和受阳光照射后的蘑菇。当日晒转化及食物摄入维生素 D 不足时,则建议补充维生素 D。维生素 D 制剂分为普通维生素 D 和活性维生素 D。普通维生素 D 在体内经过肝细胞的 25- 羟化酶、肾小管细胞的 α - 羟化酶转变为 1,25 $(OH)_2D_3$ 才有生物活性。对于相对年轻、肾功能正常的人,通常补充普通维生素 D 就可以满足要求,对于年老、肾功能明显受损者则建议补充活性维生素 D。使用普通维生素 D 时,可以通过测定血液中 25(OH)D 了解维生素 D 的营养状态以调节剂量,25(OH)D ＜ 20ng/ml 时称为维生素 D 缺乏,20ng/ml ＜ 25(OH)D ＜ 30ng/ml 时称为维生素 D 不足,25(OH)D ≥ 30ng/ml 时为正常;使用活性维生素 D 及其类似物时,不能通过测定血液中 25(OH)D 来评估维生素 D 的营养状态。临床应用维生素 D 制剂时应注意个体差异和安全性,定期检测血钙和尿钙,酌情调整剂量,高钙血症者禁用。

作为防治骨质疏松症的基本健康补充剂,钙和维生素 D 一般应长期服用。

(二)药物治疗

抑制骨吸收的药物种类较多,包括常用的双膦酸盐、RANKL 抑制剂、选择性雌激素受体调节剂、降钙素以及雌激素;促进骨形成的药物种类较少,目前主要是甲状旁腺激素类似物;其他药物包括维生素 K、锶盐、地舒单抗药物、某些活性维生素 D 及中药。

1. 雌激素 发生绝经后骨质疏松症的主要原因为雌激素缺乏,因此以雌激素补充为核心的绝经激素治疗(menopausal hormone therapy,MHT)是预防和治疗绝经后骨质疏松症的重要治疗方法。MHT 除可以预防骨丢失外,还有治疗绝经相关症状、改善全身器官功能的整体益处,这是任何其他预防骨质疏松症药物所不及的。在国际绝经协会(International Menopause Society,IMS)2013 版及 2016 版指南中,均明确指出:MHT 能有效预防绝经引起的骨转换加速和骨丢失,可以降低包括脊柱和髋部在内的所有部位的骨质疏松症相关骨折的发生率,甚至对并非骨折高危的女性也有预防作用。对于具有骨折危险因素且 60 岁以下或绝经 10 年内的女性,MHT 可以考虑作为预防和治疗骨质疏松症相关骨折的一线方法。在 IMS 的 2016 版指南还提出,对于 60～70 岁的女性,为预防和治疗骨质疏松症,需个体化地评估获益风险比,采用最低有效剂量。

MHT 可以有效提升骨密度。绝经或低雌激素对松质骨骨量的负面影响要高于对皮质骨骨量的影响;MHT 的治疗效果在以松质骨为主的骨骼部位更加显著。即使是小剂量的雌激素治疗,也可以使骨密度升高;但与小剂量组相比,大剂量组的骨密度升高更显著。一项纳入 52 个研究的荟萃分析显示,与安慰剂组比较,小剂量 ET/HT 组 BMD 的升高:在脊柱平均为 3.9%,前臂 3.1%,股骨颈 2%;大剂量组 BMD 的升高:在脊柱平均为 8.0%,前臂 4.5%,股骨颈 4.7%。

许多研究都证实了 MHT 不仅可以降低椎体骨折,还可以降低非椎体骨折。著名的妇女健康倡议(WHI)研究,在 5.6 年的研究期间,药物治疗组发生骨折(包括肋骨、颅骨、指骨、趾骨、胸骨和颈椎)733 例(8.6%),安慰剂组为 896 例(11.1%),骨折率总体降低了 24%,危险比为 0.76[95% *CI*(0.69, 0.83)];前臂骨折率下降了 29%[危险比 0.71, 95% *CI*(0.59, 0.85)],髋骨降低 33%[危险比 0.67, 95% *CI*(0.47, 0.96)]。在治疗开始的最初几个月内即显出效果,以后持续存在。关于替勃龙防治老年绝经后女性骨质疏松症的研究提示,应用替勃龙 4 年,椎体骨折风险降低了 45%,非椎体骨折风险降低了 26%。

MHT 对骨骼的保护作用在治疗停止后消失,因此,在为患者提供是否继续 MHT 的咨询时,应告知其这一情况。若患者决定停止 MHT,应建议其改用其他针对骨质疏松症的治疗方法。

关于 MHT 在防治骨质疏松症中的应用,还有以下几点需注意。

(1)绝经后女性的管理:应该从适度锻炼、饮食调节、心理状况调整和激素补充治疗等多个方面综合进行。激素补充治疗只能解决与雌激素缺乏有关的问题,应作为绝经后管理综合措施的一个方面;同时,MHT 作为一种医疗措施,有其应用的适应证、禁忌证、慎用证和应用原则及流程,应该遵从这些原则和规范进行;MHT 应尽早开始,绝经过渡期和绝经后期早期女性与老年女性使用 MHT 的风险和获益不同。对于年龄<60 岁或绝经 10 年内无禁忌证的女性,MHT 用于缓解血管舒缩症状(vasomotor symptoms, VMS)、减缓骨质丢失和预防骨折的获益风险比最高。

(2)性激素治疗的适宜剂量:前述的证据已经表明,在对骨密度影响方面,大剂量性激素治疗的效果优于标准剂量、标准剂量治疗的效果优于小剂量。同时在潮热出汗、阴道萎缩等方面,也存在如此的剂量效应。但是考虑到 MHT 对女性健康的总体影响,尤其是对乳腺的影响(剂量增加,乳腺癌的风险增加),需要选择能兼顾女性总体健康的剂量,既可以有效缓解各种症状的不适,又能保证对骨骼的良好作用,同时还不增加乳腺癌的风险。

(3)使用时机和使用时间长度:MHT 保护骨骼的疗效还与雌激素的使用时机和使用时间长度直接相关。绝经早期甚至围绝经期时使用疗效最好,用药时间应在 5～10 年以上,否则难以达到降低髋部骨折风险的目的。

2. 双膦酸盐类　双膦酸盐类的分子骨架是 P-C-P,焦磷酸盐则是 P-O-P,二者相似,所以双膦酸盐类能够以化学吸附力量附着在骨表面。它直接作用于破骨细胞,抑制其细胞分化和作用,促进其凋亡。口服双膦酸盐类吸收量很少,尽管空腹服药,也仅仅 1%～5% 被肠道吸收。因此应空腹单独给药,大杯水送服,不宜用牛奶和果汁送服,服药后不要平躺,服药半小时后再进食,有食管炎或消化性溃疡者慎用。血浆半衰期为 1 小时,肾脏清除 40%～80% 的肠道吸收量,所余 20%～60% 的肠道吸收量被骨摄取而且半衰期很长,其表面的新骨形成更加延缓其代谢,直到骨重建更新期内破骨细胞能够直接接触双膦酸盐 P-C-P 时又能发挥作用。据报告,85 岁患者应用阿仑膦酸钠,疗效也并未明显下降。

3. 降钙素类　降钙素是强有力的骨吸收抑制剂,可抑制破骨细胞介导的骨吸收,降低骨折发生率,还有中度中枢性镇痛作用,对癌性骨痛也有效,相对安全、副作用少。为期5年的前瞻双盲对照研究显示,应用鲑鱼降钙素200IU/d鼻喷,虽然提高BMD的效果不如双膦酸盐类药物,但也能明显降低椎体骨折的发生率。现已应用的降钙素类制剂有鲑鱼降钙素和鳗鱼降钙素。前者有肌内注射及鼻喷两种剂型,注射用量50IU/次,3次/周;喷鼻剂常用100～200IU,1～2次/d。后者仅可用于肌内注射,注射液常用剂量10 U/次,2次/周或20 U/次,1次/周,皮下给药,至少使用6个月。不良反应有食欲减退、恶心、呕吐等。

此类药物可迅速改善自发性疼痛及运动疼痛,对干扰、打破因疼痛而制动对骨质疏松症造成的恶性循环很有意义。

4. 选择性雌激素受体调节剂　目前应用于防治绝经后骨质疏松症的选择性雌激素受体调节剂(selective estrogen receptor modulator, SERM)主要是盐酸雷洛昔芬(raloxifene hydrochloride)。它对骨骼及血脂的作用与雌激素相似,但与雌激素不同的是对子宫及乳腺没有影响。平均年龄62岁的绝经后女性应用盐酸雷洛昔芬60mg/d,连续5年,腰椎及髋部的BMD有所增高,腰椎的骨折率降低;且子宫内膜不增厚,无不规律阴道出血发生,乳腺癌的发生率也未见增高,反而有预防其发生的作用,其安全性良好。但有加重更年期症状的副作用。

5. 甲状旁腺激素类似物(parathyroid hormone analogue, PTHa)　特立帕肽(teriparatide)是利用基因工程重组技术合成的人甲状旁腺素衍生物,其氨基酸结构与天然人甲状旁腺素N末端34个氨基酸完全相同,二者对PTH/PTHrP受体有着相似的亲和力,和成骨细胞相同的信号通道,对骨产生相同的作用。2002年FDA批准其用于治疗骨质疏松症,这是FDA批准的第一个治疗骨质疏松症的骨形成促进剂,推荐每天20μg皮下注射,治疗总时长不超过24个月。它不仅可以治疗女性绝经后骨质疏松症,还用来治疗男性性腺功能减退导致的骨质疏松症。

6. 锶盐(strontiumranelate)　30年前即被建议用于骨质疏松症治疗。大剂量的锶(占膳食含量115%～310%)损害骨矿化,导致"锶软骨病"。短期小剂量锶治疗可短暂地减弱破骨细胞活动,长期补充诱导骨形成。体外试验证实,锶盐可抑制破骨细胞活性,且其作用与剂量相关。同时,它可通过成熟的成骨细胞,增加胶原蛋白及非胶原蛋白的合成,加强成骨前细胞的复制,刺激骨祖细胞及胶原、非胶原蛋白在成骨细胞中合成的复制。锶盐由有机酸及两个稳定的非放射性锶原子构成。氯化锶用于绝经后女性2年,可增加腰椎骨密度2.9%,并可降低41%的新发生骨折率。最常见的不良反应是腹泻、恶心、头痛和皮疹等,但治疗3个月内可自然消失。但需要关注该药所致心脑血管方面的不良反应。

7. 地舒单抗　地舒单抗活性成分是RANK配体的免疫球蛋白G2全人源单克隆抗体,用于骨折高风险的绝经后女性的骨质疏松症。在绝经后女性中,本品可显著降低椎体、非椎体如髋部骨折的风险。推荐剂量为60mg,单次皮下注射,每6个月给药一次,注射部位为大腿、腹部或上臂部。患者必须充分补充钙和维生素 D。尚未确定接受骨质疏松症抗骨吸收治疗（包括地舒单抗和双膦酸盐）的最佳总治疗时间。应基于个体患者的获益风险比，定期评估是否需要继续治疗，尤其是接受 5 年及以上治疗后，老年患者不需要调整剂量。

（陈　蓉　刘　莉）

参考文献

［1］中华医学会骨质疏松和骨矿盐疾病分会. 原发性骨质疏松症诊疗指南（2017）. 中华骨质疏松和骨矿盐疾病杂志，2017，10（5）：413-443.

［2］中国老年学和老年医学学会骨质疏松分会妇产科专家委员会与围绝经期骨质疏松防控培训部. 围绝经期和绝经后妇女骨质疏松防治专家共识. 中国临床医生杂志，2020，48（8）：903-908.

［3］原发性骨质疏松症社区诊疗指导原则. 中华骨质疏松和骨矿盐疾病杂志，2019，12（1）：1-10.

［4］凌子希，魏倩萍. 骨折风险预测简易工具（FRAX）的优势及局限性. 现代医药卫生，2016，32（5）：691-694.

［5］陈蓉.《中国绝经管理与绝经激素治疗指南 2023 版》解读. 协和医学杂志，2023，14（3）：514-519.

第七节　乳房疾病

乳房是内分泌系统的靶器官，是女性美重要的标志器官，在全生命周期可能随着体内的激素变化而发生形态和功能的变化。全生命周期乳房保健的目的主要是保证乳房正常健康发育；预防可能威胁女性乳房健康及生命健康的乳房疾病的发生；针对乳腺疾病的致病因素或危险因素，采取有效的干预措施，降低疾病发生率；对于缺乏有效一级预防措施的疾病，则以早期发现、早期诊断和早期治疗为主，从而提高疾病的治疗效果。

乳房发育及周期性改变受体内各种内分泌激素的调控，不同生理时期乳腺结构、功能及好发疾病均有所不同。因此，不同生理时期的乳房保健内容和侧重点也不同。更年期的女性，乳腺腺体萎缩退化，大部分腺泡和导管逐渐消失，结缔组织和胶原组织也明显减少，脂肪组织替代部分腺体的位置。此期女性乳腺疾病发生率高，尤其警惕乳腺癌的发生。本章节重点阐述乳腺癌发病、乳腺癌筛查以及乳腺癌治疗相关的更年期综合征的处理，另外对更年期乳腺常见良性疾病临床诊治原则进行简明的介绍。

一、乳腺癌发病危险因素及风险评估

乳腺癌的发生发展是遗传和环境致癌因素相互作用的结果。目前较明确的乳腺癌发病危险因素包括：年龄、遗传因素、生殖因素、激素水平、乳腺良性疾病病史和生活方式等。

年龄的增长是乳腺癌发病的重要危险因素，一般认为，40岁以上年龄段的女性乳腺癌发病风险较大，需要定期进行乳腺检查，做到早期诊断、早期治疗。乳腺癌人群中，家族性乳腺癌占20%～25%，具有明确遗传基因的遗传性乳腺癌占5%～10%。*BRCA1* 和 *BRCA2* 是目前公认的乳腺癌遗传易感基因，其中 *BRCA1* 突变累计乳腺癌发病率高达65%～85%，*BRCA2* 突变累计乳腺癌发病率高达40%～65%。

女性月经初潮早（＜12岁）、绝经晚（＞50岁）是公认的乳腺癌发病危险因素。这可能与此类女性暴露于内源性激素中的时间更长有关。流行病学调查发现，未生育或者第一次足月生育年龄＞30岁，乳腺癌发病的风险明显增加。人工流产可能会增加乳腺癌的危险性。哺乳是乳腺癌的重要保护因素，哺乳次数越多，时间越长，乳腺癌发病的危险性越小。性激素是重要的致肿瘤激素，在乳腺癌形成过程中它可以影响细胞生长和增殖。

从组织学上，良性乳腺病变可分为非增生性病变（乳腺炎、导管扩张等）、单纯增生性病变和不典型增生。非增生性病变不增加乳腺癌的危险性，单纯增生性病变增加1.5～2.0倍发病风险，而不典型增生则是公认的癌前病变，尤其是小叶和导管的不典型增生，可使乳腺癌的危险性增加4.0～5.0倍。

此外，众多研究显示，高脂肪、高热量、低纤维素食品摄入增加乳腺癌的发生风险。膳食合理搭配、均衡营养，增加食用新鲜瓜果蔬菜、胡萝卜素、鱼、豆类制品，可减少乳腺癌发病风险。肥胖、体重增加是乳腺癌患病的重要危险因素。吸烟可能是乳腺癌发病的危险因素，其发病机制仍不十分清楚。少量饮酒（偶尔饮酒）不增加乳腺癌的危险性，但大量饮酒会增加乳腺癌的危险性。因此，目前仍然提倡女性戒烟、戒酒，尽量避免被动吸烟。另外积极参加社交活动，保持良好心态，避免和减少精神紧张因素，是预防乳腺癌的重要内容。

目前，Gail模型是临床中应用最广泛的乳腺癌发病风险的评估模型。该模型由7个评估因子组成，因子内容包括乳腺癌病史、年龄、初潮年龄、初产年龄、家族史、乳腺活检情况、种族。Gail模型可评估个人5年内及终身的乳腺癌发病风险，认为5年内发病风险≥1.67%则为高风险。乳腺癌是多个基因及环境因素共同参与的结果，结合流行病学危险因素及遗传生物因素的乳腺癌发病风险模型，将是未来的发展方向。

二、乳腺癌筛查

乳腺癌筛查（breast cancer screening）是针对无症状女性的一种防癌措施，以早期发现乳腺癌,达到早期诊断和早期治疗,最终达到降低人群乳腺癌死亡率的目的。欧美国家开展的乳腺癌筛查结果显示,乳腺癌筛查可有效降低乳腺癌的死亡率。目前在缺乏有效的一级预防措施的情况下,乳腺癌筛查仍是进一步提高乳腺治愈率和降低乳腺癌死亡率的重要途径。

(一)乳腺癌筛查的技术方法

1.乳腺自我检查和临床乳腺检查　乳腺自我检查(breast self-examination,BSE)是女性定期自行进行乳腺触诊,以期提高乳腺癌的早期发现。BSE 有利于提高女性乳房保健意识,应鼓励女性掌握正确的 BSE 方法,包括视、触、挤压等(图 5-7),发现异常及时到乳腺专科做进一步检查,从而有利于早期发现乳腺癌。临床乳腺检查(clinical breast examination,CBE)是由已接受专业培训的医生对无症状女性进行乳腺触诊的检查手段。目前临床指南推荐CBE 作为 40 岁以上无症状女性的乳腺癌早期诊断措施之一。

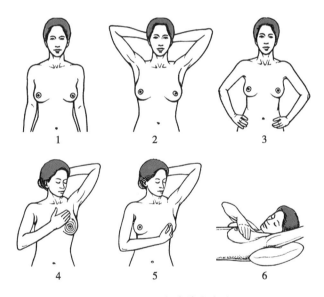

图 5-7　乳腺自我检查方法

2.乳腺 X 线检查　乳腺 X 射线摄影(mammography,MG)是乳腺癌早期诊断最常用的方法,大量的随机临床试验已证实其应用于乳腺癌早期筛查可降低乳腺癌死亡率。但 MG 对致密型乳腺病灶显像较差,乳腺癌的遗漏率偏高。目前一般建议 40 岁以上女性每 1～2 年接受一次 MG 筛查。

3.乳腺超声检查　乳腺超声检查(breast ultrasonography,BUS)具有操作简便、无创、经济等优点,能较好显示肿块的形态、内部回声、血供等信息。目前,超声检查已成为乳腺癌早期诊断中一种重要的检查方法,特别对腺体致密的女性。近年来,自动全乳腺超声借助计算机系统的帮助,可贮存整个乳腺图像的信息,并帮助对病灶进行分析诊断。此外,根据组织的弹性(或硬度)与病灶的性质紧密相关的原理,超声的弹力成像和触诊成像技术的出现使乳腺癌早期诊断技术更加丰富,但其在临床的广泛应用仍需要进一步的研究。

4. 乳腺磁共振检查　磁共振成像(magnetic resonance imaging,MRI)对软组织有较高的空间分辨率和时间分辨率,且不受乳腺腺体的致密程度的影响,更能清晰显示乳腺病灶。另外,MRI 对多中心及多病灶的病变灵敏度也较高。然而,MRI 昂贵的检查费是制约其在临床广泛应用的主要因素。因此,MRI 一般仅建议用于乳腺癌高风险人群,如有明显的乳腺癌家族史和乳腺癌易感基因(*BRCA1/BRCA2*)携带女性的筛查,作为乳腺 X 线检查和超声检查的辅助补充检查手段。

5. 病理学诊断　病理组织学诊断仍是乳腺癌诊断的金标准。目前乳腺癌的病理学诊断包括细针抽吸细胞学检查(fine-needle aspiration cytology,FNAC)、空芯针穿刺活检(core needle biopsy,CNB)和传统的手术活检。FNAC 具有简便、安全、经济等优点,灵敏度65%～98%,特异度 34%～100%。但 FNAC 作为一种细胞学检查手段,其结果仍不能作为诊断乳腺癌的最终依据。CNB 可取得足够组织标本进行组织病理学诊断,而且能区分原位癌和浸润癌,灵敏度和特异度均可达到 80%～100%。对于不可触及乳腺病灶,影像学介导的穿刺活检或定位开放手术活检是明确这些乳腺亚临床病灶病理诊断的金标准。

(二)乳腺影像报告数据系统

乳腺影像报告数据系统(breast imaging reporting and data system,BI-RADS)是美国放射学院制定的乳腺影像诊断规范,目前在临床上得到广泛应用。BI-RADS 分类评估是对检查影像综合评估后给出的乳腺恶性肿瘤的危险性概率的诊断,有助于规范影像学诊断专业术语的应用和临床对乳腺病灶的处理。BI-RADS 分类总体评估如下。

1. 评估是不完全的

BI-RADS 0 类:需要其他影像学检查进一步评估。

2. 评估是完全的

BI-RADS 1 类:阴性。无异常发现。

BI-RADS 2 类:良性病变,总体来说无恶性病灶征象。

BI-RADS 3 类:可能是良性病变,这一级的恶性概率＜2%,建议 3～6 个月短期随访。

BI-RADS 4 类:可疑异常,临床建议手术活检。此类病变恶性概率为 2%～95%。此级又根据病变恶性可能性大小分为 3 个等级,即 4a 类、4b 类和 4c 类。

BI-RADS 5 类:高度怀疑恶性,临床要采取适当措施,此类病变恶性概率≥95%。

BI-RADS 6 类:病理活检已确诊为恶性。

（三）乳腺癌筛查模式

目前有关乳腺癌的筛查主要包括以下三种模式：基于 MG 的筛查模式、MG 和 BUS 联合或交替的筛查模式和基于 BUS 的筛查模式。基于 MG 的筛查模式是目前已经被证实能有效降低乳腺癌死亡率的临床筛查模式，欧美国家普遍采用此筛查模式。我国女性乳腺癌发病年龄较轻、乳腺腺体较西方女性致密，MG 检查容易漏诊。2021 年国家卫生健康委办公厅印发的《乳腺癌筛查工作方案》是基于 BUS 适当补充 MG 检查的方法，具体筛查流程介绍如下。

1. 筛查流程　对筛查女性均进行乳腺自我检查知识的健康宣教，在初级筛查机构接受乳腺临床检查和乳腺超声检查（BUS），并建立乳腺癌筛查个案评估表，记录原始筛查资料。根据乳腺超声检查的 BI-RADS 分级，BI-RADS 1 类、2 类者接受临床观察随访，BI-RADS 4 类、5 类者建议组织病理学活检；BUS 评估为 0 类、3 类者补充 MG 检查，再根据 MG 的 BI-RADS 分类，BI-RADS 1 类、2 类者接受临床观察随访，BI-RADS 0 类、3 类者由专业医生作综合评估分析后进一步检查及相应处理；MG 的 BI-RADS 4 类、5 类者，建议进一步组织病理学活检，乳腺活检方式根据情况可选择细针抽吸细胞学检查（FNAC）、空心针穿刺活检（CNB）、真空辅助微创活检和开放手术活检。筛查人群的病理诊断和随访资料由专门人员进行跟踪和登记。

2. 国家卫生健康委办公厅印发的《乳腺癌筛查工作方案》里基于 BUS 适当补充 MG 检查的乳腺癌筛查流程图见图 5-8。

三、乳腺癌治疗相关更年期问题处理

乳腺癌是育龄女性中最常见的恶性肿瘤之一。乳腺癌辅助治疗在提高乳腺癌患者生存率的同时直接损伤卵巢功能，不少乳腺癌患者在接受化疗、内分泌治疗常导致绝经期提前或更年期症状加重。乳腺癌治疗相关的更年期症状严重影响着患者的生活质量。

（一）月经异常

他莫昔芬是绝经前乳腺癌患者使用的主要内分泌药物之一，属于非固醇类抗雌激素药物。他莫昔芬长期使用会抑制排卵，引起月经不调，增加子宫内膜癌风险。为了预防子宫内膜病变，对于有异常出血的患者，可行内膜活检，如果没有子宫内膜病变，可以定期适量补充天然孕激素转化子宫内膜。与一些化疗药物相比，其卵巢毒性较小，停药后一部分患者的月经和排卵功能恢复正常。

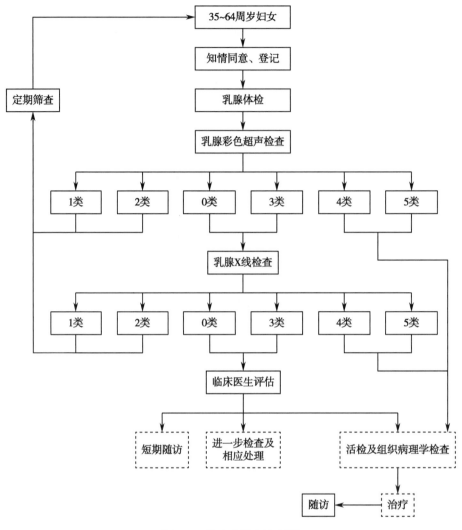

图 5-8 乳腺癌筛查流程图

（二）血管舒缩症状

血管舒缩功能紊乱是更年期女性典型症状。包括潮热、潮红、出汗，以上症状出现也预示着更年期的来临。乳腺癌患者在绝经前手术切除双侧卵巢、化疗、放疗或应用卵巢功能抑制药物导致卵巢功能衰竭，更年期症状较自然绝经更加迅猛而且程度更重。绝经激素治疗是缓解血管舒缩症状首选和最有效的治疗方法，但是乳腺癌是全身激素治疗的禁忌证。为缓解症状乳腺癌患者可使用非激素治疗，如中药、植物类药物。非激素类药物一般不会增加乳腺癌风险及引起复发，也不影响他莫昔芬的治疗效果。另外选择性 5- 羟色胺再摄取抑制药（selective serotonin reuptake inhibitors，SSRIs）也可以起到缓解潮热、出汗的作用。

（三）泌尿生殖道萎缩症状

阴道萎缩、干燥、性交痛，以及尿频、尿急、夜尿症、尿失禁和反复感染等泌尿系统症状是绝经后女性常见的泌尿生殖道萎缩症状。研究显示，与同年龄女性相比，绝经后乳腺癌行内分泌治疗的女性阴道萎缩症状发生率明显上升。当阴道萎缩达到一定程度，患者诉阴道干涩、性交困难及性交痛，从而导致性欲降低、性唤起困难及性满意度下降等。经阴道用雌激素制剂，可以在阴道局部提供足量的雌激素，能够逆转阴道组织的萎缩症状。局部作用的普罗雌烯乳膏不通过阴道黏膜吸收，一般不需考虑全身影响，可安全应用于有局部症状的乳腺癌患者。阴道干涩是化疗后患者主要出现的性功能障碍，利用阴道润滑剂或湿润剂也可以改善阴道干涩症状。

（四）骨质疏松症

推荐采用以下健康的生活方式预防骨质疏松：坚持负重锻炼，保持合理体重，戒烟，限量饮酒。保持每日钙摄入（1 200～1 500mg）和维生素 D（800～1 000IU）。绝经后乳腺癌患者接受芳香化酶抑制剂内分泌治疗过程中，常常出现骨量减少或骨质疏松的情况。对于可能存在骨量减少或者骨质疏松的患者，应每 6 个月定期进行常规骨密度监测，常规补充钙片。如果出现骨质疏松，一般建议使用双膦酸盐药物治疗。

（五）神经精神症状

人工绝经的患者往往伴有更明显的神经精神症状，随着雌激素下降，女性可出现一系列精神神经症状，往往有情绪不稳定、焦虑、易激动、失眠、记忆力下降、注意力不集中、头痛、乏力、感觉异常等。抑郁和焦虑情绪障碍发病率高，严重影响围绝经期女性生活，对于存在轻度抑郁和焦虑症状的患者，可以通过健康教育、饮食、运动和心理疏导等方式进行处理，对于存在严重抑郁和焦虑状态的患者，需转诊到心理专科就诊，并通过药物及心理等治疗改善。

四、更年期乳腺常见良性疾病临床诊治

（一）乳痛症

既往很多乳痛症被临床医生诊断为乳腺增生症，近年来国外文献中已未见乳腺增生症这一病名，而将其统称为乳痛症。乳痛症是临床工作中最常见的综合征，其实质是腺体的增生过度或复旧不全，更年期因体内激素变化的激素紊乱、外源性激素的使用、情志异常等因素可能导致乳痛症发生频率更高。

1.临床表现　乳房疼痛为主要临床表现，可伴有腺体的团块状或局限性增厚，临床可分为周期性乳房疼痛、非周期性乳房疼痛两类。

（1）周期性乳房疼痛：是乳痛症最常见的类型，约占乳痛症患者的 73%，是与月经周期相关的乳房疼痛。真正的周期性乳房疼痛应是指每一周期乳房重度疼痛的时间超过一周。其特点包括病史较长，多发生在月经前，常为双侧疼痛，可放射至腋下及上臂，外上象限的触痛和结节。

（2）非周期性乳房疼痛：约占乳痛症患者的 27%，与月经周期没有明显的关系。其特点包括在乳房内定位较好，更多发生在乳晕后或外上象限，双侧疼痛不常见，乳房结节较少见。

非周期性乳房疼痛中又有一种特殊类型的乳房疼痛，称为"扳机点"，其特点是当触摸疼痛部位时会触发患者的疼痛。

2. 诊断　乳痛症的临床诊断包括完整的病史采集、体格检查、影像学检查以及必要时的病理学检查。对患者进行适宜的影像学检查，如乳腺超声、乳腺 X 线检查等排除可疑的亚临床癌灶是临床处理的关键，还需要根据疼痛的部位和特点排除乳房外器官或组织的疼痛，不能盲目把乳房周围疼痛都诊断为乳痛症。

3. 治疗　乳痛症的治疗主要是对因和对症治疗，治疗措施如下。

（1）心理治疗：对任何一类型的乳房疼痛，心理治疗都是最行之有效并且应放在首位的措施。通过打消患者的恐惧和顾虑，从而使疼痛不再是一个严重的问题。

（2）药物治疗：轻到中度的乳痛症一般不需要特别治疗，疼痛明显者可给予中成药或三苯氧胺等西药治疗。

（二）纤维腺瘤

乳腺纤维腺瘤是女性最常见的一种乳腺良性肿瘤，通常为自限性生长和稳定的病变，女性整个生命周期均可发生，好发于 15～30 岁年轻女性。乳腺纤维腺瘤可单发也可多发，大小不一。小至不足 1cm，大致 10cm 以上，幼年、青春期、老年期可出现巨大纤维腺瘤（＞5cm）。临床表现为偶然发现无痛性肿块，或体检超声发现的低回声结节。肿块或结节，表现为边界清楚，形态较规则，肿块大者活动良好，光滑，质地较韧，小者结节不可触及，仅超声或磁共振检查可见。

针对乳腺纤维腺瘤检查有触诊、乳腺超声、乳腺 X 线、乳腺磁共振，乳腺超声检查准确性高于乳腺 X 线。这些检查都不能确诊乳腺纤维腺瘤，病理检查是诊断的金标准。活检方式包括细针穿刺活检、空芯针穿刺活检、超声引导真空辅助旋切活检、开放手术切除活检。推荐空芯针穿刺活检明确诊断，细针穿刺活检准确性低，超声引导真空辅助旋切活检不推荐用于大于 3cm 的病变。

乳腺纤维腺瘤可随访观察与定期复查，治疗的主要措施为手术切除。开放手术切除适用于包块较大，大于 3cm，肿瘤生长迅速（50 岁以下，每个月体积增大 ≥16%；50 岁及以上，每个月体积增大≥13%；6个月中平均直径增加＞20%），乳腺超声分类风险增高，空芯针穿刺活检提示有不典型增生或叶状肿瘤可能。术后乳腺纤维腺瘤可能再发。

更年期超声检查提示的"纤维腺瘤?"需要乳腺专科结合临床进行诊断，避免乳腺肿瘤误诊或延迟诊断。

（三）乳腺叶状肿瘤

乳腺叶状肿瘤是由乳腺纤维结缔组织和上皮组成的纤维上皮性肿瘤，根据其组织学特点分为良性、交界性和恶性3类。叶状肿瘤好发于35～55岁，肿瘤生长缓慢，但常有近期加速生长史。临床上多表现为无痛性单发肿块，肿块多位于外上象限，肿瘤多呈分叶状，质韧实，边界清楚，可活动的肿块。腋窝淋巴结肿大者很少见。

乳腺叶状肿瘤临床表现与纤维腺瘤相似，但如果乳腺肿块较大，或原有肿块忽然长大，或行乳腺纤维腺瘤切除术后多次复发，则要考虑该病的可能。良性叶状肿瘤临床常需要与交界性和恶性叶状肿瘤相鉴别，确诊需要病理学检查。

乳腺良性叶状肿瘤是潜在恶性肿瘤，以手术治疗为主，局部广泛切除为乳腺叶状肿瘤的首选手术方式。乳腺叶状肿瘤的局部复发率可达10%～40%，另外良恶性叶状肿瘤均有潜在的转移能力，所以对于术后的患者要密切随访。

（四）乳头溢液

乳头溢液是继乳腺肿块和乳腺疼痛之后的乳腺疾病的第三大临床症状，占乳腺疾病临床症状的3%～8%。乳头溢液包括生理性乳头溢液、药物相关性乳头溢液、继发性乳头溢液（内分泌系统疾病引起）和病理性乳头溢液。

对乳头溢液患者进行病因诊断时，除详细了解病史及体格检查外，还需仔细观察溢液是单孔还是多孔溢液，考虑继发性乳头溢液者，需要进行内分泌检查（如血清PRL和TSH等），以排除内分泌疾病。对于黄色浆液性或血性溢液，首选乳管镜检查，是病理性乳头溢液诊断的有效检查方法，能直视乳管病变。另外，还可进行溢液细胞学涂片检查、选择性乳管造影等，但其诊断率相对较低。继发性乳头溢液主要针对相关的内分泌疾病进行治疗。病理性的乳头溢液主要以手术为主，手术时首先根据乳管镜检查时的定位，切除病变乳管范围，后续根据病理检查结果，选择进一步治疗方式。

更年期要重视单侧乳头溢液，无论是单侧清水样溢液还是血性溢液，都需要在常规影像检查的基础上，通过乳管镜检查加脱落细胞学检查排除乳管内肿瘤病变的可能。

（五）非哺乳期乳腺炎

非哺乳期乳腺炎是一组发生在女性非哺乳期的病因学证据不明的非特异性乳腺慢性炎

症。目前非哺乳期乳腺炎尚无规范的分类，为便于鉴别和治疗，通常分为导管周围乳腺炎（periductal mastitis，PDM）、肉芽肿性乳腺炎（granulomatous mastitis，GM）和其他乳腺炎症。

PDM 是乳头下输乳管窦变形和扩张引起的一种非哺乳期非特异性炎症，临床上常表现为急性、亚急性和慢性炎症过程，常复发和治疗困难。过去也称乳腺导管扩张症和浆细胞性乳腺炎。临床上可将 PDM 分为四型。①隐匿型：以乳头溢液、乳房胀痛或轻微触痛为主要表现；②肿块型：此型最常见，肿块多位于乳晕；③脓肿型：慢性病变基础上继发急性感染形成脓肿；④瘘管或窦道型：脓肿自行破溃或切开引流后形成瘘管或窦道，经久不愈。

更年期浆细胞性乳腺炎更多发，主要表现为乳头乳晕周围反复出现红肿、疼痛、破溃排脓甚至窦道形成。对更年期非哺乳期乳腺炎病例，一定要注意病史采集，对于感染前存在乳头长期溢液或进行性凹陷加重的患者，更要及时活检，排除肿瘤导致导管阻塞继发感染的可能。

GM 是一种少见的、局限于乳腺小叶的良性肉芽肿性病变，又称肉芽肿性小叶性乳腺炎。肉芽肿性乳腺炎的病因学至今尚不明确，一些报道显示可能与以下因素有关，包括局部自身免疫反应、乳汁超敏反应以及口服避孕药等。临床上多表现为乳腺外周肿块，无痛或轻微痛，表面皮肤不红或微红，肿块质硬，边界不清，可与皮肤或周围组织粘连，但很少有恶寒、发热等全身症状；病程短，常见短期内增大迅速，治疗不当常反复发作，脓肿或窦道形成是常见并发症。

非哺乳期乳腺炎的确诊依赖组织病理学检查。临床上通常以抗分枝杆菌或糖皮质激素类药物治疗控制，适当时予以手术切除。非哺乳期乳腺炎容易复发，临床上常表现为反复发作，迁延不愈，因此更需要首诊规范治疗。

（六）乳房其他疾病

更年期的女性还可能罹患乳房皮肤湿疹、带状疱疹、静脉炎、脂肪瘤、血管瘤、色素痣等病变，如果在更年期观察到乳房的皮肤、形态、大小、硬度、凸度等发生改变，都建议及时就诊请专科医生帮助判断和处理。

（罗　静　连臻强）

参考文献

[1]罗静.乳腺癌筛查.四川：四川科学技术出版社，2021.

[2]国家卫生健康委员会医政医管局.乳腺癌诊疗指南（2022年版）.中国综合临床，2022，19（10）：26.

[3]KERLIKOWSKE K，SPRAGUE B L，TOSTESON A N，et al. Strategies to identify

women at high risk of advanced breast cancer during routine screening for discussion of supplemental imaging. JAMA Intern Med, 2019, 179(9): 1230-1239.

［4］中华医学会病理学分会，国家病理质控中心. BRCA1/2 数据解读中国专家共识（2021 版）. 中华病理学杂志, 2021, 50(6): 565-571.

［5］马志萍，王雯，张巍. 三阴性乳腺癌 33 例患者 BRCA1/2 基因突变状态及临床病理学特征. 中华病理学杂志, 2016, 45(6): 397-400.

［6］王慧，王翔，王成锋. 乳腺叶状肿瘤的临床预后分析. 中华肿瘤杂志, 2015, 37(12): 923-927.

［7］刘晓雁，陈前军. 肉芽肿性小叶性乳腺炎中医诊疗专家共识（2021 版）. 中国中西医结合外科杂志, 2022, 28(5): 597-602.

［8］中国研究型医院学会乳腺专业委员会中国女性乳腺癌筛查指南制定专家组. 中国女性乳腺癌筛查指南（2022 年版）. 中国研究型医院, 2022, 9(2): 6-13.

［9］王永胜，吴昊. 乳腺病学. 山东：山东科学技术出版社, 2018.

［10］SUNG H, FERLAY J, SIEGEL R L, et al. Global cancer statistics 2020：GLOBOCAN estimates of incidence and mortality worldwide for 36 cancers in 185 countries. CA Cancer J Clin, 2021, 71(3): 209-249.

［11］周琦，张师前，王晓红，等. 乳腺癌内分泌辅助治疗相关子宫内膜病变管理指南（2021 年版）. 中国实用妇科与产科杂志, 2021, 37(8): 815-820.

［12］ANDRE F, FILLERON T, KAMAL M, et.al. Genomics to select treatment for patients with metastatic breast cancer. Nature, 2022, 610(7931): 343-348.

第八节　高血压、高血脂、冠心病

高血压是导致我国居民心血管病发病和死亡增加的首要且可改变的危险因素，约 50% 的心血管病发病归因于高血压，20% 的心血管病死亡归因于高血压，患病人数高达 2.45 亿。除高血压外，高胆固醇血症、肥胖、吸烟和糖尿病等多种动脉粥样硬化性心血管疾病（arteriosclerotic cardiovascular disease, ASCVD）危险因素的患病率也呈逐年上升趋势。临床研究发现，绝经后女性心血管病的发病风险与绝经前女性、同年龄段男性相比明显增加。一方面是因为更年期女性体内雌激素水平快速下降，对心血管系统的保护作用降低；另一方面也是因为更年期女性较之前更易忧郁、焦虑，增高的精神压力导致心肌缺血，从而产生更明显的心血管疾病症状。由于绝经后女性是心血管病发病的高危人群，有必要开展高血压、高血脂、冠心病等的筛查，做到早发现、早干预。

一、重点管理人群

1. 高钠、低钾膳食人群。

2. 超重和肥胖人群。

3. 过量饮酒人群。

4. 精神紧张人群。

5. 其他高危人群,如高龄,高血压家族史、缺乏体力活动、吸烟、血脂异常、糖尿病和肥胖者等。

二、筛查工具及判断方法

(一)高血压的筛查工具及诊断标准

1. 筛查工具

(1)血压测量仍是心血管状态和危险的最有力和准确的决定因素之一。

(2)目前主要采用诊室血压、动态血压以及家庭血压3种方法。

(3)诊室血压由医护人员在诊室按统一规范进行测量,目前仍是指南筛查、评估血压水平和临床诊断高血压并进行分级的标准方法和主要依据,同时建议应进行多次诊室血压、动态血压或家庭自测血压监测用于确认。

2. 诊断标准

(1)一般诊断标准:在未使用降压药物的情况下,非同日 3 次测量血压,SBP≥140mmHg 和/或 DBP≥90mmHg。

(2)单纯性收缩期高血压:SBP≥140mmHg 和 DBP＜90mmHg。

(3)患者既往有高血压史,目前正在使用降压药物,血压虽然低于 140/90mmHg,也诊断为高血压。

(4)根据血压升高水平,又进一步将高血压分为 1 级、2 级和 3 级;心血管风险分层根据血压水平、心血管危险因素、靶器官损害、临床并发症和糖尿病,分为低危、中危、高危和很高危 4 个层次;3 级高血压伴 1 项及以上危险因素;合并糖尿病;合并临床心、脑血管病或慢性肾脏疾病等并发症,均属于心血管风险很高危患者。

(二)高血脂的筛查方法及诊断标准

1. 筛查方法　主要通过实验室检查,因此,定期健康体检是检出血脂异常患者的重要途径。建议绝经后女性每年至少检测 1 次血脂水平,动脉粥样硬化性心血管疾病高危人群应根据个体化防治的需求进行血脂检测,一般以总胆固醇(total cholesterol,TC)、甘油三酯

（triglycerides，TG）、低密度脂蛋白胆固醇（low-density lipoprotein cholesterol，LDL-C）、高密度脂蛋白胆固醇（high-density lipoprotein cholesterol，HDL-C）、载脂蛋白 A1、载脂蛋白 B、脂蛋白作为血脂常规检测项目。

2.诊断标准　根据《中国血脂管理指南（2023 年）》，对我国人群血脂分层有七点建议。

（1）高胆固醇血症：TC 合适范围：＜5.18mmol/L；边缘升高：5.18～6.19mmol/L；升高：≥6.22mmol/L。

（2）低密度脂蛋白胆固醇：绝经期普通健康女性 LDL-C 合适范围：＜3.4mmol/L；边缘升高：3.4～4.12mmol/L；升高：≥4.14mmol/L。如已经合并高危因素或糖尿病、心血管疾病的患者，具体的风险等级可以由医生结合患者状况判断，按低危、中、高危、极高危、超高危控制在不同的目标值。

（3）高甘油三酯血症：TG 合适范围：＜1.7mmol/L；边缘升高：1.7～2.25mmol/L；升高：≥2.25mmol/L。

（4）低高密度脂蛋白胆固醇血症：高密度脂蛋白胆固醇＜1.04mmol/L。

（5）载脂蛋白 A1：正常人群水平多在 1.20～1.60g/L 范围内，女性略高于男性。

（6）载脂蛋白 B：正常人群在 0.80～1.10g/L 范围内。

（7）脂蛋白：浓度与遗传有关。通常以 300mg/L 为切入点，高于此水平者动脉粥样硬化性心血管疾病风险增加。

（三）冠心病的筛查方法及诊断

1.筛查方法

（1）病史：胸痛相关的病史以及冠心病相关的危险因素评估。

（2）基本实验室检查：胸痛较明显患者，需查血心肌肌钙蛋白（cTnT 或 cTnI）、肌酸激酶及同工酶。

（3）心电图检查：所有胸痛患者均应行静息心电图检查，在胸痛发作时争取心电图检查，缓解后立即复查，静息心电图无明显异常者需进行心电图负荷试验。

（4）多层 CT 或电子束 CT：CT 造影为显示冠状动脉病变及形态的无创检查方法。有较高阴性预测价值，仅作为参考。

（5）负荷试验：对有症状的患者，各种负荷试验有助于慢性稳定型心绞痛的诊断及危险分层，但必须配备严密的监测及抢救设备。

（6）有创性检查：冠状动脉造影术对心绞痛或可疑心绞痛患者，冠状动脉造影可以明确诊断及血管病变情况并决定治疗策略及预后。

2.诊断　冠心病的诊断主要依据临床症状、冠心病危险因素和以上辅助检查结果。冠状动脉造影是金标准。

三、健康管理

(一)行为干预

1.饮食与营养

(1)饮食特点应为低热量、低脂肪、低盐、低糖。

(2)增加膳食纤维摄入量,粗细粮搭配食用。

2.体重管理　体重指数应保持 18.5～23.9kg/m^2。

3.限量饮酒以及戒烟

(1)饮酒要限量:45～59 岁中老年人,乙醇摄入量应掌握在 5～10g/d 为宜。

(2)戒烟,避免吸入二手烟。

4.运动

(1)每周至少 3 次,30 min/ 次,强度达中等,运动心率一般应达到 150 次 /min。

(2)每天进行累计相当于步行 6 000 步以上的身体活动。

(二)控制血压

1. 部分更年期高血压患者可自行缓解,这部分更年期高血压患者不必用药,只需改变生活方式即可。一些生活方式干预方法可明确降低血压,即限盐减重多运动,戒烟戒酒心态平。

2. 降压目标值。一般高血压患者降至 140/90mmHg 以下;合并糖尿病、冠心病、心力衰竭、慢性肾脏疾病伴有蛋白尿的患者,如能耐受,应降至 130/80mmHg 以下;80 岁及以上患者,降至 150/90mmHg 以下。

3. 血管紧张素转化酶抑制剂(angiotensin converting enzyme inhibitor, ACEI)和血管紧张素 Ⅱ 受体阻滞剂(angiotensin Ⅱ receptor blocker, ARB)由于可能导致的胎儿畸形,禁用于育龄期女性,但 ACEI 及 ARB 有良好的心肾保护作用,对更年期高血压患者可能尤其合适。血管紧张素转化酶抑制剂可能会导致干咳,如患者不能耐受,可改用血管紧张素受体阻滞剂。

4. 降压药物选择首先优先长效、平稳降压。其次当收缩压 ≥160mmHg 和 / 或舒张压 ≥100mmHg,推荐两种药物联合使用,如 C+A、A+D、C+D 或 C+B(A:血管紧张素转化酶抑制剂 / 血管紧张素 Ⅱ 受体阻滞剂;B:β 受体阻滞剂;C:二氢吡啶类钙通道阻滞剂;D:噻嗪类利尿剂),为了提高患者依从性,可以首选相应的单片复方制剂。

(三)调节血脂

1. **目标**　对于一级预防即无动脉粥样硬化性心血管疾病(ASCVD,包括冠心病、缺血性卒中以及外周动脉疾病等)的心血管低危、中危患者,我国指南所推荐的 LDL-C 目标值分别为＜3.4mmol/L 和＜2.6mmol/L（与之相应的非 HDL-C 目标值为 LDL-C 目标值 +0.8mmol/L）（胆固醇单位换算：1mmol/L=1mg/dl×0.0259），超过此值即应启动生活方式干预和 / 或药物治疗，合并 ASCVD 的二级预防患者，指南推荐 LDL-C 目标值＜1.8mmol/L，应在生活方式改变的基础上立即启动药物治疗。

2. 药物 他汀类是最常用的具有循证证据的降低低密度脂蛋白胆固醇的药物，其他调脂药物包括贝特类、烟酸类、胆固醇吸收抑制剂、不饱和脂肪酸等，必要时可作为他汀类药物联合用药的选择。

（四）控制血糖

1. 目标 糖化血红蛋白≤7%。

2. 方法 指导并监督患者改变生活方式，包括严格的饮食控制和适当运动；无效者使用降糖药物；强化其他危险因素的控制，包括控制体重、控制血压和胆固醇；必要时与内分泌科合作管理糖尿病。

（五）心率管理、改善症状、减轻缺血

1. 心率管理

（1）冠心病患者静息心率应控制在 55～60 次 /min。

（2）目前控制心率的药物首选 β 受体阻滞剂。

（3）对 β 受体阻滞剂不耐受或禁忌的患者，可换用伊伐布雷定或非二氢吡啶类钙通道阻滞剂。

2. 改善症状、减轻缺血

（1）3 类药物：β 受体阻滞剂、硝酸酯类药物和钙通道阻滞剂。

（2）曲美他嗪可作为辅助治疗或作为传统抗缺血治疗药物不能耐受时的替代治疗。

（张海澄 孔 红）

参考文献

［1］中华医学会心血管病学分会，中国康复医学会心脏预防与康复专业委员会，中国老年学和老年医学会心脏专业委员会，等. 中国心血管病一级预防指南. 中华心血管病杂志，2020，48（12）：1000-1038.

［2］中华医学会心血管病学分会高血压学组，中华心血管病杂志编辑委员会. 中国高血压患者血压血脂综合管理的专家共识. 中华心血管病杂志，2021，49（6）：554-563.

［3］中华预防医学会妇女保健分会，更年期保健学组. 更年期妇女保健指南（2015 年）.

实用妇科内分泌杂志,2016,3(2):21-32.

[4]国家心血管病中心,国家基本公共卫生服务项目基层高血压管理办公室,国家基层高血压管理专家委员会.国家基层高血压防治管理指南2020版.中国医学前沿杂志(电子版),2021,13(4):26-37.

[5]中国血脂管理指南修订联合专家委员会,李建军,赵水平,等.中国血脂管理指南(2023年).中国循环杂志,2023,38(3):237-271.

[6]中华医学会,中华医学会杂志社,中华医学会全科医学分会,等.稳定性冠心病基层诊疗指南(2020年).中华全科医师杂志,2021,20(3):265-273.

[7]中国营养学会.中国居民膳食营养素参考摄入量(2013版).北京:科学出版社,2014.

[8]COLLINS P,ROSANO G,CASEY C,et al. Management of cardiovascular risk in the peri-menopausal woman:A consensus statement of European cardiologists and gynaecologists. Kardiologia Polska,2007,28(11):508-526.

[9]国家心血管病中心,国家基本公共卫生服务项目基层高血压管理办公室,国家基层高血压管理专家委员会.国家基层高血压防治管理指南2020版.中国医学前沿杂志(电子版),2021,13(4):26-37.

[10]MUECK A O,SEEGER H. Effect of hormone therapy on BP in normotensive and hypertensive postmenopausal women. Maturitas,2004,49(3):189-203.

[11]2014年中国胆固醇教育计划血脂异常防治建议专家组. 2014年中国胆固醇教育计划血脂异常防治专家建议.中华心血管病杂志,2014,42(3):3-5.

[12]中国医师协会心血管内科医师分会女医师工作委员会,中华医学会心血管病学分会女性心脏健康学组.绝经后女性血脂异常管理的中国专家共识.中国循环杂志,2014,11(29):120-123.

第九节　糖尿病

绝经伴随雌激素下降出现胰岛素受体敏感性下降、体内脂肪的再分布,尤其中心性肥胖和腰围增加。这些让围绝经期女性处于高血糖、糖尿病前期和代谢紊乱的风险。Zhao等针对4 279例绝经后女性的横断面调查研究结果发现,绝经年龄晚(54岁以上)与2型糖尿病发病相关;停经年龄每延后1岁,空腹血糖和餐后血糖升高、稳态模型评估的胰岛素分泌指数下降的可能性越大。故更年期女性,尤其是围绝经期糖尿病高危女性应关注糖代谢紊乱问题,定期进行糖尿病筛查,早期发现糖代谢异常,早期进行干预。

一、围绝经期女性糖尿病高危人群

1. 年龄 ≥ 45 岁者　糖尿病的患病率随年龄的增长而升高,年龄每增加 10 岁,糖尿病的患病率提高 68%。

2. 有糖调节受损史者　这部分人群是最重要的 2 型糖尿病高危险人群,每年有 1.5% ～ 10.0% 的糖耐量减低患者进展为 2 型糖尿病。

3. 超重和肥胖者　超重(BMI ≥ 24kg/m^2)或肥胖(BMI ≥ 28kg/m^2)和 / 或中心型肥胖(腰围 ≥ 85cm)是糖尿病的重要危险因素。现代生活方式的改变使超重和肥胖的比例显著升高,同时更年期女性也更容易出现体重增加。在长期肥胖的人群中,糖尿病的患病率明显增加,可达普通人群的 5 倍以上。

4. 久坐的生活方式　久坐者的运动量不足,热量消耗过少,容易出现体重增加,胰岛素的敏感性随之降低。此外,最新研究发现,每日久坐时间 ≥ 10 小时的销售者与每天静坐时间 < 6 小时者相比,癌症发病、癌症死亡和全因死亡风险分别增加 16%、24% 和 15%。

5. 一级亲属中有 2 型糖尿病家族史者　遗传背景是 2 型糖尿病发病的重要原因之一,一级亲属中有 2 型糖尿病家族史的个体,其糖代谢异常的发病风险显著升高,且容易早发。

6. 妊娠糖尿病史者　这是女性独有的预警机制,在妊娠期间曾经诊断过妊娠糖尿病(GDM)的女性,产后发生 2 型糖尿病的风险明显高于同年龄但是没有 GDM 病史的女性。

7. 血压升高者　血压升高指收缩压 ≥ 140mmHg 和 / 或舒张压 ≥ 90mmHg,正在接受降压治疗的高血压患者,这些患者发生糖尿病的风险较血压正常者升高 1 倍以上。

8. 血脂异常者　血脂异常指高密度脂蛋白胆固醇(HDL-C)≤ 0.91mmol/L、甘油三酯(TG)≥ 1.7mmol/L,或正在接受调脂治疗的患者。

高甘油三酯血症既是糖尿病的特征性血脂异常,同时也是糖尿病的危险因素。

9. 动脉粥样硬化性心脑血管疾病患者　围绝经期女性,随年龄增加出现动脉粥样硬化心脑血管疾病的风险增加,而在心脑血管疾病患者中糖尿病的比例显著升高。

10. 有一过性类固醇糖尿病病史者　因为其他疾病使用糖皮质激素过程中出现过高血糖,提示可能存在隐匿性糖代谢异常。

11. 多囊卵巢综合征患者　胰岛素抵抗是多囊卵巢综合征的重要发病机制,同时也是 2 型糖尿病的病理生理基础之一。围绝经阶段胰岛素抵抗可能加重而出现糖代谢异常风险增加。

12. 长期接受抗精神病药物和 / 或抗抑郁药物治疗者　抗精神病药物和 / 或抗抑郁药物治疗常常引起患者饮食紊乱、体重增加、胰岛素抵抗加重而出现糖代谢紊乱。

二、糖尿病的筛查

(一)筛查方法

糖尿病的筛查很简单,空腹血糖检查是简单易行的糖尿病筛查方法,可作为常规筛查方法,但有漏诊的可能性。糖化血红蛋白作为糖尿病的诊断参考之一,可以通过一次采血结果来判断,而且不受是否进餐的影响,也可以作为糖尿病筛查的方法。

对于血糖升高尚达不到糖尿病诊断标准时,建议行口服葡萄糖耐量试验(oral glucose tolerance test,OGTT)。根据 OGTT 结果可将糖代谢状态分为糖耐量正常、空腹血糖受损(impaired fasting glucose,IFG)、糖耐量减低(impaired glucose tolerance,IGT)以及糖尿病,IFG 和 IGT 也统称为糖尿病前期。

口服葡萄糖耐量试验(OGTT)方法如下。

1. 晨 7~9 时始,受试者空腹 8~10 小时后口服溶于 300ml 水内的无水葡萄糖粉 75g,如用 1 分子水葡萄糖则为 82.5g,在 5 分钟之内服完。

2. 从服糖第一口开始计时,于服糖前和服糖后 2 小时分别在前臂采血测血糖。

3. 试验过程中,受试者不喝茶及咖啡、不吸烟、不做剧烈运动。

4. 血标本应尽早送检,避免空气中葡萄糖氧化影响测定结果。

5. 试验前 3 天内,每日碳水化合物摄入量不少于 150g。

6. 试验前停用可能影响 OGTT 的药物如避孕药、利尿剂或苯妥英钠等 3~7 天。

(二)筛查年龄和频率

对于糖尿病高危人群,宜尽早开始进行糖尿病筛查。首次筛查结果正常者,宜每 2~3 年至少重复筛查一次。

三、糖代谢分类

见表 5-4。

表 5-4 糖代谢状态分类

糖代谢分类	静脉血浆葡萄糖/(mmol·L^{-1})	
	空腹血糖	糖负荷后 2 小时血糖
正常血糖	<6.1	<7.8
空腹血糖受损(IFG)	6.1~<7.0	<7.8
糖耐量减低(IGT)	<7.0	7.8~<11.1
糖尿病	≥7.0	≥11.1

四、糖尿病的综合管理

Zhou 等对 569 例患有 2 型糖尿病的未停经和绝经女性的心血管危险因素管理状况、十年心血管风险评估进行调查,发现仅 1.2% 的患者达到了血糖、血压、血脂的控制目标,绝经、空腹血糖高、LDL 高、腰臀比高是这些患者十年心血管风险的危险因素。在绝经组中,LDL、空腹血糖、绝经时长与心血管疾病相关。研究结果提示在更年期糖尿病患者的综合管理方面还有待加强。Kim 等认为,年龄和绝经期风险因子的恶化使围绝经期的糖尿病患者冠心病事件的风险增加,为了减少心血管疾病风险,仍然应该注重生活方式干预和控制心血管风险因子如血糖、血脂、血压达到合理水平。

(一)糖尿病教育

糖尿病是终身性疾病,糖尿病管理的主体是患者自己,因此通过糖尿病教育让患者掌握更多的糖尿病防治知识是成功管理的前提。糖尿病防治知识不是医生的专利,而是糖尿病患者的武器。应通过糖尿病教育大课堂、编写或推荐糖尿病科普读物、智能手机推送糖尿病防治知识以及其他多种形式的互动等方式进行糖尿病防治知识的宣教,同时也要提供必要的心理疏导。

(二)生活方式干预

Fournier 等在雌激素缺乏的大鼠模型中探讨了蛋白质摄入对糖代谢的影响,研究发现中度限制蛋白质摄入 17 周大鼠的空腹血糖明显升高,此结果提示绝经后充足的蛋白质摄入对糖稳态的维持是必要的。健康饮食对于维持绝经后健康管理是重要的,Chung 等在绝经后大鼠模型中探讨了特殊食物(发芽色素大米)对血糖水平的影响,8 周的发芽色素大米喂养大鼠较对照有更低的体重和更好的血糖、血脂、胰岛素水平,同时有更低的骨吸收标志物水平和更高的抗氧化酶活性。此研究结果显示了健康食物对绝经诱导的高血糖、氧化应激、骨转换失衡的治疗和管理是有用的。Kawakami 等对去卵巢大鼠的研究,5 周的耐力跑训练改善了大鼠的血糖和胰岛素抵抗指数,这种作用与雌激素替代治疗组相差不大,提示耐力训练可以作为雌激素替代治疗的另外选择用于治疗绝经后的高血糖。这些来自于绝经后模式动物的研究显示了饮食、运动等生活方式的干预对于绝经后高血糖具有明显的治疗价值。

生活方式干预也是糖尿病最基础的治疗方法,包括控制热量摄入和增加运动量。对于超重或肥胖的个体,提倡通过强化生活方式干预进行体重控制。国内外来自于临床的多项随机对照研究结果均提示,糖尿病前期人群通过生活方式干预可延迟或预防 2 型糖尿病的发生。

Kim 等将 48 例绝经后女性,根据空腹血糖水平分为糖尿病前期和正常糖耐量两组,通过每周 3 次的运动锻炼,在运动前后进行大范围 DNA 甲基化检测,通过生物信息学分析发现,糖耐量异常组运动锻炼 14 周后甲基化区域较对照组明显减少,锻炼后出现了 118 个新的甲基化区域,提示运动锻炼可能通过改变 DNA 甲基化对绝经后女性高血糖起到治疗作用。

(三)超重或肥胖者的体重管理

1. 超重和肥胖定义　超重为 BMI ≥ 24kg/m^2,肥胖为 BMI ≥ 28kg/m^2,中心型肥胖为女性腰围 ≥ 85cm。

2. 体重管理具体目标和策略　超重或肥胖的更年期女性,尤其是糖尿病高危人群者,宜进行体重管理,通过饮食控制和运动将体重控制在理想水平,以降低糖尿病的发生风险。

(1)使超重或肥胖者 BMI 达到或接近 24kg/m^2,或体重至少减少 5%～10%。

(2)每日饮食总热量至少减少 400～500kcal。

(3)饱和脂肪酸摄入占总脂肪酸摄入的 30% 以下;饱和脂肪酸和反式脂肪酸的摄入量不应超过饮食总能量的 10%。

(4)肾功能正常的糖尿病个体,蛋白质的摄入量占总热量摄入量的 10%～15%;有大量蛋白尿的患者,蛋白质摄入量可限制在每日 0.8g/kg。

(5)膳食中碳水化合物所提供的能量应占总能量的 50%～60%。

(6)中等强度的有氧运动是最合适的运动方式。运动强度的简单估测方法:达到最大心率的 60%～70% 即中等强度的运动,最大心率＝220－年龄(岁)。中等运动强度也可采用运动时的心率到达"170－年龄"来估测。

(7)运动频率和时间为每周运动 5 天,每次有效运动时间至少 30 分钟,即保持每周中等强度的有氧运动不少于 150 分钟。

(8)如无禁忌证,每周最好进行 2 次阻抗运动(如哑铃、拉力器等),进行肌肉力量和耐力的锻炼。阻抗运动改善胰岛素抵抗的效果与有氧运动的效果相似。

(四)药物治疗管理

1. 降糖药治疗　降糖的目的是使糖尿病患者的血糖维持在正常或接近正常的水平,有效预防糖尿病血管并发症的发生。

二甲双胍是治疗 2 型糖尿病的一线药物,如无禁忌证,二甲双胍应一直服用。不适合二甲双胍治疗的患者可服用胰岛素促泌剂(如磺脲类或格列奈类短效促泌剂)或 DPP-4 抑制剂或葡萄糖苷酶抑制药,必要时可 2～3 种作用机制不同的口服降糖药联合使用。2 种或 2 种以上口服药联合治疗 3 个月后血糖仍未达标者,可起始胰岛素治疗,例如每日 1 次基础胰岛素或每日 1～2 次预混胰岛素治疗。

不同的降糖药对体重的影响各不相同。二甲双胍、葡萄糖苷酶抑制药、GLP-1 受体激动剂以及 DPP-4 抑制剂具有程度不一的减重疗效,至少是不增加体重;胰岛素、胰岛素促泌剂以及胰岛素增敏剂则可增加体重。

降糖药的选择要遵循个体化原则,根据患者的年龄、糖尿病病程、是否超重或肥胖、是否存在糖尿病血管并发症、肝肾功能的状态、预期寿命、治疗的依从性、个人经济情况等合理选择降糖药,优先选择既能有效降糖又不增加体重且低血糖风险较小的降糖药。

血糖控制目标应该个体化。一般控制目标为 HbA1c<7.0%,空腹毛细血管血糖为4.4～7.0mmol/L,非空腹毛细血管血糖<10mmol/L。一定要在安全降糖的基础上去追求血糖的理想控制,安全降糖是前提。要教育患者识别低血糖表现、学会预防及处理低血糖的措施。多个国际多中心临床研究结果显示,对于糖尿病病程较长、心血管危险因素较多和已经存在心血管疾病的糖尿病患者,单纯强化降糖既不能降低心血管疾病和死亡风险,又会增加低血糖的风险。

基于绝经伴随的胰岛素抵抗、高脂血症、中心性肥胖和心血管代谢风险,Jankie 等提出在围绝经期女性伴有的 2 型糖尿病药物治疗方面,选择 GLPI 受体激动剂、SGLT2 抑制剂,甚至二甲双胍,在减少腹内脂肪储存、恢复胰岛素敏感性、减少炎症介质释放等方面起到作用,可用于治疗停经所诱导的肥胖相关性的代谢紊乱。Paschou 等建议,绝经女性 2 型糖尿病的药物推荐应该基于对代谢、心血管和骨骼的作用来考虑。

2. 降压治疗　高血压是糖尿病的常见合并症之一,高血压的诊断标准与非糖尿病人群相同,血压控制目标是<140/80mmHg。生活方式干预是控制高血压的重要手段,包括合理饮食、运动、戒烟、限盐、控制体重等。降压药物的选择应综合考虑疗效、心肾保护作用、安全性和依从性等因素。诸多临床 RCT 研究都证实了 ACEI 和 ARB 类降压药在糖尿病患者中使用的有效性和心肾保护作用,可作为一线降压药,单用 ACEI 或 ARB 类降压药不达标可联合使用钙通道阻滞剂或小剂量噻嗪类利尿剂。

3. 调脂治疗　2 型糖尿病脂代谢紊乱的特点是高甘油三酯血症和低高密度脂蛋白血症,二者与心血管疾病的风险升高相关。糖尿病患者应该定期随访血脂谱以便及时发现异常血脂谱,LDL 是血脂管理的首要目标,降低 LDL 首选他汀类药物。如 TG 过高或 HDL-C 降低可选择贝特类或烟酸类药物。必要时可以联合两类调脂药物,但需要关注肝脏和肌肉损伤风险。

2 型糖尿病患者血脂的控制目标分别为:LDL<2.6mmol/L,TG<1.7mmol/L;女性HDL-C>1.3mmol/L;有明确心血管疾病者,LDL-C<1.8mmol/L。

4. 抗血小板治疗　临床研究证实,阿司匹林可有效预防心脑血管事件的发生。目前的临床证据支持阿司匹林用于糖尿病人群心血管病变的二级预防,也可作为有心血管高危因素的糖尿病人群心血管疾病的一级预防。

（五）血糖监测

血糖监测在糖尿病治疗过程中不可或缺。血糖本身是有波动的，一次血糖测定仅代表检测时间点的血糖水平，因此要多次血糖测定才能大致反映血糖的轮廓。糖化血红蛋白（glycosylated hemoglobin，HbA1c）是评价长期血糖控制的金标准，也是指导临床治疗方案调整的重要依据之一。HbA1c 的正常值为 4%～6%，在治疗之初至少每 3 个月检测一次，达到治疗目标后可每 6 个月检测一次。

自我血糖监测是血糖安全达标的保障。积极的自我监测可以帮助糖尿病患者有效监控治疗效果，及时为医生提供有价值的信息，及时调整治疗方案，预防、延缓并发症的发生。更年期女性糖尿病综合管理的控制目标见表 5-5。

表 5-5　更年期女性糖尿病患者综合管理的控制目标

指标	目标值
血糖（为毛细血管血糖）	
空腹	4.4～7.0mmol/L
非空腹	＜10.0mmol/L
HbA1c	＜7.0%
血压	＜140/80mmHg
总胆固醇	＜4.5mmol/L
高密度脂蛋白	＞1.3mmol/L
低密度脂蛋白	
未合并冠心病	＜2.6mmol/L
合并冠心病	＜1.8mmol/L
甘油三酯	＜1.7mmol/L
尿白蛋白/肌酐比值	＜30mg/g
BMI	＜24kg/m²
尿白蛋白排泄率	＜20μg/min（30mg/d）
主动有氧活动	≥150min/周

（任　伟　张海澄）

参考文献

［1］ZHAO Y, WANG S, YANG Y, et al. Mediation effect of body mass index on the association between age at menopause and type 2 diabetes mellitus in postmenopausal Chinese women. Menopause, 2022, 29(5): 590-598.

［2］American Diabetes Association. Introduction: Standards of medical care in diabetes-2022. Diabetes Care. 2022, 45(Suppl 1): S1-S2.

［3］中华医学会糖尿病学分会. 中国 2 型糖尿病防治指南(2020 年版). 中华糖尿病杂志, 2021, 13(4): 315-409.

［4］FOURNIER C, KARAGOUNIS L G, SACCO S M, et al. Impact of moderate dietary protein restriction on glucose homeostasis in a model of estrogen deficiency. The Journal of Nutritional Biochemistry, 2022, 102: 108952.

［5］CHUNG S I, HAM T H, KANG M Y. Effect of germinated pigmented rice "Superjami" on the glucose level, antioxidant defense system, and bone metabolism in menopausal rat model. Nutrients, 2019, 11(9): 2184.

［6］KAWAKAMI M, YOKOTA-NAKAGI N, TAKAMATA A, et al. Endurance running exercise is an effective alternative to estradiol replacement for restoring hyperglycemia through TBC1D1/GLUT4 pathway in skeletal muscle of ovariectomized rats. The Journal of Physiological Sciences, 2019, 69(6): 1029-1040.

［7］YUMI NORONHA N, DA SILVA RODRIGUES G, HARUMI YONEHARA NOMA I, et al. 14-weeks combined exercise epigenetically modulated 118 genes of menopausal women with prediabetes. Front Endocrinol(Lausanne), 2022, 13: 895489.

［8］KALRA S, DHAR M, AFSANA F, et al. Asian Best Practices for Care of Diabetes in Elderly(ABCDE). Rev Diabet Stud, 2022, 18(2): 100-134.

［9］李甜甜, 吕霄, 董青青, 等. 更年期女性代谢性疾病发病及干预进展. 中国妇幼健康研究, 2018, 29(10): 1352-1355.

［10］黄成果. 更年期综合征高血糖患者 38 例的控制方法分析. 现代医药卫生, 2016, 32(19): 3038-3039.

［11］ZHOU H, ZHANG C, NI J, et al. Prevalence of cardiovascular risk factors in non-menopausal and postmenopausal inpatients with type 2 diabetes mellitus in China. BMC Endocr Disord, 2019, 19(1): 98.

［12］KIM C. Management of Cardiovascular Risk in Perimenopausal Women with Diabetes. Diabetes Metab J, 2021, 45(4): 492-501.

[13] JANKIE S, PINTO PEREIRA L M. Targeting insulin resistance with selected antidiabetic agents prevents menopausal associated central obesity, dysglycemia, and cardiometabolic risk. Post Reprod Health, 2021, 27(1): 45-48.

[14] PASCHOU S A, ANAGNOSTIS P, PAVLOU D I, et al. Diabetes in menopause: risks and management. Current Vascular Pharmacology, 2019, 17(6): 556-563.

第十节　肌少症

肌少症(sarcopenia)是一种近年来备受关注的老年综合征,泛指随着年龄的增长,出现肌量减少和肌力下降等改变。肌少症不仅会引起老年人跌倒、致残、丧失劳动力以及活动能力和认知水平下降等一系列健康问题,而且是失能、冠心病、高血压、糖尿病、骨质疏松症等疾病的危险因素,是一个重大的公共健康问题。

一、定义与流行病学

肌少症的概念最早产生于 1989 年,由 Irwin Rosenberg 提出。2010 年,欧洲老年人肌少症工作组(European Working Group on Sarcopenia in Older People, EWGSOP)首先发表了肌少症共识,定义肌少症为一种增龄相关的肌肉量减少、肌肉力量下降和/或躯体功能减退的老年综合征。2016 年 10 月,肌少症被正式纳入国际疾病分类 ICD-10 疾病编码中,编码为 M62.84。目前国内外发表和更新的肌少症共识大多沿用最初的肌少症定义,EWGSOP 在 2018 年更新了定义(EWGSOP2),将躯体功能作为评估病情严重程度的重要指标。肌少症的特点是骨骼肌量减少,肌肉内脂肪堆积,导致肌肉力量减低和肌肉功能下降,系统评价指出肌少症会导致功能下降、跌倒、骨折、住院天数和住院治疗、死亡等不良健康结果风险增加。肌少症和骨质疏松症相伴出现被统称为"活动障碍综合征(dysmobility syndrome)",致使老年人易于跌倒和骨折,继而成为老年人群致残、致死的主要原因之一,因此应关注治疗肌少症在防治骨质疏松症及其严重后果中的作用。

由于肌少症的定义、诊断标准、测量技术、研究人群背景的不统一,导致不同研究中肌少症的患病率差异很大。美国 60~70 岁老年人肌少症患病率为 5%~13%,>80 岁为 11%~50%。从欧盟统计局在线数据库检索并进行人口预测显示,欧洲肌少症患者的数量将从 2016 年的 1.09 亿人增加到 2045 年的 1.87 亿人,增长 71.6%,增长率从 2016 年的 11.1% 上升到 2045 年的 12.9%。亚洲国家使用的亚洲肌少症工作组(Asian Working Group for Sarcopenia, AWGS)2014 标准的流行病学研究结果显示,肌少症的患病率为 5.5%~25.7%,男性更为显著(男性 5.1%～21.0%,女性 4.1%～16.3%)。近年来,中国人群肌少症的流行病学调查结果显示,60 岁及以上的老年人肌少症患病率为 5.7%～23.9%,不同地区、不同性别老年人患病率存在明显差异,东部地区患病率显著高于西部地区,且随增龄患病率显著增加,社区人群患病率低于医院、养老院,农村显著高于城镇。预计肌少症患者的数量将还会在未来 30 年急剧增加,肌肉恶性衰老损失造成的临床结局将成为社会一个主要的公共健康问题。

二、病因与发病机制

作为一种多病因所致综合征,肌少症确切的发病机制还尚不明确。临床中不仅常见因增龄而导致的原发性肌少症,也可见其他疾病导致的继发性肌少症,如长期制动、卧床所致的肌肉废用、骨骼肌去神经支配、严重营养不良、肿瘤恶病质、内分泌代谢疾病以及遗传等因素导致的肌少症。

目前研究显示,肌少症首先与增龄密切相关,随增龄老年人各器官功能减退、激素水平改变,均可导致运动能力下降、肌肉质量和肌肉力量丢失。其次,长期卧床、久坐、长期酗酒吸烟、膳食摄入能量不足、蛋白质及维生素不足、原有的慢性疾病、手术、恶性肿瘤、内分泌疾病、多器官衰竭、某些药物治疗等因素均可导致肌少症的发生。其中,原发性肌少症只与年龄相关,继发性肌少症多与运动、营养、疾病相关。

随着对肌少症病因的研究不断深入,目前比较认可的发病机制主要有以下几种:①进行性 α 运动神经元及运动单位减少,去神经支配肌纤维和健存运动神经元联系,导致一个 α 运动神经元支配更多肌纤维;②骨骼肌蛋白合成和 / 或代谢失衡,主要原因可能是由于泛素 - 蛋白酶水解系统异常所致;③线粒体功能异常导致骨骼肌细胞内一系列细胞信号转导通路异常,从而引起骨骼肌萎缩和减少;④骨骼肌细胞凋亡增加和卫星细胞数量减少及功能下降、炎性细胞因子增加等。研究显示围绝经期女性四肢和全身肌肉量通常显著下降,全身或四肢肌肉量在围绝经期减少 0.5%～1.5%。绝经相关的激素变化导致骨骼肌质量下降,但其生物学机制尚未完全阐明。目前的研究成果提示雌激素对骨骼肌的作用主要集中在细胞凋亡途径的调节、蛋白合成和肌肉再生等方面,其深层次的信号转导机制等有待继续探索。

三、临床表现

肌少症最显著的表现是肌肉力量减弱或肌肉无力、虚弱、疲劳、行走困难和疼痛。临床特点:①平衡能力下降、易跌倒,并因此受伤;②疲劳,难以集中精力;③持续性肌肉疼痛,影响身体多个部位,患者描述为"僵硬和持续疼痛";④其他的健康影响和共病状态,如体重减轻、关节炎、骨折、心血管疾病、腕管综合征和红斑狼疮;⑤对情感和心理产生负面影响。

四、筛查评估及诊断

目前国际上对肌少症的诊断一直缺少公认的诊断标准。AWGS 在 2014 年也公布了针对亚洲地区人群肌少症的诊断标准，根据肌少症诊断评估的主要参数，如标准肌肉量、肌肉力量、肌肉质量及躯体功能等明确临床诊断。中华医学会老年医学分会结合中国具体国情，制定了《中国老年人肌少症诊疗专家共识（2021）》。

（一）筛查评估方法

1. 筛查病例 建议使用肌少症五项评分问卷（SARC-F，表 5-6）或肌少症五项评分联合小腿围问卷（SARC-CalF，表 5-7）先进行筛查。建议肌少症筛查小腿围临界值为男性＜34cm，女性＜33cm；SARC-F 评分 ≥4 分为筛查阳性，SARC-CalF 评分 ≥11 分为筛查阳性。

表 5-6 简易五项评分问卷（SARC-F）

序号	检测项目	询问方式
1	S（strength）：力量	搬运 10 磅重物是否困难，无困难记 0 分，偶尔有记 1 分，经常或完全不能记 2 分
2	A（assistance in walking）：行走	步行走过房间是否困难，记分同上
3	R（rise from a chair）：起身	从床上或椅子起身是否困难，记分同上
4	C（climb stairs）：爬楼梯	爬 10 层楼梯是否困难，记分同上
5	F（falls）：跌倒	过去一年跌倒次数，从没记 0 分，1～3 次记 1 分，≥4 次记 2 分

注：总分 ≥4 分者被诊断为肌肉衰减综合征；10 磅 ≈ 4.54kg。

表 5-7 肌少症五项评分联合小腿围问卷（SARC-Calf）

序号	条目	问题	得分
1	肌肉力量	您举起和携带 5kg 重物有无困难？	0= 无困难 1= 轻度困难 2= 非常困难 / 无法完成
2	辅助步行	步行穿过房间有无困难？	0= 无困难 1= 轻度困难 2= 非常困难 / 无法完成
3	椅子站立	您从椅子或床上转移有无困难？	0= 无困难 1= 轻度困难 2= 非常困难 / 无法完成

续表

序号	条目	问题	得分
4	爬楼梯	您攀登10阶楼梯有无困难?	0= 无困难 1= 轻度困难 2= 非常困难 / 无法完成
5	跌倒次数	过去1年中您跌倒了多少次?	0= 没有 1=1～3次 2=4次或以上
6	小腿周长	测量小腿的最大周长	0= 男性＞34cm, 女性＞33cm 1= 男性≤34cm, 女性≤33cm
			评分: 　　　　　　分

注:评分为11～20分时,提示肌少症风险。

2. 肌肉质量评估　双能X射线吸收法(dual energy X-ray absorptiometry, DXA)使用广泛,放射暴露量低,可清晰区分不同组织成分,短时间内出具可重复测定的四肢骨骼肌质量(appendi-cular skeletal muscle mass, ASM)数据。缺点是设备非便携式,不能在社区中广泛使用,不同DXA设备的测量结果差异较大。DXA法测出的男性肌肉质量＜7.0kg/m²、女性＜5.4kg/m²被认为肌肉质量减少。生物电阻抗分析法(bioelectrical impedance analysis, BIA)技术无创、廉价、操作简单、便携、功能信息丰富,近年来常用于大规模人群筛查。BIA主要通过生物电传感器采集和测量组织细胞的电阻抗变化,推算出个体的脂肪体积与全身肌肉质量,但其结果的精确性严重依赖于算法。BIA法测出男性肌肉质量＜7.0kg/m²、女性＜5.7kg/m²为肌肉质量减少。此外,计算机断层扫描(computed tomography, CT)技术和磁共振成像(magnetic resonance imaging, MRI)技术是常见的肌肉质量评估影像学手段,但设备庞大,不能移动,费用高昂,缺乏低肌量的测量临界值,在实际应用中有一定的局限性。

3. 肌肉力量评估　精确有效的肌力测定方法较少,推荐使用握力计测定上肢握力作为肌少症评估诊断的首选指标,用握力计测定上肢握力是评估肌肉力量最常用的检测方法。测量时左右手分别测量3次,取最大值,男性＜28kg、女性＜18kg通常为肌肉力量下降的临界值。由于受人群和种族的影响,建议临界值应根据特定的人群具体制订。因手部外伤、残疾、指关节炎等无法测握力时,可使用5次起-坐试验,记录从坐姿到起立5次所需的时间,5次起坐测试主要测量股四头肌群力量,可作为替代测量下肢肌肉力量的简便方法。

4. 躯体功能评估　躯体功能的测定方法包括了步速、简易体能状况量表(short physical performance battery, SPSS)、起立-行走计时测试(timed-up and go test, TUG)、400米行走测试等。步速测试是指个体从移动开始以正常步速行走4米或6米所需时间,能反映个体的体力水平,速度越快者体能水平越高。由于老年人短距离步速的测量影响因素较多,推荐使用6米步速测量方法,诊断临界值为＜1.0m/s。

（二）诊断

诊断肌少症需结合肌肉量、肌肉质量、肌肉力量及躯体功能状况四者情况,即包括了指人体骨骼肌的总数量(g)等一系列指标的检测,其中肌肉质量下降是核心因素,考虑基层医疗机构测量肌肉质量有困难,建议应用 BIA 测量 ASM,综合医院可以通过 DXA 进行测量(图5-9)。

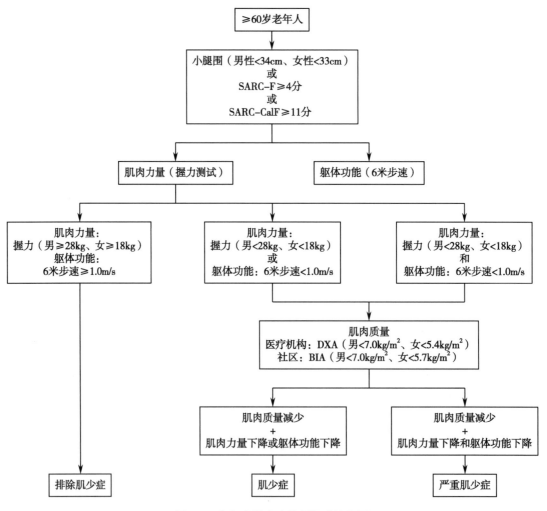

图 5-9　老年人肌少症诊断标准流程图

SARC-F.肌少症五项评分问卷；SARC-CalF.肌少症五项评分联合小腿围问卷；

DXA.双能X射线吸收法；BIA.生物电阻抗分析法。

五、康复与预防

肌少症的康复干预应以患者为中心，根据参与肌少症发病机制的病理生理因素及功能评定结果，确定不同的康复干预策略，去除诱因、改善病因，积极防治继发性障碍和并发症，提高患者活动与参与能力、全面提高其生活质量。在临床条件允许的情况下，组建多学科团队对患者进行全面、系统的干预。

1. 生活方式干预　肌少症老年人同时也受老年人同期风险因素及其生活环境和生活方式的影响，不良生活习惯、营养状况和缺乏身体活动等行为因素是肌少症非常重要的可逆原因。衰老过程中老年人骨骼肌的数量和质量变化与神经肌肉疾病的发病机制有关，年龄的增长和久坐缺乏运动的生活方式使得肌肉质量和力量下降速度更快，同时也会使有氧代谢能力、胰岛素敏感性和基础代谢率降低；长期的酒精摄入会导致Ⅱ型肌纤维（快缩型肌纤维）萎缩，产生慢性酒精中毒性肌病；吸烟也会减少蛋白质的合成，并加速蛋白质的降解，从而导致肌少症的发生。鉴于高龄所致的生理性衰弱，以及多发病或慢性病并存等多种因素对老年肌少症患者的治疗及生活方式干预依从性的影响，在生活方式干预方面，应根据个体的实际情况及兴趣、爱好，遵循个体化、安全性原则；提供健康老龄化教育计划；鼓励患者共同参与健康指导方案的制订；以小组为基础的监督锻炼形式增加互动性、提高依从性、提升锻炼动力。同时戒烟、禁酒、纠正久坐不动的不良生活方式，为老年肌少症患者提供社会和专业支持，并积极防治与肌少症相关的基础疾病。

2. 营养治疗　营养素缺乏及其导致的肌蛋白合成降低是肌少症发生发展的重要原因，因此，营养不良肌少症患者的营养治疗非常重要。推荐老年人应保持适当的体重，避免体重过重、过低或波动过大，近半年内体重非意愿性下降超过 5% 者应及时就诊。限制热量可使肥胖人群脂肪组织中的炎症特征正常化，但肌肉减少性肥胖患者的减重应在摄入足够热量并保持膳食平衡和充足营养的基础上，补充蛋白质并进行有氧和抗阻运动，必要时也可以考虑蛋白质或氨基酸营养及维生素 D 营养补充剂。不涉及热量限制的蛋白质和氨基酸补充饮食干预可改善功能和 / 或力量，但通常不引起身体成分的显著变化，而其他饮食方法效果较差。日常饮食推荐每日摄入优质蛋白质 1.2g/kg，体弱或患有急性或慢性疾病的老年人优质蛋白质摄入量每日可达 1.2～1.5g/kg，一日三餐均衡分配。积极营养治疗的目标能量摄入定义为总能量消耗（total energy expenditure, TEE）加上累积的能量。每 1kg 体重的能量积累量通常需要 31 350kJ，若要在 30 天内增加 1kg 体重，则 TEE 目标每日能量摄入量增加 1 045kJ。此外，积极营养治疗也需与积极的运动和康复相结合，适应证包括恶病质前期、短肠综合征和轻中度痴呆的老年人；顽固性恶病质、急性疾病或损伤伴严重炎症，以及严重痴呆和活动减少的卧床患者通常禁用。

3. 运动疗法　在肌少症多因素发病机制治疗策略中，运动干预在管理和预防肌少症及其不良健康结果方面较为有效，是预防和延缓老年人肌少症的重要康复措施，但国内有关肌少症的干预研究尚处于起步阶段，尚缺乏高质量的研究和最佳实践的共识，现有的研究普遍推荐以抗阻力训练为基础的运动干预作为肌少症的一线治疗方案，推荐干预的频率为 2～3 次/周，每次干预时间不少于 30 分钟，至少持续 12 周。国内多数研究认为运动干预对四肢骨骼肌质量指数有积极改善作用，并可以提高老年肌少症患者的步速。现有研究认为运动干预可以改善老年肌少症患者的肌肉力量，无明显运动禁忌证的老年肌少症患者均应进行有规律的运动训练。运动干预的类型推荐抗阻运动、有氧运动、平衡训练。平衡障碍人群建议增加中国传统体育运动项目如太极拳等，可有效改善老年人群的平衡控制能力；肥胖人群建议增加训练的频率、时间、强度，运动时间增加至 45～60 min/d、5～7 次/周。心肺功能障碍人群运动前应由专业的运动训练医生进行运动应急试验，以评估患者的心肺功能，从而选择合适的运动器械，制订可耐受的运动强度、运动频率及持续时间。

4. 药物治疗　迄今为止，药物治疗肌少症的证据不足，尚无推荐的肌少症一线临床用药。过去有很多致力于改善肌少症的药物研究，但大多数药物仅能提高骨骼肌质量，对肌肉力量和步速等躯体功能并没有作用。目前治疗肌少症的药物主要包括选择性雄激素受体调节剂、肌生成抑制蛋白和激活素 Ⅱ 型受体通路拮抗剂类。一项关于肌少症药物治疗的综述纳入了 10 个药物的相关临床试验，其中只有维生素 D（特别是老年女性）和睾酮（临床肌肉无力和血清睾酮水平低的老年男性）具有改善肌肉质量、肌力和/或身体表现的作用，尚无证据推荐其他药物干预有效。

5. 传统医学

（1）中国传统体育运动项目

1）太极拳：太极拳是一种包含姿势调整、重心转移以及同呼吸协调配合的缓慢而有节奏的综合运动，美国和英国的老年病学会等共同提议将太极拳运动推荐为首选的平衡训练方式。推荐 24 式简化太极拳作为肌少症老年人首选传统运动项目。建议每次重复练习 2～3 遍，每遍之间休息 3～5 分钟，每周训练 3～5 次，坚持 12 周以上。

2）五禽戏：健身气功五禽戏相对简单易学，对场地、器械、干预指导人员要求不高，可有效提高老年肌少症患者平衡能力、下肢肌肉力量、步态、心肺功能和生活质量。建议先进行 1 周的学习期，熟练掌握后每周训练 3～5 次，每次持续时间 30～60 分钟，可将完整动作练习 2～3 遍，组间休息 3～5 分钟；建议坚持 12 周以上。

3）八段锦：新编健身气功八段锦可改善老年人的平衡能力、降低体脂率及血脂水平，对老年人骨骼、韧带、脊椎、关节及心肺功能起到系统锻炼的作用。可作为我国老年肌少症人群的干预方案、心肺功能障碍人群的康复方案以及健康老年人群的日常锻炼方式。新编健身气功八段锦有 8 个动作，需要先进行 1 周的学习期，推荐每周训练 3～5 次，每次 30～60 分钟，每次可将完整动作练习 2～3 遍。

（2）中医药治疗：肌少症属于中国传统医学"痿症"的范畴，病位在筋脉肌肉。中医理论而言，脾主肌肉，认为肌少症的病因病机多为脾虚导致消化不良，营养摄取不足所造成肌肉运动乏源。现代中医临床对本病的治疗主要集中于补益脾胃，具有补脾益气功能的药物能够提高线粒体的抗氧化能力，减少骨骼肌的损伤，进而延缓肌少症的发生和发展。多个调理脾胃为主的方剂（八珍汤、补中益气汤、四君子汤等）联合营养支持、运动锻炼治疗肌少症，证实可显著提高患者的肌肉质量、力量、功能及日常生活能力。但目前对于肌少症的中医治疗研究仍处于起步阶段，值得进一步尝试和探讨。

6. 物理因子治疗　由于年龄、健康、创伤等相关因素，老年肌少症患者常因心脏限制、平衡能力弱或缺乏足够的动力或兴趣而难以完成前述推荐的抗阻运动，重症监护室（intensive care unit，ICU）环境中的老年患者很少能够达到推荐的蛋白质摄入量，也很难进行负重运动，神经肌肉电刺激结合物理治疗和早期活动策略可能对 ICU 环境中的老年患者有益。

尽管欧洲、北美以及亚洲肌少症工作组等国际机构已各自出台肌少症防治专家共识以应对目前肌少症防控中的严峻局面，但我国对肌少症的认识尚处于初级阶段，仍存在对老年人肌少症的危害认知不足、评估方法不统一、诊疗欠规范、地区医疗水平不均衡等诸多问题，所以对肌少症的研究是全面提升广大百姓全生命周期健康水平的热点和关键问题之一。

（梁开如　黄仲禄）

参考文献

［1］BEAUDART C, ZAARIA M, PASLEAU F, et al. Health outcomes of sarcopenia: A systematic review and meta-analysis. PLoS One, 2017, 12（1）: e169548.

［2］中国康复医学会康养工作专家委员会. 中国老年人肌少症临床康复治疗指南. 加速康复外科杂志, 2022, 5（1）: 1-7.

［3］中华医学会老年医学分会，《中华老年医学杂志》编辑委员会. 中国老年人肌少症诊疗专家共识（2021）. 中华老年医学杂志, 2021, 40（8）: 943-952.

［4］中华医学会老年医学分会，老年人肌少症防控干预中国专家共识（2023）. 中华老年医学杂志, 2023, 42（2）: 144-153.

［5］中华医学会老年医学分会，《中华老年医学杂志》编辑委员会. 预防老年人肌少症核心信息中国专家共识（2021）. 中华老年医学杂志, 2021, 40（8）: 953-954.

［6］中国营养学会. 中国居民膳食指南（2022）. 北京：人民卫生出版社, 2022.

［7］王刚，梁开如. 更年期保健 100 问. 成都：四川大学出版社, 2022.

［8］TAGLIAFICO A S，BIGNOTTI B，TORRI L，et al. Sarcopenia：how to measure，when and why.Radiol Med，2022，127（3）：228-237.

［9］NISHIKAWA H，ASAI A，FUKUNISHI S，et al. Metabolic syndrome and sarcopenia. Nutrients，2021，13（10）：3519.

［10］CHIANCA V，ALBANO D，MESSINA C，et al. Sarcopenia：imaging assessment and clinical application.Abdom Radiol（NY），2022，47（9）：3205-3216.

［11］KIM J W，KIM R，CHOI H，et al. Understanding of sarcopenia：from definition to therapeutic strategies. Arch Pharm Res，2021，44（9-10）：876-889.

［12］YANG J，JIANG F，YANG M，et al. Sarcopenia and nervous system disorders. J Neurol，2022，269（11）：5787-5797.

［13］黄宏兴，史晓林，李盛华，等. 肌少 - 骨质疏松症专家共识. 中国骨质疏松杂志，2022，28（11）：1561-1570.

第十一节　心理健康管理

一、概述

更年期心理情绪障碍的发病机制尚不明确。大量的生物学相关因素研究结果表明，相关的致病因素主要包括：下丘脑 - 垂体 - 肾上腺轴功能失调、下丘脑 - 垂体 - 甲状腺轴功能失调、雌激素撤退假说、神经递质假说、多米诺骨牌效应、社会 - 心理相关等因素，是多种因素综合作用的结果。更年期女性心理健康的主要标志有 7 项：①智力正常；②心理表现符合年龄特征；③性格开朗乐观，善于控制情绪；④有自信心；⑤能够与人友好相处；⑥自尊自爱；⑦正确对待性爱。

二、重点管理人群

更年期女性由于卵巢功能的衰退、内分泌环境紊乱，导致出现一系列临床症状如潮热出汗、眩晕、复发性阴道炎、性交痛、尿失禁等，称为更年期综合征。同时更年期女性还面临一些社会和家庭问题，如工作状态的改变、"空巢"现象、婚姻的变化、亲人离世等，使更年期女性成为特定心理危机人群，15%～50% 的女性出现心理情绪障碍或者躯体化症状伴随心理情绪障碍，如失眠、烦躁、易激动、焦虑不安、情绪低落、精力缺乏等，其中最为突出的是抑郁障碍和焦虑障碍。

三、评估与诊断

（一）更年期抑郁障碍的症状和临床诊断

更年期抑郁障碍是指在女性自然绝经前后由各种原因引起的以显著而持久的情绪低落为主要临床特征的一类心境障碍,可伴有不同程度的认知和行为改变,部分患者存在自伤、自杀行为,甚至因此死亡。在国际疾病分类 ICD-10 中抑郁发作的核心症状包括情绪低落、兴趣与愉悦感丧失,导致劳累感增加和活动减少的精力降低。诊断应至少存在上述症状中的两条,且持续至少 2 周,另外还需伴有以下症状中的 2 项。

1. 思考或注意力集中的能力减弱或犹豫不决。

2. 自我评价过低,自信心下降。

3. 感到自己毫无价值,或过分地、不适当地感到自责、内疚(可以达到妄想的程度,并不仅仅是因为患病而自责或是内疚)。

4. 认为前途黯淡悲观。

5. 反复出现想死的念头,或有某种实施自杀的特定计划,或自杀行为。

6. 睡眠障碍。

7. 在未节食的情况下体重明显减轻或体重增加(例如,一个月内体重变化超过原体重的5%),或食欲减退或增加。

需与双相情感障碍、精神分裂症、创伤后应激障碍等精神障碍相鉴别,注意排除患者精神活性物质使用、器质性疾病(如甲状腺功能减退等)等所致抑郁发作。在门诊众多患者中如何快速地识别更年期抑郁症还需要一些问诊技巧,可用一些简易的抑郁自评量表(如患者健康问卷、抑郁自评量表、Beck 抑郁问卷等)初步筛查。

（二）更年期焦虑障碍的症状和临床诊断

有研究显示更年期焦虑障碍发病率高于抑郁障碍。更年期焦虑障碍是指首次发生于更年期的一组以焦虑症状群为主要临床相的精神障碍的总称。焦虑障碍的特点是过度恐惧和焦虑,以及相关的行为障碍。通常在无客观根据的情况下持续性地害怕,对自身健康或客观现实出现过分的担心,多伴有自主神经功能紊乱和疑病观念;常包括精神症状和躯体症状。精神症状表现为焦虑、担忧、害怕、恐惧、紧张不安;躯体症状表现为心慌、胸闷、气短、口干、出汗、肌紧张性震颤、颜面潮红、苍白等自主神经功能紊乱症状,睡眠紊乱,食欲紊乱,性功能减退,精力丧失以及一些非特异性躯体症状(如头痛或全身疼痛、周身不适、胃肠道功能紊乱、胸前区疼痛、尿频、尿急等);患者时常表现为敏感性增高、易激惹,严重干扰了正常生活。若持续时间短,便能很快恢复正常生活;若持续存在超过 1 个月,即可诊断为更年期焦虑障碍,需要进行进一步治疗。

需要注意的是更年期女性常有潮热、月经失调、失眠等躯体症状的主诉,对于同时伴有焦虑情绪的患者,诊断方面要着重考虑焦虑与躯体化症状之间的关系是因果还是共存;抑郁和焦虑常同时出现,应注意评估患者的抑郁症状,通常诊断抑郁和焦虑是根据两组症状的主次要程度来决定;也可用简易的焦虑自评量表(如焦虑自评量表,广泛性焦虑量表等)初步筛查。诊断过程中还需注意排除精神活性物质使用、器质性疾病(如甲状腺功能亢进)等所致焦虑障碍及其他精神障碍伴发的焦虑。

值得注意的是,在心理和情绪障碍中,抑郁与焦虑症状常常合并存在,同时可能合并有躯体化症状,即所谓的"抑郁焦虑状态"。

四、健康管理

包括预防、保健与治疗,强调三级预防的理念,目标是全面改善或消除抑郁、焦虑的核心症状,恢复患者社会功能(工作、学习、生活)和最大限度减少复发。

(一)自我管理

1.提高自我接受健康教育意识,正确认识更年期　更年期是每位女性的自然生理过程,不同女性的更年期症状存在着个体差异,多数女性能够平稳度过这一时期。更年期女性可通过社区、妇幼保健机构等开展的各种形式的健康教育,提高自己对更年期生理、心理变化的认识,及时纠正错误观念,积极参加社区、单位组织的活动,以更好地融入社会活动中,提升自身心身健康水平。

2.重视健康生活方式的建立　鼓励更年期女性养成健康的生活方式,具体如下。

(1)饮食:更年期女性饮食应以低脂肪、低糖、低热量食物为主,适当增加膳食纤维摄入和维生素补充,适当户外运动,避免肥胖。研究发现,血清镁和锌较高的绝经后女性抑郁症状相对较轻,通过膳食补充适量的镁和锌可以帮助预防抑郁情绪。

(2)睡眠:良好的睡眠有利于消除疲劳、保护大脑、增强免疫力、延缓衰老、维护心理健康。更年期女性每天适宜的睡眠时间为 7～8 小时,午睡 20～30 分钟。睡前不宜剧烈运动,可通过选择遮光效果好的窗帘、保持屋内灯光柔和、睡觉前听舒缓音乐或者做冥想放松训练等方法来提高睡眠质量。

(3)其他:鼓励更年期女性建立多种兴趣爱好,多参加体育锻炼、结交朋友、学会沟通,使患者得到亲朋的关心和支持,恢复自信;并鼓励其向医务人员讲述身体和心理上的症状。避免紧张、疲劳和情绪激动,减轻精神压力,学会一些积极的心理防卫,同时提高社会适应能力。

3.提高及时识别更年期心理问题的知识素养　女性应提高更年期女性自我保健的知识

水平,积极识别更年期症状如潮热出汗、失眠等躯体症状,及时就诊,减少更年期相关不良事件及疾病的发生。遇到心理困扰时懂得及时向社区或妇幼保健机构心理医生寻求帮助,必要时可至精神心理专科门诊就诊。

(二)医学管理

1. 群体管理　主要是指在社区积极开展精神卫生服务,加强社区内更年期女性的健康管理,定期和不定期开展社区精神障碍的流行病学调查,通过个别或集体交谈、科普书籍、版画、广播或电视网络等方式,普及更年期相关精神卫生知识。开展更年期保健服务的医疗机构亦可定期提供相关健康宣教课程,鼓励开展更年期女性健康沙龙、团体辅导课等形式生动活泼的健康宣教活动。针对更年期女性生理、心理特点,更年期心理保健的重要性,更年期常见的身心健康问题及影响因素,异常心理问题的自我识别和调节方法等方面提供相应知识。

社区及开展更年期保健服务的医疗机构提供连续性的心理卫生保健服务,以期对更年期女性心理问题早期发现、早期诊断和早期治疗,配合专科门诊的医学处理,以利于更年期女性早日控制病情进展和促进健康恢复。

2. 心理治疗　心理治疗通过言语、表情、态度、行为和周围环境的作用,影响、改变患者的感受、认识、情绪和行为,从而达到改善患者的心理状态、行为方式以及由此引起的各种躯体症状,使其人格向着较为积极的方向发展。相关医疗机构可提供个体或者团体辅导形式的更年期女性心身保健专项课程,如简版认知行为治疗、基于正念的更年期女性心身减压课程、积极心理学课程等,让更年期女性通过学习认知调整、情绪管理、自我心理调适、减压放松等心理保健方法,达到缓解压力、预防抑郁和焦虑等心理问题的保健目的。其他治疗方法包括精神分析疗法、支持性心理治疗等。

3. 药物治疗　有选择地使用药物治疗可以使更年期抑郁/焦虑症状很快得到控制,其效果出现比心理治疗快,而且对于那些心理治疗效果不佳或无效的患者有作用,但药物的使用目前仍有许多局限,使用过程中需要注意药物的适应证、禁忌证以及不良反应等。

(1)抗抑郁、焦虑药:临床已经普遍应用多种再摄取抑制剂、拮抗剂或三环类抗抑郁药物治疗更年期焦虑、抑郁障碍。

抗抑郁药主要包括:选择性5-羟色胺再摄取抑制药(SSRIs)(代表药物氟西汀、舍曲林、艾司西酞普兰、帕罗西汀等);选择性5-羟色胺及去甲肾上腺素再摄取抑制剂(serotonin-norepinephrine reuptake inhibitors,SNRIs)(代表药物文拉法辛、度洛西汀等);去甲肾上腺素及特异性5-羟色胺拮抗剂(代表药物米氮平等);5-羟色胺拮抗再摄取抑制剂(代表药物曲唑酮等);三环类抗抑郁药(代表药物多塞平、氯米帕明等);贯叶连翘提取物(圣约翰草提取物)等。

抗焦虑药主要包括：苯二氮䓬类药物（代表药物阿普唑仑、艾司唑仑、氯硝西泮等）；阿扎哌隆类药（代表药物丁螺环酮、坦度螺酮等）；β受体阻滞剂（普萘洛尔等）等。

（2）绝经激素治疗：更年期诸多症状与女性生殖衰老时期性激素水平波动下降有关。绝经激素治疗（MHT）不仅改善了更年期症状，也调节了单胺递质的代谢，缓解了情绪障碍问题，对更年期抑郁/焦虑症治疗有效。常用的药物有戊酸雌二醇、替勃龙、17β-雌二醇与地屈孕酮序贯复合片等。MHT使用过程中需注意有无治疗的禁忌证和慎用情况，采用个体化方案，并规范随访。

（3）激素与抗抑郁焦虑药的联合治疗：对于患者的症状应分析是属于更年期躯体症状还是抑郁/焦虑等精神神经系统症状，再根据症状的严重程度采取相应的治疗措施。如果更年期躯体症状明显，首选MHT；如果精神神经系统症状明显，首选抗抑郁焦虑药；如果既有明显更年期躯体症状又有明显抑郁焦虑症状，在使用MHT的同时加用SSRIs类药物等效果更好。

（4）中药治疗：对于女性更年期情绪障碍，中医多以肾虚为本，病机变化则以肾阴阳平衡失调为纲。治法以补肾之阴阳为主，兼顾心、肝等脏器。主要采用疏肝解郁、养心安神、滋养肝肾等法。常用方剂如逍遥散、柴胡疏肝散、甘麦大枣汤、百合地黄汤、柴胡桂枝汤、温胆汤等，中成药香芍胶囊对于改善轻中度更年期抑郁症状有一定疗效。

（5）其他治疗：包括针灸治疗、运动疗法、松弛训练等，这些辅助方法均有一定的疗效。

1）针灸治疗：有学者发现对于更年期抑郁症患者配以适当针灸治疗，疗效明显，主穴取气海、肝俞、肾俞、三阴交、神门等，相互为用可补肾调肝养心，改善患者症状，有待在今后的临床实践中进一步研究。

2）运动疗法：有氧运动能减轻个体的压力、改善情绪，同时能帮助控制更年期体重增加、缓解更年期躯体化症状，延缓卵巢功能衰竭速度。适合更年期女性的运动主要包括跑步、游泳、健身舞、散步等，建议开始阶段每周至少3次，每次持续15～20分钟，以后逐渐增加运动量。

3）松弛训练：进行规律的松弛训练和渐进式肌肉松弛训练、呼吸放松、冥想等可以有效帮助轻中度情绪障碍患者改善症状，松弛训练操作简单，条件要求不高，易实施，可以小组或团体形式展开。

4）家庭支持：帮助主要家庭成员意识到家庭支持的重要性，并培训其相关的沟通技能，有助于建立良好的家庭支持系统，缓解更年期女性的不良情绪。

5）通过网络、电话等远程心理服务模式帮助更年期女性应对焦虑、抑郁情绪或者失眠问题。

4.转诊问题 目前更年期情绪障碍识别率低，容易被漏诊、误诊，其有多方面原因，包括更年期精神神经系统症状具有隐匿性、非精神专科医护人员认识不足、患者自我识别能力弱等,故应提高非精神科医护人员对更年期抑郁焦虑的识别能力,尤其是对存在自杀倾向患者的识别,鼓励建立及完善多学科联络会诊机制,在不同医疗机构和科室之间形成协作工作体系,为更年期保健门诊提供心理保健服务技术指导和支持,共同制订更年期女性心理健康管理计划,加强相关科室人员心理危机识别意识,完善转诊网络体系,做到及时转诊。

(任慕兰　蒋成刚　安　静)

参考文献

［1］中国妇幼保健协会妇女保健专科能力建设专业委员会. 更年期女性心理健康管理专家共识. 中国妇幼健康研究,2021,32(8):1083-1089.

［2］中华人民共和国国家卫生健康委员会. 精神障碍诊疗规范(2020年版).2020.

［3］郝伟,陆林. 精神病学. 8版. 北京:人民卫生出版社,2018.

第十二节　认知功能障碍及管理

更年期作为人生历程中的一个转折阶段,是人生发展从鼎盛到衰退,生产力逐渐下降的过渡时期。女性在这一时期的生理、心理稳定性逐渐下降,再加上人类社会的进步、生活节奏的加快、工作强度的增加以及社会竞争的日益激烈,使更年期女性精神压力越来越大,主要表现为行为、心理活动上的紊乱为主的神经系统的发病率逐年增加。

而随着更年期女性年龄的增长,其认知活动呈现减退或老化的趋势。据大量文献报道,更年期女性出现认知功能衰退不仅与年龄、遗传易感等因素相关,还可能与饮食、吸烟、体育活动、社会参与等在内的生活方式,以及包括高血压、糖尿病、高胆固醇血症、缺牙、心理问题及女性绝经后内源性雌激素缺乏等在内的疾病相关因素有关。女性绝经后认知功能的衰退现象已引起社会的广泛关注。

一、认知功能障碍与痴呆的基本概念

认知是指人脑接受外界信息,经过加工处理,转换成内在的心理活动,从而获取知识或应用知识的过程。包括从简单地对自己与环境的确定、感知、注意、学习和记忆、思维和语言等。认知功能由多个认知域组成,包括注意力或警觉性、语言、学习与记忆功能、视觉空间能力、精神运算能力和执行能力等。认知功能障碍又称为认知功能衰退、认知功能缺损或认知残疾,泛指各种原因导致的各种程度的认知功能损害。

1.轻度认知功能障碍(mild cognitive impairment, MCI)

(1)MCI定义:是指有记忆障碍和/或轻度的其他认知功能障碍,但个体的社会职业或日常生活功能无明显影响,亦不能由已知的医学或神经精神疾病解释,是介于正常老龄化与痴呆之间的一种临床状态,达不到痴呆的诊断标准。

(2)MCI分型

1)遗忘型:包括单纯记忆损害和记忆伴其他认知功能两种,多发生于阿尔茨海默病的前期。

2)非遗忘:包括单个非记忆域损害,可能是多种痴呆的前期表现。

(3)MCI临床特征:轻度的认知功能障碍主要表现是记忆障碍。首先出现的是近事记忆减退;随着病情的发展,可出现远期记忆减退,还会出现人格方面的障碍。MCI程度一般分为轻度MCI、重度MCI,往往需要依据神经心理学检查的结果进行划分。确定MCI最重要的临床意义在于早期发现和早期干预,以便延迟或阻止痴呆的发生、发展。

2.痴呆(dementia)

(1)痴呆定义:是指器质性疾病引起的一组严重认知功能缺陷或衰退的获得性智能损害综合征,如进行性思维、记忆、行为和人格障碍等,可伴随精神和运动功能症状,损害达到影响职业、社会功能或日常生活能力的程度,通常具有慢性和进行性的特点。

(2)痴呆分型:临床上引起痴呆的疾病种类繁多,根据《2018中国痴呆与认知障碍诊治指南(一):痴呆及其分类诊断标准》,分类方法主要有以下几种。

1)按是否为变性病分类:分为变性病和非变性病痴呆,前者主要包括阿尔茨海默病(Alzheimer disease, AD)、路易体痴呆(dementia with Lewy body, DLB)、帕金森病痴呆(Parkinson disease with dementia, PDD)和额颞叶变性(frontotemporal lobar degeneration, FTLD)等。后者包括血管性痴呆(vascular dementia, VaD)、正常压力性脑积水以及其他疾病如颅脑损伤、感染、免疫、肿瘤、中毒和代谢性疾病等引起的痴呆。AD占所有类型痴呆的50%～70%。DLB发病仅次于AD,占痴呆的5%～10%,PDD约占痴呆的3.6%,FTLD占痴呆的5%～10%。VaD是最常见的非变性病痴呆,占痴呆患者的15%～20%。继发的痴呆患病率尚无准确的统计。

2)按病变部位分类:可分为皮质性痴呆、皮质下痴呆、皮质和皮质下混合性痴呆以及其他痴呆。皮质性痴呆包括AD和FTLD,皮质下痴呆类型较多,包括VaD、锥体外系病变、脑积水、脑白质病变等,皮质和皮质下混合性痴呆是包括多发梗死性痴呆、感染性痴呆、中毒和代谢性脑病,也见于DLB,其他痴呆包括脑外伤后和硬脑膜下血肿病变等。

3)按发病及进展速度分类:近年来,病情发展较快的"快速进展性痴呆(rapidly progressive dementias, RPD)"备受关注,RPD通常指在数天、数周(急性)或数月(亚急性)发展为痴呆。

（3）AD 临床特征：AD 以进行性认知功能障碍和行为损害为特征的中枢神经系统退行性病变。其临床症状可分为两方面，即认知功能减退及其伴随的生活能力减退症状和非认知性神经精神症状。病程演变大致可以分为轻、中、重三个阶段。

1）轻度：此期的主要表现是记忆障碍。首先出现的是近事记忆减退，常将日常所做的事和常用的一些物品遗忘。随着病情的发展，可出现远期记忆减退，即对发生已久的事情和任务的遗忘，面对生疏和复杂的事物容易出现疲乏、焦虑和消极情绪，还会表现出人格方面的障碍，如不爱清洁、不修边幅、暴躁、易怒、自私多疑。

2）中度：除记忆障碍继续加重外，患者可出现思维和判断力障碍、性格改变和情感障碍，患者工作、学习新知识和社会接触能力减退，特别是原已掌握的知识和技巧出现明显的衰退。此时患者常有较多的行为和精神活动障碍，有的因外出后找不到回家的路而走失，有的原来性格内向的患者现在变得易激惹、兴奋欣快、言语增多，而原来性格外向的患者则可变得沉默寡言，对任何事情（原来熟悉的事物、工作和个人爱好）提不起兴趣。

3）重度：此期的患者除上述各项症状逐渐加重外，还有情感淡漠、哭笑无常、言语能力丧失，以致不能完成日常简单的生活事项如穿衣、进食。终日无语而卧床，与外界（包括亲友）逐渐丧失接触能力。四肢出现强直或屈曲瘫痪，括约肌功能障碍。

二、绝经后女性认知能力变化的危险因素

绝经时女性雌激素水平下降，引起神经内分泌系统和细胞膜功能改变，前者影响神经递质合成、分泌及受体功能，后者使神经突触数目和连接减少，可塑性下降，还可直接影响神经元功能和生长。与认知功能相关的大脑组织如海马、大脑皮质、前额叶等可检测出雌激素受体及雌激素水平，AD 的重要病理学特征之一是大量神经元丧失和突触丢失。

绝经后女性的性激素远远低于男性，绝经后女性患 AD 的危险性比同龄男性高 2 倍，提示激素水平的下降可能是影响绝经后女性认知功能变化的主要因素之一。绝经后女性轻度认知障碍和痴呆的危险因素还有很多，主要可分为以下 4 类。

1. 人口学因素　高龄、低文化水平是轻度认知障碍和痴呆的危险因素，高教育程度是保护因素。

2. 遗传因素　轻度认知障碍和痴呆具有一定的遗传性，患者近亲的发病率高于普通人群，10%～15% 的患者有明显的家族史，目前已经发现多个基因与痴呆发病相关。

3. 血管因素　高血压、糖尿病、高血脂等是轻度认知障碍和痴呆的危险因素。

4. 生活习惯　高脂饮食、病态肥胖是痴呆的危险因素，规律运动和脑力活动是保护因素。

可见，危险因素中有些可治疗或调整（如血管因素、生活习惯），有些不可治疗或调整（如

年龄、性别、遗传等），应积极治疗或调整可干预的危险因素，预防或延缓认知障碍和痴呆的发生发展。

三、绝经激素治疗与认知

早在 20 世纪中期，绝经激素治疗（MHT）对女性认知功能的作用已经受到关注。一些观察性研究的荟萃分析显示 MHT 可使 AD 发病率降低 29%。然而一些随机对照研究发现 MHT 可能增加痴呆发病风险。MHT 对认知功能的影响仍存在争议，现就雌孕激素对认知功能影响的生理学基础，及 MHT 对绝经后女性认知功能的影响加以阐述。

（一）雌激素影响认知功能的可能机制

脑是雌激素作用的重要靶器官，在与认知功能有关的区域如海马、大脑前额叶、杏仁体、苍白球、基底前脑等广泛分布着雌激素受体（ERα、ERβ），雌激素通过与 ERα、ERβ 和非核受体结合来调节中枢神经系统功能，但雌激素对认知功能的影响机制复杂且尚不完全明了，其可能机制如下。

1. 通过增加神经元细胞的突触，促进神经元的再生和修复。

2. 增加脑动脉血流量，减少脑血管病变的危险。

3. 通过刺激葡萄糖的运输和摄取，增加脑对血糖的利用，从而改善大脑局部神经元的功能。

4. 作用于钙通道，维持细胞内外钙的平衡，降低神经细胞损伤的易感性，缓解神经元退变进程。

5. 雌激素的抗氧化作用，可减少和延缓神经细胞的衰老，对中枢神经系统起保护作用。

6. 通过调节载脂蛋白 E 和脑内 β - 淀粉样蛋白（Aβ）的代谢，防止 Aβ 的沉积，阻断 Aβ 沉积后对神经元的毒性作用。

（二）孕激素影响认知功能的可能机制

孕激素属于神经甾体类激素，是一种对中枢神经系统产生广泛影响的神经调质。中枢神经系统能自身合成和分泌孕激素及其衍生物，脑内广泛分布孕激素的特异性受体，主要存在于大脑皮质、海马、下丘脑、垂体、边缘系统等重要部位。目前研究孕激素的脑保护作用机制主要有以下几方面。

1. 促进神经保护因子的表达，提供神经营养。

2. 在转录水平能同时降低与神经炎症和凋亡起始相关的 NF-κB 浓度和 *NF-κB* 靶基因的表达，减少神经细胞凋亡。

3. 可通过影响 γ - 氨基丁酸（γ -aminobutyric acid，GABA）和兴奋性氨基酸（excitatory amino acid，EAA）神经递质系统发挥作用，抑制 EAA 受体或增强 GABA 受体而起到神经保护作用。

4. 可减轻脂质过氧化和氧化应激，对细胞膜具有稳定作用，减少炎症因子的释放，具有抗氧化和抗自由基作用。

5. 能阻止钙功能失调，使神经元免受脑内 β - 淀粉样蛋白所致的钙失衡和细胞毒性作用。

（三）MHT 对女性认知功能的影响

美国国立卫生研究院（National Institutes of Health，NIH）为评价绝经后女性应用 MHT 的收益和风险，于 1993 年组织了一项大规模、多中心、随机、双盲、对照临床研究——妇女健康倡议（WHI）。妇女健康倡议记忆功能研究（Women's Health Initiative Memory Study，WHIMS）是 WHI 研究中的一个分支项目，主要内容是对比评价单一雌激素、雌孕激素联合与安慰剂治疗，对所有原因引起的痴呆、轻度认知功能减退和大脑认知功能的影响。分析结果显示雌孕激素连续联合治疗可增加痴呆症的发生，不能预防轻度认知功能减退的发生。而 WHI 中心另一项分析年龄≥65 岁且明确没有痴呆的 2 947 例子宫切除女性，随机分为干预组（给予雌激素 0.625mg/d）和安慰剂组，平均随访 5 年，结果发现雌激素治疗并不增加痴呆症的发病率。

MHT 对于认知功能影响的结论，大样本的数据主要基于 WHI 的研究，WHI 纳入的人群均是绝经多年的老年女性，其人口学特征有局限性，已不属于 MHT 的最佳适用人群，研究结果不能外推至所有绝经后女性。来自 2016 年最新的一项随机对照试验，该研究纳入 567 例年龄在 41～84 岁的健康女性（绝经早期，6 年内；绝经晚期，10 年以上）。将参与者随机分配至口服 1mg 的 17β - 雌二醇治疗组或安慰剂治疗组，平均治疗时间为 57 个月。研究人员分别在基线、2.5 年和 5 年对参与者认知功能进行了评估，结果显示，两组间主要研究终点（言语情景记忆）无显著差异，绝经早期和绝经晚期女性认知影响差异相似。

迄今为止，MHT 与认知功能改变的关系仍存有争议。一方面是缺乏围绝经期及绝经早期的大样本随机对照研究，尚无充分的数据说明 MHT 对绝经后女性认知功能存在影响。另一方面不同的研究在采用的实验设计方法、对象选择、干预措施、评价指标、统计学分析等很多方面存在不同。MHT 对于认知功能影响的治疗窗及具体机制可能还需进一步的大样本临床随机对照试验及基础实验来探讨和证实。

尽管不同研究很多方面的差异导致结果不一致，但综合目前研究进行荟萃分析，发现绝经早期 MHT 可能会延缓认知功能下降，减少痴呆的发病风险；而绝经晚期首次 MHT 可能增加痴呆症或 AD 发生率。MHT 只有在绝经早期内源性雌激素水平下降时应用才对认知功能起保护作用,可作为维持和改善认知功能的用药选择;而在绝经后一段时间神经系统功能下降达到一定水平或出现痴呆症,神经细胞对雌激素的敏感性下降,MHT 的作用就减弱至消失。因此,对于 MHT 时机的选择,建议以绝经早期为宜,但不推荐 MHT 作为任何年龄预防认知功能下降或痴呆的唯一标准。

四、认知功能障碍的预防

认知功能障碍的发展是个长期的过程,可能在临床前数 10 年即已开始。在疾病进展的后期,特别是发生痴呆后再开始治疗,虽仍可能延缓认知功能衰退的进程,但已有的损害多不能逆转。因此早期干预具有重要意义,MCI 是早期发现和早期干预的切入点,具体干预措施仍在探索之中。绝经女性可以从多个方面采取预防措施。

1. 尽早开始 MHT 对降低认知减退和阿尔茨海默病的风险有益,特别是对于手术绝经者。年龄 ≥60 岁或绝经超过 10 年才启动 MHT 会对认知功能产生不利影响,增加痴呆的风险。

2. 避免过度饮酒、吸烟,生活有规律。饮酒过度会导致肝功能障碍、脑功能异常。一天饮酒超过 0.3L 的人比一般人容易得脑血管性痴呆。吸烟不只会造成脑血管性痴呆,也是心肌梗死等危险疾病的重要原因。

3. 饮食均衡,避免摄取过多的盐分及动物性脂肪。一天食盐的摄取量应控制在 5g 以下,少吃动物性脂肪及糖,蛋白质、食物纤维、维生素、矿物质等都要均衡摄取。

4. 适度运动,维持腰部及脚的强壮。手的运动也很重要,常做一些复杂精巧的手工会促进脑的活力,做菜、写字、吹奏乐器、画画等都有预防痴呆的效果。

5. 预防动脉硬化、高血压和肥胖等生活习惯疾病。

6. 对事物常保持高度的兴趣及好奇心,可以增加人的注意力,防止记忆力减退。老年人应该多做些感兴趣的事及参加公益活动、社会活动等来强化脑部神经。

7. 避免过于低沉、消极、唉声叹气,要以开朗的心态生活。高龄者常需面对退休、朋友亡故等失落的经历,很多人因而得了抑郁症,使免疫功能降低,没有食欲和体力,甚至长期卧床。

8. 要积极用脑,预防脑力衰退。即使在看电视连续剧时,随时说出自己的感想便可以达到用脑的目的。读书发表心得、下棋、写日记、写信等都是简单而有助于脑力的方法。

9. 保持年轻的心,适当打扮自己。

10. 随时对人付出关心,保持良好的人际关系,找到自己的生存价值。

五、MHT 对绝经后女性认知功能的影响

2016 年，国际绝经协会（International Menopause Society, IMS）发布了 MHT 推荐指南，针对 MHT 对绝经后女性认知功能的影响目前的观点如下。

1.MHT 不应用于增强认知功能的治疗。

2. 有 MHT 适应证的健康绝经女性在考虑使用 MHT 时不需过度担心 MHT 会对认知功能产生不良影响。

3. 对于阿尔茨海默病女性患者，痴呆症状出现后开始 MHT 对认知功能无受益或不会减慢疾病的进展，不支持对其应用 MHT。

4. 绝经后晚期开始使用 MHT 会增加痴呆风险。

5. 绝经早期启用 MHT 可能会降低痴呆的患病风险，但证据并不充分。

6. 每天通过饮食摄取植物雌激素（大豆异黄酮），对绝经后女性的认知功能无益处。

7. 手术绝经患者术后开始服用雌激素可能改善短期认知功能，但证据不充分，属于 B 级推荐。

另外，积极控制内在的疾病因素也很重要。相关研究发现，中年时期的心血管危险因素与老年认知功能减退、痴呆有关，血压过高或过低均对认知功能有不利的影响；糖尿病前期和亚临床高血糖水平对认知功能下降和痴呆有一定的预测价值；中年肥胖和超重与老年痴呆风险增加密切相关，中年肥胖可使老年痴呆风险增一倍；有脑卒中病史的人群，老年痴呆发病年龄小、发病风险大；胆固醇水平与老年痴呆发病风险密切相关；齿缺失、牙列不理想、咀嚼功能异常使认知功能下降和痴呆发生风险增加 20%；失眠、抑郁是老年性痴呆的危险因素，表现出高度焦虑的个体患阿尔茨海默病的风险增加 48% 等。

因此，更年期女性生活方式及基础疾病的管理是预防控制认知功能减退及痴呆发生发展最有效的手段。

（彭　斌　刘彩燕　史惠蓉）

参考文献

［1］欧阳雁玲，尹尚菁. 我国老年痴呆流行现状及防治策略研究. 中国软科学，2019（6）：50-58.

［2］吴丽萍，丁梅，洪晓彤，等. 老年痴呆危险因素研究进展. 赣南医学院学报，2020，40（4）：427-432.

［3］陈岩，陶志敏，李博，等. 失眠与老年性痴呆相关性的 Meta 分析. 现代预防医学，2021，16：3055-3058.

[4] BRENOWITZ W D, ZEKI AL HAZZOURI A, VITTINGHOFF E, et al. Depressive Symptoms Imputed Across the Life Course Are Associated with Cognitive Impairment and Cognitive Decline. J Alzheimers Dis, 2021, 83（3）: 1379-1389.

[5] PENTKOWSKI N S, ROGGE-OBANDO K K, DONALDSON T N, et al. Anxiety and Alzheimer's disease: Behavioral analysis and neural basis in rodent models of Alzheimer's-related neuropathology. Neurosci Biobehav Rev, 2021, 127: 647-658.

[6] 中国痴呆与认知障碍指南写作组,中国医师协会神经内科医师分会认知障碍疾病专业委员会. 2018 中国痴呆与认知障碍诊治指南(一): 痴呆及其分类诊断标准. 中华医学杂志, 2018, 98（13）: 965-970.

[7] 中华医学会妇产科学分会绝经学组. 中国绝经管理与绝经激素治疗指南 2023 版. 中华妇产科杂志, 2023, 58（1）: 4-21.

第十三节　性保健与避孕

一、概述

性是动物最自然的本能之一,是其个体繁殖与物种延续的基础。人类的性行为不仅是生理本能的反映,而且是包括思想、情感、意识形态在内的社会心理因素作用的结果,是情感、态度及行为的综合表现。人的性行为在不同发育阶段会有不同的特征,更年期女性处于生物学变化较大、生活事件多发的时期,因此,更年期女性的性问题需要引起关注。

更年期女性性功能的改变是基于下丘脑-垂体-卵巢轴和卵巢功能的变化,主要过程为:首先激素变化的总趋势是雌激素水平逐渐下降,抑制素减少而促卵泡生成素、黄体生成素上升,继而卵巢内卵泡耗竭殆尽,卵巢功能不可逆地停止,不再分泌激素,不再对垂体促性腺激素进行反应,生育能力终结,同时其他内分泌激素也下降,导致与之相关的器官系统功能改变。

1.月经周期紊乱　主要表现为月经稀发,月经频发,月经不规律,月经量过多或过少。

2.泌尿生殖系统　出现以生殖道和下泌尿道萎缩为主的改变。

3.体温变化　体温调节中枢稳定性改变,出现阵发性潮热、出汗等。

4.体型和体重　容易发生脂肪堆积,导致体重增加;面部出现色斑,乳房下垂,腰椎压缩性骨折,影响体态体貌。

5.骨骼及关节功能　骨骼的强度和密度及肌肉强度下降,关节软骨弹性和韧性下降,容易引发关节疼痛和炎症,增加骨折风险。

6. 自主神经功能不全　出现便秘、夜尿、失眠、性功能下降等。

二、更年期女性性功能障碍及影响因素

女性性功能障碍(female sexual dysfunction,FSD)是指女性在性反应周期中的一个或几个环节发生障碍,包括性欲减退、性唤起障碍、性高潮障碍或与性交相关的疼痛,导致不能产生满意的性生活所必需的性生理反应和性快感。更年期女性是一个特殊人群,在其性功能逐渐衰退的同时,仍有性的要求,但也易发生性功能障碍。主要的影响因素如下。

1. 性激素缺乏　导致生殖道黏膜萎缩,可能产生性交痛,或因此而引起泌尿生殖系统炎症,影响性生活,详见本章第五节第一部分。

2. 妇科手术　如卵巢切除术后造成卵巢功能衰退,子宫切除术后由于解剖结构的改变以及可能的心理因素,对性生活造成影响。

3. 机体慢性疾病　如糖尿病、高血压、盆底功能障碍等,可能引起阴道润滑下降、性欲降低、性唤起障碍、性高潮障碍、性交疼痛等。

4. 心理因素　如焦虑或抑郁会减少性交次数,降低性欲。

5. 社会因素　社会文化及固有观念,性知识缺乏会使女性无法应对性功能的变化。

实际上,更年期女性不必过分担心性功能的衰退,可以通过夫妻之间多沟通,相互理解,在医生指导下通过雌激素治疗、盆底康复治疗、局部使用润滑剂等方式维持适度性生活,有助于延缓机体衰老,改善睡眠,增进夫妻感情,促进家庭和谐。

三、更年期女性避孕策略

更年期女性卵巢功能趋于衰退,排卵和月经都开始变得不规律,月经稀少,但仍有卵泡可发育,即仍有排卵性月经,这就意味着更年期女性受孕概率虽不高,但仍有妊娠的可能性。因此,更年期女性不能单纯以月经或者年龄作为终止避孕的标准,而是应该到医院确诊绝经后再停止避孕。

一般来说,进入围绝经期后,规律的周期性排卵渐渐被无排卵的月经周期取代,可出现各种类型的月经失调,直至完全绝经,这个阶段的时间多在 1~3 年。

(一)更年期女性避孕方式选择的原则

满足此年龄阶段女性避孕的需要,避免或减少避孕所致的健康风险,同时获得额外的健康获益。

（二）更年期女性常用的避孕方式

宫内节育器（包括左炔诺孕酮宫内缓释系统）、单纯孕激素避孕方法（皮下埋植剂、醋酸甲羟孕酮注射液）、复方甾体激素避孕方法（复方口服避孕药、避孕贴剂、阴道环）、女性绝育术、避孕套、外用避孕药、紧急避孕等。

（三）适合更年期女性的避孕方式推荐

随着年龄的增长，心脑血管疾病、血栓、肥胖、骨质疏松、糖尿病和恶性肿瘤等发病率增加，更年期女性避孕方法的选择与年轻女性有所不同。首要推荐长效避孕：含铜宫内节育器（copper-containing intrauterine device，Cu-IUD）、左炔诺孕酮宫内缓释系统（levonorgestrel-releasing intrauterine system，LNG-IUS）、皮下埋植剂、醋酸甲羟孕酮注射液（depot medroxyprogesterone acetate，DMPA）；单纯孕激素避孕方法可提供避孕外的健康益处，如治疗月经量增多、子宫内膜增生、异常子宫出血等。次要推荐避孕套，但需强调坚持和正确使用；对于无生育需求或再次妊娠存在威胁母儿生命安全风险的夫妇，可选用男性或女性绝育术；不常规推荐复方甾体激素避孕方法、自然避孕法、外用避孕药；紧急避孕是避孕失败的补救措施，需要时可首要推荐放置含铜宫内节育器，其次推荐紧急避孕药。总之，对于更年期女性，建议要在医生的指导下选择合适的避孕方式。

各种避孕方法的适应证和注意事项如下。

1. 含铜宫内节育器（Cu-IUD）　含铜节育器是我国女性使用最多的高效、长效可逆避孕方法，对 40 岁及以上无禁忌证的女性推荐使用 Cu-IUD，已经放置 Cu-IUD 并且没有继续使用禁忌情况的女性可以继续使用，到期可以酌情更换新的宫内节育器。使用 Cu-IUD 避孕的更年期女性，建议在月经停止后 6～12 个月内取出。

2. 左炔诺孕酮宫内缓释系统（LNG-IUS）　对于 40 岁及以上有避孕需求的女性，排除禁忌证后，推荐使用 LNG-IUS，特别是有子宫内膜癌高危因素（如肥胖、多囊卵巢综合征）、月经周期紊乱、月经量多、需要激素补充治疗的女性，放置前要注意排除子宫内膜恶性和不典型性病变。

3. 皮下埋植剂　皮下埋植剂是将含有孕激素的硅胶棒植入皮下，药物缓慢而恒定地释放入血，从而发挥长期的避孕作用。推荐 40 岁及以上女性评估并排除禁忌证后使用皮下埋植剂避孕。

4. 醋酸甲羟孕酮注射液（DMPA）　排除禁忌情况后，40～50 岁女性可推荐使用，50 岁以上女性不再推荐使用 DMPA。

5. 避孕套　对于 40 岁以上不适宜使用高效避孕方法的女性可使用避孕套，但需要坚持并正确使用，避孕才相对可靠。

6. 复方短效口服避孕药（compound short-acting oral contraceptive，COC）　尽管不属

于禁忌,但如在 40 岁以后开始使用,应在医生指导下,并在使用前进行健康筛查。如果女性不吸烟,也不存在其他对心血管的不良因素,使用口服避孕药的风险相对较少,益处主要包括避孕、预防子宫内膜增生、预防骨质疏松、改善性生活等。如果存在以下情况不推荐使用COC 避孕。

（1）35 岁以上的吸烟女性。

（2）存在偏头痛。

（3）存在多种心血管疾病高危因素,如高血压（即使控制满意的高血压患者）、卒中病史、高脂血症及缺血性心脏病等。

（4）糖尿病同时存在肾脏、视网膜、神经病变或患糖尿病 20 年以上。

（5）不明原因的阴道出血。

（6）未确诊的乳腺包块及乳腺癌患者。

（7）胆囊及肝脏疾病。

（四）避孕方法知情选择

首先应通过系列医学检查对健康情况进行评估,主要是排除禁忌证和留存基础资料;之后可以向医生详细进行避孕方法、避孕效率、优缺点、适应证、禁忌证、正确使用方法、常见副作用及其防治办法等方面的咨询,并在医生的指导下选择最适合自己的方法。在使用中遇到问题应随时咨询医务人员,出现异常情况应及时就医。

（五）意外妊娠处理

更年期女性出现停经、阴道不规律出血、身体乏力或胃肠不适、食欲缺乏、头痛、头晕等症状,应到医院进行检查,首先应排除妊娠。如果一旦确诊意外妊娠而选择人工终止时,应依据体检结果选择合适的方法。

人工终止妊娠是避孕失败的补救措施,不是生育调节的有效方法。年龄≥50 岁的女性手术风险增加。

（六）更年期避孕误区

1. 更年期就意味着丧失生育力　更年期女性卵巢功能逐渐衰退,雌激素水平波动性下降,排卵与无排卵的月经周期可交替出现,导致月经周期缩短、延长或紊乱,通常持续多年,直至绝经。此时的女性总体生育率下降,40～44 岁女性 1 年内的妊娠率为 10%～20%,45～49 岁接近 12%,50 岁及以上的女性自然妊娠罕见。在围绝经期有 54% 的月经周期仍有排卵,但由于月经及排卵不规律,对避孕的重视程度不足,更年期女性是非意愿妊娠的高风险人群。与年轻女性相比,其妊娠后母儿不良结局的风险显著增加,无论是继续妊娠还是终止妊娠,均会带来更大的风险。因此,更年期女性在确认绝经以前均应该继续采取避孕措施。此阶段大部分女性已完成生育,需要高效、长效避孕。

2. 更年期女性不需要刻意避孕 随着围绝经期的进展,女性的卵巢排卵功能不断衰退,但并非代表完全无排卵,特别是绝经过渡期早期排卵周期仍较常见,逐渐才被无排卵周期取代。资料显示,月经不规律的更年期女性,仍有 34% 的受孕机会。有的更年期女性认为,既然怀孕的可能性少,就没有必要刻意避孕,万一怀孕就做人工流产手术。但需要提醒的是,人工流产和引产对女性的身体健康是有损害的,而且高龄女性患滋养细胞肿瘤的机会比育龄女性要高,发生恶变的风险也更大,因此,更年期女性仍要采取避孕措施。

3. 停经后应该马上取环 进入更年期,原来放置有宫内节育器的女性,如果无不良反应,仍可将其继续保留;若出血频繁或出血量过多,可在征求医生意见后考虑提前取出,以免掩盖其他病情,贻误诊治。女性在更年期子宫并不会明显缩小,子宫的萎缩一般在绝经以后才会明显出现,而且取出宫内节育器是一项比较成熟的技术,更年期女性不必担心子宫萎缩会给取出宫内节育器带来困难。一般来说,进入更年期并不等于绝经,不能急于取环。更年期女性应在绝经后 1 年左右取出宫内节育器。

4. 安全期避孕适合更年期女性 安全期避孕是指不采用任何避孕方法或手术,避开在排卵前后易受孕的时期性交,以达到避孕的目的。生育期女性通常是在两次月经周期的中间排卵,此时称为排卵期。卵细胞排出后,受孕的时间为 24 小时以内。精子进入女性生殖道后,如果在良好的宫颈黏液中获能(获得生育能力),尚能存活 1～3 天。如月经周期平均为 28 天,排卵日期是在月经前 14 天。如能明确排卵时间,在排卵前 5 天和排卵后 1 周的受孕危险期内避免性交,在此之外的时间可不受限制,即可达到避孕的目的,也就是安全期避孕。

安全期避孕只适合于月经周期规律的女性,夫妇经常在一起生活、能熟练掌握安全期者使用。更年期女性由于排卵不规律,不宜使用安全期避孕。

(梁开如 沈 洁)

参考文献

[1]严仁英. 妇女卫生保健学. 北京:学苑出版社,1994.

[2]陈辉,方为民. 高校更年期妇女性健康的 KAP 研究. 中国妇幼保健,2002,17(2):117-119.

[3]中华医学会计划生育学分会. 40 岁及以上女性避孕指导专家共识. 中华妇产科杂志,2020,55(4):239-245.

[4]中华医学会计划生育学分会. 绝经后宫内节育器取出技术指南. 中华妇产科杂志,

2019, 54（10）：649-653.

［5］柴明涵，董白桦. 左炔诺孕酮宫内缓释系统的临床应用. 中国计划生育和妇产科，2014, 6（3）：30-32.

［6］张兰予，董贺玲. 女性更年期特点及其保健. 中国老年学学会老年医学委员会2008年全国老年健康管理高层论坛论文集. 2008：168-174.

［7］中华预防医学会妇女保健分会更年期保健学组. 更年期妇女保健指南（2015年）. 实用妇科内分泌电子杂志，2016, 3（2）：21-32.

第十四节　营养和体重管理

一、中老年女性的能量和营养素需要

营养（nutrition）指人类不断从外界摄取食物，经体内消化、吸收、新陈代谢来满足自身生理需要及维持身体生长发育和各种生理功能的全过程。适宜的营养状况是保证人体生存和健康的基本条件。

（一）体重评价和能量计算

中老年女性合理营养的核心问题是达到和维持"能量平衡"。若能量入大于出，即能量正平衡，剩余部分转变为脂肪贮存于体内，可致超重或肥胖；若能量入不敷出，即能量负平衡，欠缺部分需动员体内脂肪供给，造成体重和蛋白质流失。"过剩"和"低下"都是营养不良（malnutrition），均使某些慢性疾病的发生风险增加。体重状况是评价能量平衡的最佳指标。

1. 体重评价　体重评价包括两个主要内容，即理想体重计算和现实体重评估。

对女性而言，理想体重（kg）＝［身高（cm）－100］×0.85。此公式亦适用于中老年女性。中老年女性体重状况评价标准见表5-8。

表5-8　中老年女性体重评价标准

现实体重占理想体重的比例/%	体重评价
＞120%	肥胖
110%～120%	超重
90%～109%	正常

续表

现实体重占理想体重的比例 /%	体重评价
80%～89%	偏轻
＜80%	消瘦

也可借助体重指数（BMI）评价，BMI ＝体重（kg）/[身高（m）]^2。BMI 的中国评定标准参见表 5-9。

表 5-9　BMI 中国评定标准

BMI/（kg·m^{-2}）	等级
≥28.0	肥胖
24.0～27.9	超重
18.5～23.9	正常值
＜18.4	体重过低

2. 能量计算　中年和老年女性在每日所需的总能量上有所不同。

（1）中年女性：可根据体重状况和体力活动强度，确定每日总能量（表 5-10）。

表 5-10　中年女性每日能量需求（以每千克理想体重计）　　　　　单位：kcal/kg

体重评价	轻体力活动	中等体力活动	重体力活动
体重正常	30	35	40
超重 / 肥胖	20～25	25～30	30～35
偏轻 / 消瘦	35	40	45

注：轻体力活动，如办公室人员等；中等体力活动，如教师、护士等；重体力活动，如职业舞蹈演员等。

根据体重状况和活动强度，确定相对应的单位能量值，再乘以理想体重，即为每日需要的总能量。

例如，某中年女性身高 160cm，现实体重 50kg，近期体重无明显改变。其每日所需能量可按照下述步骤计算。

1）计算理想体重＝（160－100）×0.85 ＝ 51kg。

2）比较实际体重和理想体重的关系：实际体重占理想体重的比例约 93%，属正常范围。

3）根据表 5-10 确定单位能量值为每日每千克理想体重 30kcal。

4）用单位能量乘以理想体重得出总能量，即 30kcal/kg×51kg，近似等于 1 500kcal。应注意的是，肥胖或消瘦的中年女性应相应降低或增高能量需要量。

（2）老年女性：老年女性能量需要较中年女性有所降低。一般情况下，超过 60 岁者，每增加 10 岁，总能量应减少 10%。即 60～70 岁，总能量较中年女性减少 10%；70～80 岁，总能量较中年女性减少 20%；80～90 岁，总能量较中年女性减少 30%；依次类推。

（二）三大产热营养素需求量

1. 蛋白质 根据我国膳食的特点，蛋白质按照每千克体重 1.0～1.2g 提供，按照产热比例，一般为总能量的 10%～15%。中老年女性每日蛋白质总量平均为 60～70g，其中来自动物性食物的优质蛋白应占到 50% 以上。

2. 脂肪 中老年女性膳食脂肪总量不宜超过 60g，一般情况下，30g 来自烹调用植物油，其余来自瘦肉等动物性食品。脂肪产热量不宜超过总能量的 30%，其中，饱和脂肪酸、多不饱和脂肪酸和单不饱和脂肪酸大约各占 10%。对患有肥胖、糖尿病、心血管疾病、脂肪肝等疾病的中老年女性，可适当减少饱和脂肪酸、增加单不饱和脂肪酸的摄入量。

3. 碳水化合物 产热量约占总能量的 55%～60%。建议增加多糖类食物（如淀粉等），减少单糖、双糖（如蔗糖等）的摄入量。

二、超重和肥胖症的医学营养管理

（一）超重和肥胖症的营养评定

对超重和肥胖患者进行营养评定的目的是判断其超重或肥胖的程度和类型。超重和肥胖患者的一般特点为体内脂肪细胞体积和数量的增加，导致总体重超标和总体脂（total body fat，TBF）占体重百分比（TBF%）的异常增高，并在某些局部（如腰部等）沉积过多脂肪。如果脂肪主要蓄积于腹壁和腹腔内，被称为"中心性"或"向心性"肥胖，这是多种慢性疾病重要的危险因素之一。

目前公认的对超重和肥胖患者的营养评定方法包括体重指数法、理想体重法、腰围与腰臀围比值法、人体组成法和皮褶厚度法等，各类方法各有利弊。对人体外表的观察通常可大致估计肥胖及消瘦的程度，适用于初筛，但无法定量。在临床实践和流行病学调查中，判定超重和肥胖程度最实用的人体测量（anthropometry）指标是 BMI 和腰围。其他方法，如核磁共振成像术、多频生物电阻抗分析法等，可较为精确地测定体脂的百分含量，但所用仪器相对昂贵，限制了其应用于大规模的调查。皮褶厚度法因测量误差较大已较少使用。

1. 体重指数评定 BMI用于肥胖程度的判定可消除不同身高对体重的影响,以便于人群或个体间的比较。研究表明,BMI与TBF%有明显相关性,可较好地反映肥胖程度。但BMI也存在一定的局限性。近来发现,单纯采用BMI不能反映因年龄、性别、种族、疾病等差异造成的体脂含量和分布的不同。对肌肉很发达的运动员或伴有水肿的患者,BMI可能出现过高估计其"肥胖"的问题。而老年人因瘦体组织随年龄增加明显减少,计算BMI可能过低估计其肥胖程度。结合腰围测定,必要时进行体脂测定,将有助于弥补BMI的不足。腹部脂肪堆积可导致心血管疾病的发病风险增高,而测定腰围是判定腹部脂肪状况的有效指标,故将腰围测定作为和BMI同等重要的判断肥胖程度的核心指标。

2. 腰围评定 腰围指腰部周径的长度。脂肪在身体内的分布,尤其是腹部脂肪堆积的程度,与肥胖相关性疾病有高强度的相关性。目前认为,腰围是衡量脂肪在腹部蓄积(即中心性肥胖)程度最简单和实用的指标。并且,腰围大于界值(即腹部脂肪增加)是肥胖相关性疾病的独立危险因子。

考虑到亚洲人与欧洲人的差异,尤其是我国居民与欧洲人和美洲人的差异,国际生命科学学会中国办事处中国肥胖问题工作组根据对我国的13项大规模流行病学调查,总计约24万成人的数据,汇总分析了BMI与相关疾病患病率的关系,提出判断中国成人超重和肥胖程度的界限值,以及结合腰围来判断相关疾病的危险度的方法(表5-11)。

表5-11 中国成人超重和肥胖的BMI和腰围界限值与相关疾病危险的关系*

分类	BMI/$(kg \cdot m^{-2})$	腰围/cm		
		<85(男) <80(女)	85~94(男) 80~89(女)	≥95(男) ≥90(女)
体重过低**	<18.5	—	—	—
体重正常	18.5~23.9	—	增加	高
超重	24.0~27.9	增加	高	极高
肥胖	≥28	高	极高	极高

注:*相关疾病指高血压、糖尿病、血脂异常和危险因素聚集;**体重过低可能预示有其他健康问题。

(二)超重和肥胖症的医学营养治疗

1. 超重和肥胖症医学营养治疗的"定位" 根据美国国立卫生研究所(National Institutes of Health, NIH)联合美国国立心、肺、血液学会(National Heart, Lung, and Blood Institute, NHLBI)、北美肥胖研究协会(North American Association for the Study of Obesity)制定的《肥

胖治疗指南》，目前常用的超重和肥胖治疗方法主要有医学营养治疗（medical nutritional therapy，MNT）、运动疗法、行为疗法、药物疗法以及手术疗法等。其中，MNT 是肥胖综合治疗的基础。对轻、中度肥胖患者，合理的 MNT 可取得一定疗效；而对于重度肥胖和恶性肥胖患者，常需借助药物治疗和手术治疗。

2. 超重和肥胖症医学营养治疗的流程　超重和肥胖症的医学营养治疗大致遵循以下流程进行。

（1）营养评定：主要通过 BMI 计算、人体组成分析和腰围测量来判断肥胖程度。

（2）膳食调查：详细了解患者的膳食史，包括食欲、食量、食物种类、餐次等。

（3）生活方式调查：详细了解患者的生活特点、规律性，特别是有无运动及运动情况（运动方式、频率、强度等）、心理状况（必要时进行心理量表评分）等。

（4）详细了解患者是否合并其他疾病，系统记录血压、血脂、血糖、肝肾功能等情况。

（5）结合上述信息及患者的个体情况，制订详细的营养治疗目标和内容（包括启动目标和维持量），设计基于个体化特点的食谱。

（6）疗效监控：随诊，了解患者减重的速度和程度，并进行调整。

3. 超重和肥胖症营养治疗的核心原则　减重的核心原则是使患者能量代谢处于"负平衡"状态，一方面，降低能量摄入量；另一方面，增加能量消耗量。在此过程中，应保证蛋白质、必需脂肪酸、矿物质、维生素、膳食纤维等营养素的合理摄入及适宜的分配比例，即保持平衡膳食原则。在制订和实施营养治疗方案的同时，必须遵循个体化原则，并纠正患者的不良饮食习惯。

4. 减重膳食的种类　目前，国际上提出和应用的减重膳食方法一般包括三类：①控制总能量膳食（亦称"节食膳食"）：每日总能量控制在 1 200～1 600kcal；②低能量膳食：每天总能量约为 600～1 200kcal；③极低能量膳食（亦称"半饥饿疗法"）：每天总能量低于 600kcal。其中，前两种膳食主要适用于轻度和中度肥胖患者。极低能量膳食疗法主要适用于重度和恶性肥胖患者。实施极低能量膳食疗法时，通常患者需要住院，在医生和营养师的密切观察下进行治疗。

无论采用何种膳食，维持超重和肥胖者的身心健康、尽量减少减重对机体造成的不良影响、同时减少贮存于体内的脂肪量都是营养治疗的基本原则。故在实施营养治疗时，应特别满足以下三点：①决定合适的能量摄入量；②适当的营养素分配比例和供给；③纠正不良的膳食习惯，建立规则的膳食和生活习惯。

5. 确定能量及各类营养素摄入量

（1）能量：美国《肥胖治疗指南》建议肥胖患者以每周减重 0.25～0.50kg 为宜（即每月减重 1～2kg）。1kg 人体脂肪约含 7 000kcal 能量，故若在一周内减重（脂肪）0.25～0.50kg，须每日减少能量摄入 250～500kcal。可根据理想体重确定能量摄入量，每日所需总能量＝理想体重（kg）× 每千克理想体重所需能量（表 5-12）。

表 5-12　成人每日能量供给量表（按理想体重计算）　　　　　　　　　　单位：kcal/kg

活动量	能量供给
卧床	20～25
轻体力劳动	31～35
中体力劳动	36～40
重体力劳动	41～45

减重过程中，需不断调整能量摄入。减重过程是个动态过程，当机体适应目前的低能量摄入后，基础耗能也相应减低，因此如果仍采取同样的能量摄入，往往在治疗开始后的 1～2 个月出现体重停滞不前的适应性现象。此时，除采用坚持运动来促进体重进一步下降外，还需再次调整能量摄入。一般减少能量摄入的程度控制在每日 100kcal 以内，每 2 个月调整一次，直至体重降至目标体重。而后维持该能量摄入以维持目标体重。

（2）三大产热营养素：在膳食减重过程中，三大产热营养素的分配比例至关重要。正常平衡膳食的三大营养素分配比例是蛋白质占总能量的 10%～15%，脂肪为 25%～30%，碳水化合物为 55%～60%。而肥胖营养治疗的三大营养素分配原则为蛋白质占总能量的 25%，脂肪占 15%～20%，碳水化合物占 55%。

在蛋白质的选择中，动物性蛋白质可占总蛋白质的 50% 左右。一般来说，动物性食品不仅含较高的蛋白质，而且含有较高的脂肪。如果摄入蛋白质 60～80g，则同时可摄入脂肪 20～30g。

在有限的脂肪摄入量中，应保证必需脂肪酸的摄入，同时多不饱和脂肪酸和饱和脂肪酸的比例维持在 1∶1～1∶2 为宜。

（3）微量营养素：在控制饮食的过程时，常伴随维生素和无机盐等摄入不足的问题，特别是维生素 B_1、维生素 B_2、烟酸、钙、锌、铁等。为防止维生素和无机盐缺乏，需在医生指导下，适当服用多种维生素和矿物质制剂。同时，须注意合理的食物选择与搭配。新鲜蔬菜、水果、豆类及脱脂牛奶等均为微量营养素的主要来源。

6. 极低能量膳食　该方法并非肥胖症患者营养治疗的首选方法，仅适用于前两种方法不能奏效的肥胖症患者或顽固性肥胖症患者，而不适用于轻度肥胖症患者、生长发育期的儿童、孕妇以及伴有重要器官功能障碍的患者。极低能量膳食的应用时间通常为 4 周，最长不可超过 8 周。严格来说，使用极低能量膳食的患者必须住院，在医生和营养师的密切观察下接受治疗，不可在门诊或患者自己家中进行。在开始极低能量膳食之前，须先进行 2～4 周的临床观察。

如果极低能量膳食使用 4 周后,患者出现显著的负氮平衡,则应考虑停止极低能量膳食。另外,如果在治疗过程中,出现进行性的贫血、肝功能异常、严重的电解质紊乱,特别是低钙血症、心律不齐等症状,应及早停止极低能量膳食。极低能量膳食的副作用包括较重的饥饿感、头痛、乏力、恶心、呕吐、腹痛、腹泻、注意力不集中等,但是这些症状可在治疗开始 1 周后逐渐缓解。在极低能量膳食停止后,为避免反弹,可采用控制总能量膳食的方法继续进行减重治疗。如有必要,可再度使用极低能量膳食。

（于　康　梁开如）

参考文献

[1]中国营养学会. 中国居民膳食指南 2022. 北京:人民卫生出版社,2022.

[2]中国医疗保健国际交流促进会营养与代谢管理分会,中国营养学会临床营养分会,中华医学会糖尿病学分会,等. 中国超重／肥胖医学营养治疗指南（2021）. 中国医学前沿杂志（电子版）,2021,13（11）:1-55.

[3]LOVOOY J C, CHAMPAGNE C M, DE JONGE L, et al. Increased visceral fat and decreased energy expenditure during the menopausal transition. Int J Obes（Lond）, 2008, 32（6）: 949-958.

[4]PARK K M, PARK S C, KANG S. Effects of resistance exercise on adipokine factors and body composition in pre—and postmenopausal women. J Exerc Rehabil, 2019, 15（5）: 676-682.

第十五节　口腔保健

据研究,约 43% 的绝经后女性有口腔不适的症状出现,最常见的是口腔干燥、唾液减少、口腔灼热感、味觉障碍、口腔疼痛耐受性改变以及使用可取戴假牙的耐受性降低。上述口腔的生理性改变除与增龄有关外,国内外一些文献还提出口腔的某些生理性变化与更年期内分泌改变有关。因此,更年期女性应该重视口腔保健,有效预防龋齿及牙龈萎缩,积极治疗口腔相关疾病。

一、更年期常见的口腔疾病

（一）龋齿

龋齿指牙体组织在致龋菌的作用下,发生慢性进行性破坏的感染性疾病。与口腔内细菌、宿主、食物等多种因素密切相关,是口腔疾病中最常见的病种之一。有研究显示,在农村地区成年人龋齿的发病率随着年龄的增长而明显增加。更年期女性因为牙龈退缩,易出现根面龋;牙缝增大,食物易嵌塞,容易出现邻面龋。因牙齿龋病可能引起疼痛、继发感染、口腔黏膜疾病、牙缺失、全身疾病等危害,已被世界卫生组织列为人类三大重点防治疾病之一。

（二）灼口综合征

灼口综合征(burning mouth syndrome,BMS)是一种病因不明的慢性口面部疼痛疾病,不伴明显的临床体征和病理损害,以口腔黏膜自发性、持续性或反复发作的烧灼样疼痛为特征,被认为是一种"神经病理性疼痛",可能与社会心理、神经病理、内分泌或免疫等多因素有关。BMS 不是单纯的口腔疾病,其病因包括局部刺激、全身疾病及精神心理因素三个方面。口腔的局部因素包括烂牙的残根、残冠及补牙充填物或假牙的机械性刺激,还有过度饮酒、吸烟等。BMS 常见于围绝经期和绝经后女性,因此,性激素失调被认为可能是另一个重要的 BMS 致病因素。绝经后 BMS 增加的原因可能是卵巢类固醇合成减少,引起肾上腺类固醇缺乏或功能障碍,致使类固醇对神经组织的神经保护作用消除;而类固醇中雌激素水平的降低还可引起机体物质代谢的紊乱,致多巴胺、去甲肾上腺素失调及阿片样物质活性降低,引起交感神经及副交感神经功能失常。

（三）口腔溃疡

口腔溃疡是发生率较高的口腔疾病,典型表现为周围黏膜红肿、疼痛等,好发于舌、软腭、唇及颊等角化差的部位,对患者的日常生活、工作均有较大影响。难治性口腔溃疡主要指接受内科治疗后溃疡仍未愈合,或反复发作。目前仍未完全明确其发病机制与病因,但通常认为与饮食习惯、局部组织创伤、免疫功能障碍、缺乏微量元素或维生素、激素或药物使用状况等有关。相关报道指出,口腔溃疡的发生、发展、反复发作均与免疫状态密切相关,若 T 淋巴细胞亚群功能异常紊乱或平衡被打破,均会造成口腔溃疡。更年期口腔内唾液分泌减少,上皮萎缩变薄,口腔内 pH 值下降,呈酸性环境,加上精神紧张、焦虑、失眠,导致口腔溃疡多发。

（四）口腔扁平苔藓

口腔扁平苔藓（oral lichen planus，OLP）是一种常见的口腔黏膜慢性炎症性疾病，临床表现为丘疹、斑块、糜烂、大疱、萎缩和口腔溃疡等，慢性病程，反复发作，可影响口腔的所有部位，最常见的部位是颊黏膜，其次是舌、齿龈和唇黏膜，口腔后部皮损双侧对称分布是 OLP 的典型病变。WHO 将 OLP 视为一种癌前病变，尤其是糜烂或溃疡性 OLP，其恶变的风险为 0.4%～5%。

（五）颞下颌关节紊乱病

颞下颌关节紊乱综合征（temporomandibular joint disorder syndrome，TMDS）是口腔颌面疾病中的常见、难治性疾病，临床上患者多以疼痛、张口受限和杂音为就诊原因，且患病率高，病情迁延难愈，被 WHO 指出是影响健康的口腔疾病。少数患者还会出现面部疼痛、头痛、颈痛以及肩胛骨疼痛等。在我国的患病率约为 20%，中年群体较为多见。

（六）药物相关口腔疾病

更年期常用药物可能增加口腔疾病的发生。如降压药（钙通道阻滞剂），硝苯地平、维拉帕米等可引起药物性牙龈增生；钙通道阻滞剂和免疫抑制剂联用会增加牙龈增生的发生率和严重程度；双膦酸盐类药物（骨吸收抑制剂）可导致双膦酸盐骨坏死，表现为曾有或正在进行双膦酸盐治疗，多有拔牙、颌骨手术史，但创口长期不愈，局部反复肿胀伴有较剧烈疼痛，抗生素不能完全控制，局部红肿组织增生，窦道溢脓、下颌膨隆肿胀、下唇麻木。

二、更年期常见口腔疾病的病因

雌激素受体也存在于口腔黏膜中，雌激素会以与影响阴道黏膜相似的方式影响口腔黏膜。牙龈是雌激素和睾酮的靶器官，性激素的变化将引起牙龈组织的变化，女性激素降低可影响牙龈组织的完整性和牙周组织的健康，雌激素缺乏还会影响口腔黏膜上皮的成熟过程，并可能导致其变薄和萎缩，使其更容易受到局部机械损伤，从而导致更年期女性对口腔疼痛耐受性的变化以及使用可取戴假牙耐受性的变化。有研究显示，性激素水平的改变会引起与口腔躯体感觉有关的小神经纤维的退行性改变。国内一项最新研究表明，女性牙周组织中雌激素的表达可能与牙周炎相关，雌激素对牙龈组织除了起间接作用外，还可直接影响牙周组织；而孕激素对牙周组织可能以间接影响为主。此外，唾液腺也依赖激素，雌激素的降低会导致唾液分泌及其稠度的变化。唾液作为对口腔健康非常重要的介质，唾液的物理性质和化学成分变化会影响口腔的内环境，直接或间接诱发某些病理变化，导致更年期女性患龋齿和牙周病的风险增加。随着增龄，骨骼中钙质快速丢失，牙槽骨逐渐出现疏松和萎缩。

同时,更年期女性心理也在经历着重要的变化,这会导致其对口腔变化或疾病的感知强度出现异常,而口腔不适又会对患者的情绪状态产生巨大影响。

三、更年期常见口腔疾病的预防和治疗

更年期女性应定期进行口腔检查和牙齿清洁,接受口腔卫生的个性化指导,预防和及时治疗口腔疾病。国外一些临床研究结果报道,在绝经早期低剂量补充雌激素对牙周组织具有保护作用。如果更年期女性口腔存在对局部预防和治疗不敏感的疾病,则建议进行妇科会诊以评估是否需要实施绝经后激素补充治疗。

(一)龋齿

1.预防　龋齿常表现为无机质脱矿和有机质分解,如果病情得不到及时的控制,会诱发牙髓炎、颌骨炎症以及牙槽骨炎等疾病,甚至造成全身性感染,导致患者出现疼痛情况,对其生活带来严重的影响。更年期女性应注意口腔卫生,减少龋齿的发生。坚持餐后3分钟内漱口,每天坚持早晚刷牙,掌握正确的刷牙方法,每次刷牙不少于3分钟,覆盖内侧、外侧和咬合面。

2.窝洞填充

3.有创伤性修复

4.非创伤性修复

(二)灼口综合征

1.消除局部刺激因素

2.调整自主神经功能

3.雌激素治疗

4.维生素及微量元素治疗

5.抗真菌治疗

6.促进唾液分泌

7.纠正患者伸舌自检的不良习惯,心理治疗(不可忽视)

(三)口腔溃疡

1.对因治疗

2.个体化治疗,关注药物毒副作用

3.加强心理疏导,缓解紧张情绪

（四）扁平苔藓

1.局部抗角化　维 A 酸制剂。

2.全身抗角化

3.抗感染治疗

4.局部皮质激素治疗　注射曲安奈德。

5.少量短期皮质激素

6.中量短期皮质激素

7.免疫调节

（五）颞下颌关节紊乱综合征

1.以保守治疗为主,采用对症治疗和消除或减弱致病因素相结合的综合治疗。

2.减弱和消除各种可能造成关节内微小创伤的因素,如咀嚼硬物等。

3.减弱和消除自身免疫反应(清洗关节腔内免疫复合物、皮质激素类药物关节腔内注射),改善患者全身状况和精神状态。

4.进行医疗知识教育,使患者能进行自我治疗、自我关节保护、改善不良生活习惯。

（六）双膦酸盐骨坏死

1.重视预防,行双膦酸盐治疗前,积极处理口腔疾病,减少局部刺激因素。

2.停用双膦酸盐,积极控制疼痛和继发感染。

3.广泛外科清创,部分病例甚至需要行颌骨部分切除术。

（胡　涛　韩　波）

参考文献

［1］中华预防医学会更年期保健分会. 更年期健康管理核心信息专家共识. 实用妇科内分泌电子杂志, 2022, 9(1): 1-10.

［2］栾文民, 陈霞, 吴新建. 古城村成人缺牙及龋齿状况纵向观察. 中华口腔医学杂志, 1994, 29(3): 152-155.

［3］SURI V, SURI V. Menopause and oral health. J Midlife Health, 2014, 5(3): 115-120.

［4］DUTT P, CHAUDHARY S, KUMAR P. Oral health and menopause: a comprehensive review on current knowledge and associated dental management. Ann Med Health Sci Res, 2013, 3(3): 320-323.

［5］CIESIELSKA A, KUSIAK A, OSSOWSKA A, et al. Changes in the oral cavity in menopausal women-a narrative review. Int J Environ Res Public Health, 2021, 19(1): 253.

[6]DYM H, LIN S, THAKKAR J. Neuropathic pain and burning mouth syndrome: an overview and current update. Dent Clin North Am, 2020, 64(2): 379-399.

[7]WODA A, DAO T, GREMEAU-RICHARD C. Steroid dysregulation and stomatodynia(burning mouth syndrome). J Orofac Pain, 2009, 23(3): 202-210.

[8]姚江伟. 康复新液联合西地碘治疗复发性口腔溃疡疗效观察及对 T 淋巴细胞亚群、白细胞介素 2 和白细胞介素 6 表达的影响. 中国基层医药, 2020, 27(20): 2534-2538.

[9]SHIVA A, ARAB S, MOUSAVI S J, et al. Serum and salivary level of nitric oxide(NOx) and CRP in oral lichen planus(OLP)patients. J Dent(Shiraz), 2020, 21(1): 6-11.

[10]刘奇峰, 付彧. 颞下颌关节紊乱病诊断及治疗综述. 全科口腔医学电子杂志, 2018, 5(21): 54-55.

第十六节　耳鼻喉保健

部分更年期女性会出现喉咙干涩不适,有些人会出现耳鸣等症状。咽部不适感和耳鸣病因复杂,可能与耳鼻喉器官疾病有关,也可能是因为激素水平下降、器官退行性改变及自主神经功能紊乱所致,同时不排除药物副作用所致。

一、更年期常见的耳鼻喉症状

(一)咽痒、咽痛、咽异物感

咽痒、咽痛、咽异物感是更年期最常见的耳鼻喉症状。患者常出现咽喉不适,有时因为分泌物渗出,导致咽喉里有痰。主要原因是更年期女性激素水平改变,导致咽腔黏膜变得很松弛,出现咽喉部异物感。更年期女性因为更年期综合征经常出现潮热、心悸等不适,当出现咽喉不舒服时,特别容易出现烦躁情绪。

(二)耳鸣

耳鸣是指在没有相应的外界声刺激的情况下,主观上对声音的感知。随着人们生活节奏、生活方式及生活环境的改变,耳鸣的发病率逐渐升高,并严重困扰患者生活、工作和休息。在美国,大约 1/3 成年人生活中会出现耳鸣,其中至少 10% 的人会出现需要医学评估的、长时间的耳鸣。我国大约有 10% 的人出现过耳鸣,其中耳鸣严重到影响生活、睡眠质量、记忆力、精神集中度的患者占2%，0.5%的耳鸣患者因为严重耳鸣自觉残疾。

耳鸣的危害如下。

（1）影响睡眠：耳鸣在夜深人静时越发严重，持续的声响使患者入睡困难，即使入睡，睡眠也特别浅，令人烦躁不安，辗转难眠。

（2）影响工作：耳鸣会严重影响患者的注意力，导致工作效率下降，同时要忍受耳鸣带来的巨大痛苦，却常不能被人理解，使得对工作和学习也逐渐失去兴趣。

（3）影响情绪：长期耳鸣使患者产生心烦意乱、担心忧虑、焦虑、抑郁等不良情绪，部分患者宁愿听不见任何声音也不要再耳鸣，达到难以忍受的程度。

（4）影响人际关系：听不清别人讲话，交谈时经常需要对方重复，逐渐会被有意疏远，或是背后被人议论，往往会严重影响日常人际交往。如果总是得不到外界的理解和帮助，容易变得性情急躁、好发脾气。耳鸣患者还常存在社交恐惧、适应障碍等问题。

（5）造成神经衰弱：耳鸣同时也与人的不良情绪（抑郁、焦虑不安）、压力程度以及疲劳程度密切相关。长期耳鸣的人会出现神经衰弱的症状，多伴有头痛、头晕、多梦等。

（6）增加心理压力：从患者的角度，耳鸣症状可能是身体抱恙的警钟。严重的持续性耳鸣让患者感到有什么灾难性的病变要到来，而产生一种极为恐惧的心理，有着极大的心理压力，有时甚至会产生自杀倾向。

（三）鼻塞

更年期女性可出现间歇性鼻塞，导致呼吸不畅。在白天劳动的过程中，鼻塞的症状会有所缓解。到了夜里会出现明显的呼吸不畅和鼻子不通气的情况，同时还会伴有头晕头痛、呼吸不畅等相关症状。

（四）鼻腔分泌物异常

鼻腔分泌物多为黏稠性脓性分泌物，偶尔伴有清水一样的鼻涕。随着病情的发展，会出现严重的鼻腔黏膜肿胀、疼痛和呼吸急促等现象。

（五）嗅觉下降

细菌感染时，由于鼻腔分泌物明显增多，可能会引起不同程度的嗅觉下降。除此之外，由于嗅区黏膜受到长时间炎症刺激，甚至会引起嗅觉功能减退或者消失等现象。

二、更年期常见耳鼻喉症状的治疗

(一)耳鸣

耳鸣虽然不危及生命,但带来的负面影响往往很大。因此需要积极治疗。

1. 病因治疗 病因治疗是医学上首要且最理想的治疗方法。如病因无法确定或是病因虽然明确但却无法治疗,则病因治疗极为困难。治疗可分内科药物治疗、外科手术治疗两种。

2. 药物治疗 可分为两类,一类为减轻耳鸣对患者的影响,另一类为耳鸣的抑制药。减轻耳鸣影响的药物主要包括抗焦虑、抗抑郁药,但均有不同程度的副作用,甚至有些药物可加重耳鸣,故用药时应慎重,且不能过量。耳鸣的抑制药包括利多卡因、氯硝西泮、卡马西平、舒必利、eperijone hydrochloride 等。

3. 掩蔽治疗 耳鸣掩蔽疗法的原理主要是通过对神经系统重新训练或再编码,降低中枢兴奋性,增加中枢抑制,切断耳鸣与不良情绪的恶性循环,促进患者对耳鸣的适应,从而达到治疗的目的。包括松弛训练、佩戴助听器等。

(1)松弛训练:让患者斜靠在沙发上或躺在床上,双臂放于扶手或平放在身体两侧,随意采取舒适的姿势。首先让患者握紧拳头,然后松开;咬紧牙关,然后松开。反复做几次。训练时要求环境安静、幽雅、灯光柔和、气温适宜。每次训练 20～30 分钟,每日或隔日一次,一般要经过 6～8 次的训练才能学会松弛。

(2)佩戴无线蓝牙耳机助听器:戴好无线蓝牙耳机助听器后,打开智能手机的蓝牙功能,连接上助听器。此时可以打开手机中耳机助听器显示的声音,选择可以掩蔽掉耳鸣的模式。但这种方法比较适合轻度的耳鸣患者。一般一天可以听 2～3 次,一次听 30 分钟左右。

4. 心理治疗 耳鸣的心理学治疗是指通过语言的和非语言的交流方式及一些特殊方法,来影响和改变被治疗者的心理状态及心理障碍,从而达到阻断恶性循环、治疗耳鸣的目的。常有认知疗法、生物反馈疗法。

5. 电刺激疗法 是指利用电流直接刺激听觉系统达到抑制耳鸣的目的。根据电刺激电极部位,电刺激疗法分为外刺激(颅或外耳)及内刺激(中耳和内耳)两类。主要治疗对象为耳蜗性病变的耳鸣患者,仪器多采用耳鸣抑制器或电刺激器。

6. 联合治疗 由于耳鸣的病因和病变部位不同,耳鸣的治疗方法除了病因治疗外,联合治疗(包括药物、生物反馈、声掩蔽、电刺激等)更为合理,可以缩短治疗时间,减少具有副作用药物的用量,增加协同疗效,更有效地治疗耳鸣。耳鸣联合治疗的效果:女性高于男性,前庭功能正常耳高于前庭功能异常耳。

(二)慢性单纯性鼻炎

1.病因治疗 找出全身、局部和环境等方面的致病原因,及时治疗或排除影响。

2.局部治疗

(1)鼻腔分泌物过于黏稠时,可使用温热生理盐水冲洗鼻腔。

(2)血管收缩剂滴鼻:通常使用0.5%～1.0%麻黄碱生理盐水或盐酸羟甲唑啉鼻喷剂等,2～3次/d,连续使用不超过7天。萘甲唑啉可引起药物性鼻炎,加重鼻塞,宜慎用。

(3)封闭治疗:0.25%～0.50%普鲁卡因做迎香和鼻通穴位封闭;也可行鼻堤或双下鼻甲前段黏膜下注射,每次1.0～1.5ml,隔日1次,5次为1个疗程。

(4)针刺迎香和鼻通穴:每日或隔日1次,7次为1个疗程。

(5)中成药治疗:鼻窦炎口服液、藿胆丸、鼻炎片、散风通窍滴丸等。

(三)咽炎

1. 去除病因,包括避免过于劳累,避免过于紧张、闷闷不乐、急躁等,适当运动,避免食用过热、过冷或辛辣刺激的食物,多吃含维生素C的水果、蔬菜,以及富含胶原蛋白和弹性蛋白的食物。

2. 一般不用抗生素治疗。

3. 局部应用含漱液及含片治疗。

4. 如有胃食管反流病,应在医生的指导下服用中和胃酸的药物,药物治疗常用雷尼替丁、法莫替丁或奥美拉唑等抑制胃酸分泌,并加用多潘立酮、西沙比利或莫沙必利促进胃排空,减少反流。

(梁开如)

参考文献

[1]贺璐,王国鹏,彭哲,等. 耳鸣临床应用指南. 听力学及言语疾病杂志,2015,(2): 116-139.

[2]贺璐,王国鹏,龚树生. 美国《耳鸣临床应用指南》解读. 中华医学信息导报,2016, 31(5): 20.

[3]CIMA R F, MAZUREK B, HAIDER H, et al. A multidisciplinary European guideline for tinnitus: diagnostics, assessment, and treatment. HNO, 2019, 67(Suppl 1): 10-42.

[4]王洪田,李明,刘蓬,等. 耳鸣的诊断和治疗指南(建议案). 中华耳科学杂志,2009, 7(3): 185.

第十七节 眼保健

性激素的特异性受体广泛存在于眼部各组织中,如眼睑、泪腺、睑板腺、结膜、角膜、虹膜、睫状体、晶状体、视网膜和脉络膜,在调节眼睛正常生理功能中发挥着重要作用。更年期激素变化会导致眼部结构和功能的改变,因此更年期眼部疾病应当引起广泛关注。

一、更年期常见的眼科疾病

(一)干眼症

干眼症是一种以泪膜稳态丧失为特征的多因素眼表疾病,可伴有泪膜不稳定和高渗、眼表炎症和损伤以及神经感觉异常,造成眼部多种不适症状和视功能障碍。干眼症的主要症状包括干燥、烧灼感、视力模糊、流泪、畏光和眼红,可能会影响患者的日常生活,降低生活质量。根据发病机制,干眼症可分为两种类型:以泪腺产生泪液减少为特征的缺水型和以泪膜的性质改变和不稳定为特征的蒸发型。根据所使用的定义、诊断方法和所研究的人群的不同,成年人群中干眼症的患病率在 5%~50%。干眼症的患病率随着年龄的增长而增加,女性发病率高于男性,绝经后女性有更高的发病率,更年期与干眼症的风险增加显著相关;无论年龄大小,在年龄相近的女性中,绝经后随着年龄增加干眼症的风险会成比例增加。

泪膜由泪腺分泌的水层、睑板腺分泌的脂质层和结膜杯状细胞分泌的黏蛋白三大成分组成。眼表稳态由泪液的产生、蒸发、引流,健康的角膜上皮细胞,角膜基底下神经丛,角膜炎症和免疫状态相互作用而维持。绝经过渡期和绝经后女性经历重要的激素变化,特别是雌激素和雄激素,这在干眼症的病理生理学中起相关作用。雄激素和雌激素水平下降会影响泪腺分泌泪液的体积及稳定性,降低泪液周转速度,增加泪液渗透压,延长眼表暴露于碎屑和微生物的时间。雄激素和雌激素具有抗炎作用,可以下调细胞因子介导的眼部炎症反应。性激素减少,泪膜的高渗状态会刺激泪腺和受压的眼表上皮细胞合成和分泌炎性细胞因子。炎症过程的激活可能会影响神经功能,并破坏泪腺的反馈机制,进一步阻碍泪液的产生和清除,继而导致干眼症。雄激素能调节睑板腺功能,更年期雄激素的减少导致睑板腺组织损失,睑板腺合成和分泌脂质的质量和数量下降,泪膜脂质层不稳定,因此更年期干眼症以蒸发性为主且常伴有睑板腺功能障碍。绝经后女性使用性激素治疗能够通过增加泪液过氧化物酶活性、泪液溶菌酶浓度和免疫球蛋白 A 水平来减轻症状。性激素治疗能够改善绝经后女性的泪液功能测试结果,这些研究提示患有干眼症的更年期女性使用激素替代疗法具有潜在价值。

（二）青光眼

青光眼是一组以视网膜神经节细胞丧失、视网膜神经纤维层变薄和视神经乳头杯状改变为主要特征,造成进行性视神经损害和不可逆的视野缺损的慢性疾病,是全球首位的不可逆性致盲眼病。全球 40～80 岁人群的青光眼患病率约为 3.5%,随着人口老龄化,预计 2040 年将有 1.118 亿人患有青光眼,青光眼病例数量的增加很大程度上归因于亚洲和非洲病例的显著增加,到 2040 年,亚洲仍将是原发性开角型青光眼和原发性闭角型青光眼患者人数最多的地区。

有研究表明,绝经年龄提前、循环雌激素水平下降与青光眼的发生风险增加有关,提示雌激素暴露与青光眼风险有关联。眼压是主要的可变风险因素,眼压调节是青光眼治疗的核心,高眼压会导致筛板压缩、变形和重塑,阻碍视神经的轴突运输,降低眼压是目前阻止或减缓青光眼发展行之有效的方法。据研究,与同龄绝经前女性相比,绝经后女性青光眼发病率显著增加,眼压增加 1.5～3.5mmHg。与未接受性激素治疗的绝经后女性相比,接受性激素治疗的绝经后女性的眼压可有不同程度降低。因为更年期房水流出能力和眼部组织的顺应性会降低,雌激素可能通过激活胶原纤维的合成而改善眼部组织的顺应性。雌激素水平的降低减少了胶原纤维的数量和眼睛的弹性,这可能导致眼压升高。筛板处胶原纤维的减少改变了眼部组织顺应性,加剧了对视神经的压迫。非青光眼患者小梁网状细胞在拉伸后以不同的方式表达雌激素受体,提示雌激素可以影响房水流出阻力和眼组织的生物力学特性,在青光眼的发病机制中起作用。同时,雌激素被认为具有神经保护作用,可以改善视网膜神经节细胞存活率、促进轴突的再生,这对于青光眼患者中视网膜神经节细胞的凋亡具有重要意义。此外,雌激素能够通过增强内皮型一氧化氮合酶的活性,调节平滑肌张力和血管阻力,增加眼部血流量,绝经后女性使用性激素治疗能够改善青光眼中眼部血流受损和灌注压降低的状况,维持视网膜神经纤维层厚度。目前,青光眼患者可以通过药物、激光或手术治疗来降低眼压以防止进一步的视力丧失。适当剂量的雌激素既能降低眼压,又具有一定的神经保护作用,可能是青光眼的潜在治疗方法,尤其是针对更年期女性青光眼患者,可能优势更加明显。

（三）白内障

白内障是指晶状体混浊,光的吸收率和散射增加导致视觉功能受损。根据晶状体混浊的位置,白内障可分为核性白内障、皮质性白内障和后囊白内障。白内障是全球最常见的致盲原因,其患病率随着年龄的增长而增加,女性患病率高于男性。女性更容易经历晶状体变化,尤其是皮质性白内障和核性白内障。

绝经期提前的女性发生皮质性白内障的风险较高,而绝经较晚的女性风险较低;雌激素暴露增加,如使用口服避孕药和更多的分娩次数,发生核性白内障的风险较低;雌激素抑制剂他莫昔芬的使用会增加患白内障的风险。这些研究提示雌激素可能对晶状体有保护作用。

氧化应激被认为是白内障形成的主要致病因素,雌激素能够通过稳定线粒体膜,从而保留能量合成的驱动力,发挥抗氧化作用。炎症因子和氧化应激水平的增加可引起绝经后女性的白内障,使用性激素治疗可通过减弱炎症因子和氧化应激水平来降低白内障的发病率。此外,晶状体上皮细胞是晶状体代谢最活跃的部分,特别容易发生氧化损伤,晶状体上皮细胞间的连接形成了维持晶状体的透明性状的屏障,能够阻断水和各种成分(如各种离子、糖类)进入晶状体。在过氧化氢诱导的氧化应激中,雌激素能保护晶状体上皮细胞免受细胞骨架蛋白解聚导致的死亡。雌激素抑制剂他莫昔芬通过阻断氯离子通道引起晶状体膨胀和混浊,提示雌激素能够调节晶状体的水合作用和离子组成,有助于保持晶状体透明。有研究表明,性激素治疗能使绝经后女性患核性白内障和皮质性白内障的风险降低,更年期女性使用性激素治疗可能起到预防白内障的作用。

(四)老年性黄斑变性

老年性黄斑变性是一种多因素的进行性眼病,以视网膜色素上皮细胞、布鲁赫膜和脉络膜毛细血管层的变性为特征,导致感光细胞的损伤和死亡,可造成精细空间视觉、色觉和暗适应的不可逆损伤。老年性黄斑变性可分为早期、中期和晚期非血管性老年性黄斑变性或晚期新生血管性老年性黄斑变性。非血管性老年性黄斑变性以视网膜色素上皮、脉络膜毛细血管和光感受器的地理性萎缩为特征;湿性老年性黄斑变性以异常血管从脉络膜侵入视网膜外层,导致渗漏、出血和纤维化为特征。全球约 8.7% 的人患有老年性黄斑变性,预计 2040 年将增加到 2.88 亿。

老年性黄斑变性的主要危险因素包括年龄、吸烟、遗传、高血压、体重指数增加、心血管疾病史、既往白内障手术史。与男性相比,女性患新生血管性老年性黄斑变性的风险更高;月经初潮至绝经年限的增加,即雌激素产生持续时间较长,早期老年性黄斑变性的风险显著下降;在老年女性中使用性激素治疗和避孕药能够降低发生软玻璃膜疣或新生血管性老年性黄斑变性的风险;这些研究提示雌激素可能在老年性黄斑变性中发挥保护作用。老年性黄斑变性的发病机制涉及持续的氧化应激、慢性炎症以及脂褐素和玻璃膜疣的累积增加。雌激素具有抗氧化和抗炎能力,能通过调节参与老年性黄斑变性发病机制的信号通路,保护视网膜色素上皮。此外,有研究表明绝经后女性的脉络膜循环低于绝经前女性,激素治疗显示出改善脉络膜循环即颞下视网膜动脉、视神经乳头周围视网膜和视神经乳头边缘的血流,从而起到对老年性黄斑变性中脉络膜的保护作用。

二、更年期常见眼科疾病的预防和治疗

(一)早期筛查,对症治疗

更年期眼部疾病早期筛查可以参考年龄相关眼健康管理。基于视力、眼屈光、眼压、彩色眼底照相4个参数的眼健康管理模式可作为更年期女性视功能衰退及眼病的有效筛查手段,从而构成主动眼健康的第一道检测防线,提早发现更年期女性的视觉相关问题。基于目前的研究资料,在4个参数中,2项或2项以上的参数异常可提示不同类型的眼部相关问题:远距、近距视力结合眼屈光检查结果,可提示老视相关问题;彩色眼底照相的清晰程度可提示眼屈光介质的透明程度,与视力检查结果相结合,可发现白内障等导致屈光介质混浊的眼部问题;眼压检查结合彩色眼底照相的视神经乳头形态评价,能筛查并发现可疑青光眼;视力检查结合彩色眼底照相的视网膜成像,能发现视网膜相关疾病,如老年性黄斑变性、糖尿病性视网膜病变等。对于早期筛查提示眼部疾病可能的患者,建议及时转诊专科医生,制订个性化的治疗方案,延缓疾病进展。

(二)改善生活方式

吸烟、体重指数增加、高脂血症等是眼部疾病的危险因素。戒烟、定期锻炼、控制体重可以减少眼部疾病的风险暴露。绝经后女性经常因激素紊乱而出现睡眠困难,睡眠剥夺会改变自主神经和内分泌功能紊乱,从而影响眼部功能。因此保证充足的睡眠,提升睡眠质量有益于眼部健康。膳食补充多种维生素和矿物质补充剂、烟酸、核黄素可以预防老年性黄斑变性和白内障。研究表明,绝经后女性食用富含植物雌激素的饮食(如亚麻籽、大豆)可以改善短波长自动视野检查的表现。ω-3脂肪酸的摄入被认为有益于干眼及老年性黄斑变性。

(三)绝经激素治疗

性激素治疗可以降低眼部疾病的风险,有研究显示可以作为预防更年期眼部疾病的措施加以应用。

更年期女性受激素水平波动的影响,患干眼症、青光眼、白内障、老年性黄斑变性的风险增加。了解更年期相关眼病及其可能的影响因素可以提升更年期女性的眼部保健意识。大多数更年期眼部疾病是可避免、可预防、可治疗的,定期检查、早预防、早治疗,可减少或延缓更年期女性眼部疾病的发生;及时开展恰当的专科治疗,可使得更年期眼部疾病患者免于严重的视功能损害,保持良好的生活质量。

(林美敏　梁远波)

参考文献

[1]ULHAQ Z S. The association between genetic polymorphisms in estrogen receptor genes and the risk of ocular disease: a meta-analysis. Turkish Journal of Ophthalmology, 2020, 50(4): 216-220.

[2]GARCIA-ALFARO P, BERGAMASCHI L, MARCOS C, et al. Prevalence of ocular surface disease symptoms in peri- and postmenopausal women. Menopause (New York, N.Y.), 2020, 27(9): 993-998.

[3]JONAS J B, AUNG T, BOURNE R R, et al. Glaucoma. Lancet, 2017, 390(10108): 2183-2193.

[4]JIA X, ZHANG F, CAO M, et al. Elevated IOP alters the material properties of sclera and lamina cribrosa in monkeys. Disease Markers, 2022, 2022: 5038847.

[5]YOUNGBLOOD H, CAI J, DREWRY M D, et al. Expression of mRNAs, miRNAs, and lncRNAs in human trabecular meshwork cells upon mechanical stretch. Investigative Ophthalmology & Visual Science, 2020, 61(5): 2.

[6]PROKAI L, ZAMAN K, NGUYEN V, et al. 17β-estradiol delivered in eye drops: evidence of impact on protein networks and associated biological processes in the rat retina through quantitative proteomics. Pharmaceutics, 2020, 12(2): 101.

[7]GBD 2019 Blindness and Vision Impairment Collaborators, Vision Loss Expert Group of the Global Burden of Disease Study. Causes of blindness and vision impairment in 2020 and trends over 30 years, and prevalence of avoidable blindness in relation to VISION 2020: the Right to Sight: an analysis for the Global Burden of Disease Study. The Lancet Global Health, 2021, 9(2): e144-e160.

[8]JEE D, PARK S H, HWANG H S, et al. Effects of hormone replacement therapy on lens opacity, serum inflammatory cytokines, and antioxidant levels. Annals of Medicine, 2021, 53(1): 707-714.

[9]GUYMER R H, CAMPBELL T G. Age-related macular degeneration. Lancet, 2023, 401(10386): 1459-1472.

[10]国家重点研发计划(主动健康和老龄化科技应对重点专项 2020YFC2008200)项目组, 中国老年医学学会眼科分会. 年龄相关视功能和眼健康管理白皮书. 中华眼视光学与视觉科学杂志, 2022, 24(1): 1-9.

[11]LEE S S, NILAGIRI V K, MACKEY D A. Sleep and eye disease: A review. Clinical & Experimental Ophthalmology, 2022, 50(3): 334-344.

第十八节　皮肤保健

皮肤由表皮、真皮以及皮下组织等结构构成,皮肤老化后表皮细胞层次减少,真皮内胶原纤维、弹力纤维等缩短、减少,同时皮下脂肪减少,使得皱纹加深、增多。生理功能衰退、适应性和抵抗力减退、皮肤营养障碍及饮食、环境等多种因素,共同导致了更年期女性皮肤敏感、粗糙、松弛、变薄、失去弹性和光泽、色斑增多等诸多问题。更年期皮肤保健可以满足女性对健康与美丽的需求。

一、更年期常见的皮肤疾病

(一)瘙痒症

主要由于更年期皮肤老化萎缩、汗腺分泌减少,使皮肤干燥,加上外界因素如冷、热及一些不恰当的刺激导致。同时应特别注意,一些系统性疾病可引起皮肤瘙痒,如糖尿病、肾功能不全、一些肝胆疾病及某些肿瘤等。所以对于更年期的皮肤瘙痒应做全面的检查。

(二)黄褐斑

面部的黄褐色色素沉着斑称为黄褐斑,黄褐斑是一种获得性色素代谢障碍性皮肤病,大多发生在面颊,具有病程长、难去除的特点,损害为淡黄褐色、暗褐色或深咖啡色斑,深浅不定,斑片形状不一,呈圆形、条形或蝴蝶形。典型皮疹位于颧骨的突出部和前额,亦可累及眉弓、眼周、鼻背、鼻翼以及上唇、下颌等部位,偶尔也可发生于前臂。色斑边缘清楚或呈弥漫性,局部无炎症及鳞屑,也无主观症状。受累范围及大小因人而异,色斑深浅随季节、日晒及内分泌等因素而变化,有时还与患者休息、精神状况有明显关系,精神忧郁、熬夜、疲劳可加重色素沉着。且随着时间的增长,色斑面积会逐渐扩大、颜色也会逐渐加深,严重影响患者的自信心,更年期女性常常有自主神经功能紊乱、性激素波动或减少的情况,因此是黄褐斑发病的常见人群。发病机制多与患者面部皮肤局部黑素细胞数量或活性增加、合成黑色素的能力增强相关。

(三)湿疹

湿疹是由多种内外因素引起的一种具有明显渗出倾向的皮肤炎症反应。湿疹的发病原因很复杂,常是多方面的,包括内在因素、外在因素及其相互作用。外在因素,如生活环境、气候条件等均可影响湿疹的发生;外界刺激如日光、紫外线、寒冷、炎热、干燥、多汗、搔抓、摩擦,各种动物皮毛、植物、化学物质,以及日常生活用品如香脂等化妆品、肥皂、人造纤维等,均可诱发湿疹;某些食物也可使部分患者湿疹加重。内在因素,如慢性消化系统疾病、胃肠道功能障碍、精神紧张、失眠、过度疲劳、情绪变化、感染病灶、新陈代谢障碍和内分泌功能失调等,均可产生或加重湿疹的病情。

皮疹具有多样性,按皮损表现分为急性、亚急性、慢性三期。急性湿疹的皮疹为多数密集的粟粒大小丘疹、丘疱疹或小水疱,基底潮红。由于搔抓,丘疹、丘疱疹或水疱顶端搔破后呈明显点状渗出及小糜烂面,浆液不断渗出,病变中心往往症状较重。急性湿疹可发生于体表任何部位,多对称分布,常见于头面、耳后、四肢远端,手、足露出部及女性阴部、肛门等处。

当急性湿疹炎症减轻之后,或急性期未及时适当处理,拖延时间较久可迁延为亚急性湿疹。亚急性湿疹的皮损以小丘疹、鳞屑和结痂为主,仅有少数丘疱疹或小水疱及糜烂,亦可有轻度浸润,自觉仍有剧烈瘙痒。

急性、亚急性湿疹反复发作不愈,可转为慢性湿疹,也可一开始即呈现慢性炎症。表现为患部皮肤增厚、浸润,棕红色或带灰色,色素沉着,表面粗糙,附着鳞屑。自觉症状常有明显的瘙痒,常呈阵发性,慢性湿疹常见于小腿、手、足、肘窝、膝窝、外阴、肛门等处。病程不定,易复发,经久不愈。以上部位出现红、肿、痒、痛或炎性渗出,受饮食和情绪的影响,具有反复发作的特点。

湿疹可有多种分类,其中乏脂性湿疹又称裂纹性湿疹,主要因皮肤水分脱失、皮脂分泌减少、干燥,表皮和角质层有细裂纹,皮肤呈淡红色,裂纹处红色更明显,类似"碎瓷"。可发生于身体多处,多见于四肢,尤其是更年期或年老者的胫前部。多见于冬季,空气干燥,分泌减少,加之热水烫洗过勤而激发。

(四)更年期痤疮

痤疮是一种毛囊皮脂腺的慢性炎症性皮肤疾病,多见于青春期,但近年来,临床发现许多成年女性,甚至是更年期女性出现痤疮,有些患者因痤疮就诊伴月经不调,有些因月经不调就诊伴不同程度的痤疮。

痤疮是一种多因素的疾病,其发病主要与性激素水平、皮脂大量分泌、痤疮丙酸杆菌增殖、毛囊皮脂腺导管的角化异常及炎症等因素相关。皮损好发于面颊、额部和鼻颊沟,其次是胸部、背部、肩部。初发损害为与毛囊一致的圆锥形丘疹,顶端呈黄白色,由毛囊内皮脂与毛囊内脱落的角化细胞构成,其顶端因黑色素沉积形成黑头粉刺,用手可挤出黑色头部,其下呈白色半透明的脂栓,是痤疮的早期损害。稍重时黑头粉刺形成炎症丘疹,顶端可有米粒至绿豆大小的脓疱。炎症继续发展,则可形成大小不等的暗红色结节或囊肿,挤压时有波动感,破溃后常形成窦道和瘢痕。通常以粉刺、炎症性丘疹及脓疱最为常见,少数较重者可出现结节、囊肿和脓肿。皮损一般无自觉症状,炎症明显时可伴有疼痛。

二、更年期常见皮肤疾病的病因

(一)内分泌因素

更年期女性卵巢功能衰退、雌激素减少,皮肤变薄,表皮细胞增生率下降,皮肤的血流量、上皮胶原合成少,皮肤弹性降低,皮肤组织的再生能力变差,皮肤免疫能力减退,易衰老。

(二)营养因素

由于咀嚼不良和胃肠功能衰弱、营养失调,或饮食中缺乏蛋白质和各种微量元素、维生素、矿物质,皮肤易老化。

(三)精神因素

长期工作压力大、生活应激事件、紧张、焦虑、失眠等,缺乏积极心理调适,用脑过度、思虑过多、心情烦闷,皮肤易老化。中医认为人体衰老与五脏衰弱、气血失和均有关,精神压力可导致肾精虚弱、气虚血淤、心肺不足,出现肌肤失养、肌肤枯槁的征象。

(四)生活习惯

喜食辛辣刺激食物、水摄入不足、作息不规律、熬夜、过度疲劳、吸烟、嗜酒及其他不良的生活习惯,影响皮肤的光泽度,增加皮肤的衰老速度。

(五)皮肤保养不当

缺乏对皮肤的管理,错误的护肤方法,过度去角质层,不恰当使用化妆品,均易使皮肤老化。

(六)药物因素

不恰当使用对皮肤有毒副作用的药物,如长期滥用激素类软膏等,易使皮肤老化。

(七)环境因素

长期户外活动,阳光暴晒、风吹雨淋、海水侵蚀、粉尘污染、接触农药、吸二手烟等,均可导致皮肤逐渐老化。

(八)健康因素

肾病、肝病、妇科病、胃肠功能紊乱、血液疾病、慢性消耗性疾病等,使皮肤营养障碍,皮肤过早老化。

三、更年期皮肤衰老的预防措施

(一)清洁

每天早晚都应清洗 1 次。水温随季节而变化。注意过冷的水会使毛孔收缩,不利于彻底去掉污垢,过热的水会过度去脂,破坏皮脂膜。

正常情况下,提倡清水洁面。若处在气温炎热、工作和生活环境较差、使用防晒剂或粉质、油脂类化妆品或有其他特殊情况时,才需要使用洁面产品。洗面奶是最常用的类别,每次用量 1 ～ 2g(黄豆至蚕豆大小),以面部 T 区为重点,用手指轻轻画圈涂抹后,用吸有清水的毛巾擦洗。洁面后喷润(爽)肤水或涂保湿霜等,以恢复皮脂膜,维护正常的 pH 值。

(二)防晒

皮肤老化分为内源性老化与外源性老化,更年期皮肤的护理重点是防止皮肤衰老。皮肤自然生理衰老是内源性老化,光老化是主要的外源性衰老。光老化的皮肤表现为皮肤松弛、色素沉着、皱纹等,同时可能引起一些良恶性肿瘤,因此防光老化非常重要,皮肤防晒主要就是防光老化,主要通过避免日晒、遮阳伞、防晒衣、防晒口罩以及防晒霜等方法防止皮肤遭受紫外线损伤。

(三)保湿

人体皮肤中的天然保湿系统主要由水、脂类、天然保湿因子组成。保湿剂可以明显提高皮肤的含水量,增加皮肤弹性,各种原因导致的皮肤干燥、瘙痒及脱屑均可以使用。

(四)科学搭配膳食

注重多种营养物质搭配,碳水化合物、蛋白质、脂肪均衡搭配,补充维生素,适当控制糖、脂肪等的摄入。一日三餐粗细粮搭配,荤素均有。

(五)运动

更年期皮肤衰老是全身功能衰退的一种皮肤表现,适宜的运动锻炼可以促进全身血液循环、促进新陈代谢、保持活力、延缓衰老。可根据身体状况选择散步、慢跑等。

(六)调摄精神

人的皮肤状态与精神状态密切相关,情绪不仅影响神经 - 体液 - 内分泌系统,还影响全身皮肤的营养代谢,更年期更应注重修身养性,恬静怡然,否则本来波动的情绪容易更加变化无常,引起神经 - 体液调节紊乱,加剧皮肤衰老。保持健康、愉悦的心情,拥有好的心态,是对皮肤健康非常有好处的。

(七)睡眠充足

每天足够的睡眠对皮肤健康非常有益。

四、更年期常见皮肤疾病的治疗

(一)瘙痒症

首先应注重前述的生活护理,避免引起或加重瘙痒的各种因素。如有必要,可进行心理疏导,避免精神因素如焦虑、抑郁等不良情绪的影响;应避免洗澡过频或洗澡水过烫、用力搓擦、用碱性大的肥皂等不良习惯,沐浴后可适当使用一些滋润护肤品;应选择宽松柔软、透气好的纯棉或蚕丝衣物及床单被褥等,避免化纤类、毛类或混纺类的产品对皮肤的刺激作用;应忌烟、酒、浓茶、咖啡及鱼、虾蟹等易致过敏的食物,少食葱、姜、蒜、辣椒等辛辣刺激性食物及甜食,宜多食用富含维生素 A、维生素 C、维生素 B、维生素 E 等的食物。

(二)黄褐斑

黄褐斑尚无标准疗法,应尽量避免前面提到的黄褐斑诱因和危险因素,治疗期间和治疗后都应严格防晒。避免日晒、穿防晒服和使用广谱防晒霜是应对黄褐斑的主要方式。建议所有患者每日使用防晒系数 ≥50 的广谱防晒霜。早晨应涂足量防晒霜,在户外时每 2～3 小时补涂 1 次。

轻度黄褐斑患者使用 4% 氢醌乳膏。4% 氢醌乳膏可一日 1～2 次涂抹于患处,持续 2～4 个月,最多 6 个月。非氢醌皮肤美白剂包括壬二酸、曲酸或烟酰胺等,可单用或联用。

中至重度黄褐斑患者的初始治疗采用氟轻松 + 氢醌 + 维 A 酸的三联乳膏。三联乳膏需每晚涂抹,持续 2～4 个月。

如果单用外用疗法未能缓解,可选择浅层化学剥脱剂,通常需要实施数次剥脱术(5～6 次),每 2～4 周 1 次。并且两次剥脱术之间应继续常规使用氢醌或非氢醌类皮肤美白剂。

激光和光疗法是黄褐斑的三线疗法,适用于外用疗法和化学剥脱未能充分缓解黄褐斑的患者。

即使使用所有可用疗法,黄褐斑仍常出现复发。若复发,需要再次积极治疗。

（三）湿疹

由于湿疹的原因比较复杂，临床形态和部位又各有其特点，故湿疹的治疗大多为对症治疗，主要有以下几个方面。

1.一般防治原则

（1）尽可能寻找该病发生的原因：需对患者的工作环境、生活习惯、饮食、嗜好及思想情绪等做深入的了解，并对全身情况进行全面检查，明确有无慢性病灶和器官疾病，以除去可能的致病因素。

（2）避免各种外界刺激：如避免热水烫洗、暴力搔抓、过度擦洗以及其他患者敏感的物质，如皮毛制品等。

（3）避免易致敏和有刺激性的食物：如鱼、虾、浓茶、咖啡、酒类等。

（4）发挥主观能动性，积极与医务人员配合治疗。

2.内用疗法　可以选用抗组胺类药物止痒，糖皮质激素有消炎、止痒及减少渗出等作用。如有感染选用抗生素。

3.外用疗法　糖皮质激素制剂、局部免疫调节药物等。

4.中医疗法　清热利湿、健脾利湿、养血祛风等。

（四）更年期痤疮

1.一般防治原则　多吃蔬菜，控制甜食、动物脂肪类、油炸类、辛辣食品及烈性酒的摄入。根据自己的皮肤类型和医生的建议，选择合适的面部清洁剂和化妆品。

2.内用疗法　系统治疗包括抗生素、维A酸、激素治疗等。

3.外用疗法　局部治疗包括外用溶粉刺药物、外用抗微生物药物、外用抗生素等。

4.物理治疗　粉刺治疗术、化学剥脱术、强脉冲光、LED光等。

（瓦庆彪）

参考文献

[1]赵辨. 中国临床皮肤病学. 2版. 南京：江苏凤凰科学技术出版社，2017.

[2]张怀亮，陈正琴. 更年期妇女皮肤特点与皮肤护理. 实用老年医学，2006，20(6)：370-372.

[3]许阳，骆丹. 皮肤保湿功能与保湿剂的应用. 国外医学皮肤性病学分册，2004，30(3)：146-148.

[4]中国医师协会皮肤科医师分会皮肤美容事业发展工作委员会. 中国皮肤清洁指南. 中华皮肤科杂志，2016，49(8)：537-540.

［5］鲁昆,陈敏,唐毅,等. 左旋维 C 联合 Q 开关 Nd：YAG 激光 1 064nm 治疗更年期女
　　性黄褐斑疗效观察. 中国美容医学,2022,31(1)：61-64.

［6］KINDRED C, OKEREKE U, CALLENDER V. Skin-lightening agents：An overview
　　of prescription, office-dispensed, and over-the-counter products. Cosmetic Dermatology,
　　2013, 26(5)：18-26.

［7］TRIVEDI M K, YANG F C, CHO B K. A review of laser and light therapy in melasma.
　　Int J Womens Dermatol, 2017, 3(1)：11-20.

［8］李倩,任玉环. 女性生殖衰老与敏感性皮肤相关性的研究. 实用妇科内分泌电子杂
　　志,2020,7(3)：5,11.

第十九节　运动保健

　　运动是有效预防和改善更年期相关症状较好的途径与方法。伴随着卵巢衰老的进程,
更年期女性可能会出现由性激素变化引起的更年期症状,其中肥胖、骨质疏松、心血管疾病、
老年痴呆等会在此阶段显著提升,严重危害着更年期女性身心健康,并延续到老年期的健康
高效生活。适宜的运动可以降低体重、改善脂质代谢、维持正常血压和血脂水平、改善人体
心理状态、降低焦虑等。通过更年期女性主要运动相关健康问题的梳理,探索更年期综合保
健服务中运动处方的设计,应用体医结合促进更年期女性身心健康。

一、更年期女性运动健康需求分析

　　对更年期女性运动相关健康问题研究进行梳理,主要包括肥胖、骨质疏松、骨折、抑郁、
焦虑、潮热出汗、失眠等症状。

（一）更年期肥胖与运动

　　随着生活方式的改变及生活水平的提高,肥胖已成为影响公共健康的重要问题。更年
期女性肥胖现象尤为明显,严重影响着更年期女性的身心健康。随着年龄的增长,更年期基
础代谢率和体力活动的减少,会显著提高女性体重增加的风险。同时,更年期雌激素缺乏会
引起瘦素敏感性降低及神经肽 Y（ neuropeptide Y, NPY ）过量生产,从而引起更多的脂肪积累
及更高的肥胖发生率。热量的摄入多于消耗是肥胖的根本成因。运动在控制体重中的良好
作用已得到广泛认可,合理的运动能有效抑制由于雌激素水平下降而引起的更年期体重增
加,有氧运动、抗阻训练对更年期女性体重控制及体质提升有较好的效果。与运动相比,单

纯控制饮食来降低体重会造成骨密度损失。绝经后女性，尤其是骨质疏松症患者，实行低热量饮食控制体重时须慎重。

另外，肥胖会增加糖尿病、血脂异常和高血压的发生概率。体内脂肪量增加与慢性疾病如心血管疾病、妇科癌症、2 型糖尿病的更高的发生率和死亡率相关。由于雌激素水平降低，更年期女性心血管疾病风险增加，绝经后女性的血脂异常患病率高于绝经前女性。较高的体力活动量与较低的血糖相关，运动干预能够有效改善围绝经期女性的血清性激素、自由基、血脂水平，促进心血管功能的改善。中高强度的运动训练、功能训练能促进更年期女性自主神经对心脏的调节，有氧训练、阻力训练可以帮助控制高血压。

综上，更年期女性的肥胖、代谢疾病可以通过科学合理的运动得到有效改善，同时运动可以提升更年期女性体质。

（二）更年期骨质疏松与运动

骨质疏松症是全球性的临床和公共卫生问题，它能导致骨折发生率增加，严重影响更年期女性的生活质量并增加残疾和死亡的发生率。骨质疏松在女性中发病率较高，更年期后比例还会明显增加。针对骨密度（bone mineral density，BMD）提升的药物治疗能有效治疗骨质疏松，但更年期女性骨质疏松药物治疗率不高，依从性较低并伴随一定的副作用。

运动是预防骨质疏松较好的途径与方法。骨骼可以调整自身质量、结构及力量来适应外部的机械负荷变化。适宜的骨骼刺激应有一定的强度，以不加大运动期间受伤风险并能让骨骼产生相应的超量恢复为宜。较低强度的运动对更年期女性骨质流失几乎没有影响，4km/h 的步行速度被认为是保持骨骼水平的最低标准。更年期中高强度[最大重复次数（repetition maximum，RM）8～12RM]的抗阻训练、冲击训练对骨质提高有较好的效果。

另外，骨骼对刺激的反馈显示出明显的靶向性特征，运动刺激需针对不同的身体部分设计相适应的练习方法。合理的更年期运动能有效抑制由于雌激素水平下降导致的肌肉量减少和快缩型肌纤维量降低，平衡训练在预防跌倒及骨折中有较好的效果，将力量训练、冲击训练、平衡训练等多种模式的运动训练相结合对预防骨质疏松及骨折有较好的效果。

综上，更年期女性骨质疏松、骨折可以通过科学合理的运动降低发生率，同时运动可以提升更年期女性的运动能力。

（三）更年期心理健康与运动

心理健康是健康的重要范畴。抑郁症是一种潜在的威胁生命的心理健康疾病，世界卫生组织将其列入全球致残的三大主要原因之一（在发达国家中排名第一）。抑郁症状与雌激素水平下降引起的更年期症状有较多重叠，使得更年期情绪敏感的女性更容易遭受抑郁症的危害。无论是独立使用还是辅助治疗，运动都被认为是治疗抑郁症较好的方法。运动可以改善人体心理状态,有效减轻焦虑。与不运动者相比,运动者精神状况不佳的天数显著较少,减少的效果在抑郁症患者中更为明显。所有运动类型都能显著降低心理焦虑,其中团体运动、骑自行车、有氧运动和抗阻运动有较好的效果。维持心理健康的最佳运动频率为每周3～5次,每次45分钟左右。中等强度的有氧运动和抗阻运动有助于改善更年期女性体内雌激素和自由基代谢水平,缓解心理焦虑、抑郁等更年期不适症状。基于正念的身心干预方法中也包含了瑜伽、行走等内容,可以有效改善更年期女性抑郁、焦虑等情绪状态。

另外,运动能提高认知能力,对预防女性随着年龄增长而产生的认知能力下降或痴呆症的发展具有有益作用。中等强度的运动对认知能力的提升有较好的效果,有氧运动在分子、细胞、系统和行为水平上对认知和脑功能有积极影响,能提高执行功能和工作记忆相关的脑机制。运动可以提高血清和大脑中脑源性神经营养因子(brain-derived neurotrophic factor, BDNF)水平,增强神经可塑性。运动和认知训练相结合对预防或减缓与年龄有关的认知能力下降效果明显。

综上,更年期女性抑郁、焦虑、认知能力的下降可以通过科学合理的运动得以改善,运动可以有效促进更年期女性心理健康。

(四)更年期其他症状与运动

更年期除了上述主要问题外,还包括潮热出汗、睡眠障碍、骨关节肌肉疼痛、泌尿生殖系统等症状,部分症状会随着更年期激素水平的变化而更加严重。运动在治疗和缓解更年期综合征中有较好的效果,经常运动的女性症状较轻。

抗阻训练可减少绝经后女性中度和重度潮热的发生率,并且是缓解血管舒缩症状的安全、有效的治疗方法。运动可以改善更年期女性身体运动功能,从而有效缓解骨关节肌肉疼痛。久坐时间长与绝经后女性的睡眠时间短和睡眠质量差有关,高质量的中低强度运动与高质量睡眠有关。睡眠时间少、失眠与冠心病(coronary artery heart disease, CHD)和心血管疾病(cardiovascular disease, CVD)的风险有关,并且可能相互作用导致 CHD 和 CVD 的风险翻倍。运动能显著提高更年期女性的睡眠质量,有效缓解更年期症状。更年期性功能障碍导致女性的生活质量下降,盆底肌训练(pelvic floor muscle training, PFMT)可以增强骨盆肌肉并预防性功能障碍,改善性功能并提高生活质量。

综上,更年期女性综合征可以通过科学合理的运动得到较好的改善,运动能有效促进更年期女性的身心健康并提高生活质量。

二、更年期女性运动处方的原则与推荐

根据以上文献梳理,更年期女性运动缺乏相关症状主要包括肥胖、骨质疏松、骨折、抑

郁、焦虑、认知能力下降等，根据上述问题，运动处方设计中，不仅要考虑更年期女性相关特征，还应考虑科学运动基本理论，做到科学与高效相结合。

（一）更年期女性运动处方的设计原则

更年期女性的运动处方设计在综合更年期女性特点、运动缺乏相关症状的基础上，需结合科学运动基本理论，关注以下五项原则。

1. 人体运动功能优先原则　人体运动功能是运动处方设计中需考虑的重点环节，主要从运动中的关节、肌肉、神经三方面着手。关节方面，首先需了解关节结构及功能特点（踝关节的灵活性、膝关节的稳定性、髋关节的灵活性、下背部的稳定性、肩关节的灵活性、肘关节的稳定性、腕关节的灵活性），其次需了解主要关节的运动形式（屈伸、水平屈伸、内收外展、回旋、环转）。以膝关节运动为例，膝关节关节结构决定了膝关节主要完成屈伸动作，主要强调关节相对稳定性，运动设计中应尽量避免以膝关节为轴进行内外运动及旋转运动；髋关节相对灵活，运动设计中可根据髋关节的功能特征设计相应的屈伸、外展内收及内外旋等动作。肌肉方面，首先需考虑肌肉的收缩形式（向心收缩、离心收缩、等长收缩、超等长收缩等），其次需了解肌肉与关节运动间的关系。如设计肱三头肌的抗阻训练，只需选择适宜阻力，完成肘关节伸动作即可。神经方面，首先需强化神经对动作的控制，其次需了解运动中神经激活状态。运动中，需提高神经系统兴奋性，以提高运动表现，预防运动损伤。

2. 高效原则　更年期女性的运动处方设计需注重运动时间与运动效果的合理搭配，强调高效。具体表现为运动目标的实现高效、运动组合的搭配高效、运动时间的管理高效三方面。

（1）运动目标实现方面：根据更年期女性运动相关问题、个体运动水平、个体合适的运动时间等设置合理的运动目标。规划运动时间、明确运动需求，避免目标设定不明确、不合理等制约运动的开展，使运动目标高效实现。

（2）运动组合搭配方面：根据设计的运动目标，选择相应的练习方法。动作组合需清晰明确，练习时间、休息时间、间歇时间需详细设定，以加强计划的可操作性。运动组合搭配中，一方面，注重各运动素质在目标设计中的比重，如在骨质疏松及骨折的运动设计中，冲击训练、力量训练（抗阻训练）的比重需适当提高；另一方面，注重各项素质发展的适宜顺序及时间，如灵敏素质的发展多放在运动的前部分，运动时间相应较短；耐力素质的发展应放在运动的后部分，运动时间相应较长。运动素质发展间相互促进，避免相互影响，达到运动组合搭配高效。

（3）运动时间管理方面：合理规划运动时间，科学搭配运动方法，构建更年期女性运动模式，以高效实现运动目标。在单次运动中，其一，规划好准备活动、基础部分、结束部分的时间配置，避免准备活动时间少、基础部分负荷低、无结束部分等低效时间搭配；其二，合理规划练习时间与间歇时间，避免无间歇时间、间歇时间过长等低效时间搭配；其三，以最少的器材需求,设计并开发多种碎片化时间运动包,如更年期 5 分钟、10 分钟等运动包,简化更年期女性参加运动的难度,提高时间运用效率,达到运动时间管理高效的目的。

3. 更年期女性运动处方设计的低损原则　更年期运动虽有较好的效果,但降低运动损伤发生率是运动处方设计中需注意的重要环节。低损主要表现为降低运动损伤率和改善身体运动功能。运动损伤主要分为急性损伤和慢性损伤。急性损伤主要有接触性损伤和非接触性损伤,慢性损伤主要是劳损。接触性急性损伤指与外界接触(碰撞)产生的损伤,一般很难避免,如打篮球落地时踩到其他人的脚,引起脚踝扭伤。通过整体提高身体素质、做好准备活动等可以降低发生率。非接触性急性损伤多指没有明显接触而产生的损伤,如跑步过程中拉伤大腿后侧肌群,做好准备活动、控制好运动负荷可降低损伤的发生;劳损指关节、肌肉等长期过度使用产生的损伤,专项运动员、普通运动爱好者都会发生,如膝关节、肩关节各类慢性损伤多是劳损。可以通过做好准备活动、注重练习后恢复、改善身体运动功能状态等减少劳损的发生。

改善身体运动功能,需从以下方面着手。其一,平衡发展相关肌群,尤其是主动肌与拮抗肌的均衡发展和身体两侧的均衡发展。其二,"激活"相关肌群。肌肉激活是相对肌肉非激活而言的。运动实践中,非激活肌群主要包括臀大肌、肩胛骨周围小肌群、小腿前侧肌群等。其三,运动与康复训练有效结合。针对运动前身体运动功能障碍,如髋关节灵活性不足等,准备活动中可加入相应矫正练习;针对运动中主导肌群的大负荷刺激,如长跑中的股四头肌,练习后可即时加入牵拉练习;针对运动后的疲劳累积,可用静态拉伸、泡沫轴等进行恢复再生练习。以降低运动损伤,实现超量恢复,提高运动水平,改善更年期相关运动缺乏症状。

4. 更年期女性运动处方设计的全面原则　在更年期女性的运动处方设计中,需注重运动目标与运动方法的合理搭配,强调全面原则。具体表现为运动能力提升全面、成绩评定全面、运动负荷监控全面。

(1)运动能力方面:其一,根据运动目标,将力量、速度、耐力、灵敏、柔韧、平衡等运动素质练习融入运动处方设计中,全面发展更年期女性运动能力,避免相关运动能力发展不均衡产生的症状。其二,充分发展多个方向、多种动作模式练习。动作方向方面,通常运动中的动作方向多为向前,可适当设计前后、左右、上下等多方向练习。动作模式方面,以上肢为例,上肢双手水平推的动作模式较多,可适当设计单手、垂直、拉等不同动作模式。

(2)成绩评定方面:需根据更年期女性运动目标及运动禁忌证,构建全面的更年期女性运动能力评定体系,以全面评价更年期女性运动前的初始水平及运动后的目标水平,科学评定运动前后的目标达成效果,以合理设计运动处方。避免无效果评定的运动计划设计,强调运动能力评价体系的完整性及高代表性。

(3)运动负荷监控方面:根据更年期女性的运动目标,设置适宜的运动量、运动强度等,并监控运动负荷的完成效果,不断完善运动计划。强调负荷监控的准确、负荷反馈的及时,做到运动负荷监控全面。

5. 更年期女性运动处方设计应注重有序、有趣、适宜、个体性原则　更年期女性的运动处方设计中,需注重运动目标、运动方法、运动负荷间的无缝衔接,强调有序。运动目标方面,应根据运动能力的提升合理设置运动目标,注重运动目标的螺旋形发展,避免长时间运动目标不变或目标的跨越式发展;运动方法方面,根据进阶标准设计不同等级的运动方法库,根据运动能力提升选择与当前运动能力相匹配的运动方法;运动负荷方面,做好负荷间的有序衔接。在提高耐力练习中,时间应由短到长,强度由低到高,组合由匀速到变速。

另外,在更年期女性运动处方设计中,还应根据更年期女性的个体水平及靶目标的不同,区别设计相应的练习方法,强调个性化;运动方法设计中,加强运动前、中、后的反馈与互动,适当融入运动情境及流行因素等,使得更年期女性能主动运动,乐于运动,强调有趣;运动负荷设计中,根据更年期女性的运动目标,运动负荷应达到超量恢复标准,不因运动负荷过高产生损伤,也不因运动负荷过低降低运动效果,强调适宜。

综上,在更年期女性的运动处方设计中,需考虑更年期女性的特点及运动缺乏相关症状,强调运动处方设计的高效、低损、全面、有序、有趣、适宜、个性化原则。

(二)更年期女性运动处方推荐

运动处方主要包括运动频率、运动强度、运动时间、运动方式、运动总量和进阶等。更年期女性运动,推荐每周 3～5 次,每次 30～60 分钟,总量 150 分钟的中等强度运动,并包括每周 2 次的抗阻运动。进阶运动处方根据运动者水平合理设定,循序渐进。根据更年期女性运动缺乏相关症状,综合梳理出更年期运动目标、运动方式、运动强度等模块(表5-13)。运动强度方面,以最大心率(maximal heart rate, HR_{max})百分比作为参考。低强度为57%～63% HR_{max},中等强度为64%～76% HR_{max},高强度为77%～95% HR_{max}。

针对更年期肥胖相关症状、潮热出汗、睡眠障碍等,运动的主要目标是增加体力活动和能量消耗,推荐中等强度的有氧运动及抗阻运动。针对骨质疏松,运动的主要目标是全方位刺激骨骼,使骨骼产生"超量恢复"机制,减少骨质流失,促进骨质健康,推荐中高强度的抗阻运动及冲击运动。针对骨折,运动主要在提升骨质水平的基础上,提高运动能力,推荐运动素质的全方面综合发展,运动强度中等;针对抑郁、焦虑,运动的主要目标是增加体力活动、交互机会等,推荐中等强度的正念运动、团体运动等。针对认知能力下降、老年痴呆等症状,运动的主要目标是提高认知功能,增加神经可塑性,推荐身体运动功能训练、灵敏训练等,中等运动强度。针对骨关节肌肉疼痛,运动主要目标是增加体力活动,改善身体运动功能,推荐中等强度的身体运动功能训练及抗阻训练。针对盆底功能障碍,运动的主要目标是激活盆底小肌群,改善运动功能,推荐低强度的身体运动功能训练及盆底肌训练。针对同时出现多种症状的更年期女性,在运动频率、运动强度、运动时间、运动方式、运动总量和进阶的基础上,合理综合运动方式,整合运动时间,优先纠正主要更年期症状。

表 5-13　更年期女性运动处方设计表

序号	运动相关问题	运动目标	运动方式推荐	运动强度推荐
1	肥胖相关症状、潮热出汗、睡眠障碍等	(1)增加体力活动 (2)增加能量消耗	适宜运动类型(推荐有氧运动、抗阻运动)	适宜运动强度(推荐中等)
2	骨质疏松	(1)适宜的运动刺激使骨骼产生相应的超量恢复 (2)全方位刺激	(1)冲击运动(>2~4倍自身体重) (2)抗阻运动(8~12RM)	中等强度、高强度
3	骨折	(1)提升骨质水平 (2)提高运动能力	(1)身体运动功能训练 (2)力量、平衡、灵敏等身体素质训练	适宜运动强度(推荐中等)
4	抑郁、焦虑	(1)增加体力活动 (2)增加交互机会	(1)团体运动、骑自行车、有氧运动、抗阻运动 (2)基于正念的运动	适宜运动强度(推荐中等)
5	认知能力下降(痴呆等)	(1)增加海马细胞分化与细胞再生 (2)增强神经可塑性等	(1)身体运动功能训练 (2)灵敏训练 (3)有氧运动	适宜运动强度(推荐中等)
6	骨关节肌肉疼痛	(1)增加体力活动 (2)改善运动功能	(1)身体运动功能训练 (2)抗阻训练	适宜运动强度(推荐中等)
7	盆底功能障碍	(1)提升盆底小肌群肌肉控制能力 (2)增加盆底小肌群力量	(1)身体运动功能训练 (2)盆底肌训练	低强度

注:RM.最大重复次数。

(三)更年期女性运动建议

1.更年期女性应认识到体育锻炼的重要性,坚持科学运动,持之以恒。

2.进行体育锻炼时,必须遵守循序渐进的原则,不要急于求成。

3.注意运动时间,不宜在饱餐后马上运动,建议餐后1~2小时运动更佳。

4.运动前应做好准备活动,防止突然剧烈活动引起恐慌、呼吸、晕倒等现象。

5.运动中要注意适当休息,过度运动不利于健康,容易引起疲劳性损伤。运动以轻、柔、稳定为原则,循序渐进。

6.运动后应进行整理活动,使身体逐渐恢复正常状态,有利于全身器官的调整,也可以预防对身体不利的因素。

7.当身体不适或感觉体力不足时,切勿强行锻炼,建议适当减量或暂停锻炼。

三、更年期常见的运动疾病及其防治措施

(一)更年期常见运动疾病的病理基础

更年期女性好发运动系统疾病,其原因和病理基础如下。

1.激素水平的变化 女性在进入更年期后,体内雌、孕激素水平显著降低,而雌、孕激素对于维持血管活性、调节血管张力具有重要作用。较低的雌、孕激素水平会导致细小动脉血管弹性降低、痉挛,组织局部供血减少。

2.骨骼肌肉系统功能下降 进入更年期后,骨骼肌肉系统,尤其是肌腱、韧带、软骨,缺乏丰富的血供,随年龄增加血管分布更少,组织出现衰老、变性,强度、柔韧性均较前变弱,抗牵拉强度明显减低。

(1)劳损:更年期女性社会与家庭负担偏重,长期工作、家务劳动等活动对肌腱、韧带、软骨等造成慢性积累性劳损。

(2)缺乏体育锻炼:更年期女性普遍缺乏体育锻炼,多存在不同程度的肌肉萎缩,关节力学环境改变,加重了软骨磨损。上述原因导致肌腱、韧带、软骨等运动系统组织缺血、缺氧,产生无菌性炎症,继而发生局部疼痛、酸胀、乏力等慢性损伤性症状。

(二)更年期常见运动疾病及其治疗方法

1.肩周炎与肩袖损伤 肩关节疼痛是更年期女性的常见症状,最常见的原因包括肩周炎和肩袖损伤。二者症状相似,但治疗上差异较大。

(1)肩周炎:是一种粘连性关节囊炎,也称为"五十肩"或冻结肩,是由于肩关节周围软组织病变引起的关节疼痛和功能障碍,具有自限性。好发于50岁左右的人群和糖尿病患者,女性多见,更年期激素水平变化、关节和软组织退行性变对外力的承受能力下降是病理基础,长期过度活动、姿势不良产生慢性积累性劳损是激发原因。主要表现为肩部疼痛逐渐加剧,活动范围越来越小,肩部僵硬,穿衣、背手等日常活动受影响明显,常伴有夜间疼痛,影响睡眠质量。症状可经数月甚至更长时间(一般为1~2年),疼痛逐渐减退,功能慢慢恢复,最后自愈。一般采取保守治疗,如服用消炎止痛药、理疗、局部封闭、冰敷等。适当的推拿按摩有助于减轻疼痛,改善活动范围。自主地锻炼肩关节各个方向上的活动度,症状可以好转,但同时也要注意不可暴力推拿、"抡胳膊"等,要在可以耐受疼痛的前提下自主进行主动活动,或者在专业的康复治疗师指导下进行一些被动活动。如果坚持进行自主锻炼2~3个月,活动度仍然没有任何进展,此时可考虑进行关节镜下松解。

(2)肩袖损伤:指肩袖肌腱的撕裂。肩袖是冈上肌腱、冈下肌腱、肩胛下肌腱和小圆肌

腱组成的肌腱复合体,支配肩关节进行各个方向的运动。在肩袖肌腱退行性改变的基础上,慢性或急性创伤可引起肩袖撕裂。例如,乘公交车时拉住拉环遇到急刹车,摔倒时双手向侧方撑地,均是向前、向上拉拽肩关节,容易引起冈上肌腱损伤。日常生活中肩关节前屈、外展即抬胳膊动作最多,因此冈上肌腱损伤最常见,约占肩袖损伤的一半以上。主动地向内拉拽、向后摔倒时被动地向后方手撑地容易引起肩胛下肌腱损伤;冈下肌腱和小圆肌腱损伤多为合并损伤,单纯损伤少见。肩袖损伤主要表现为肩关节疼痛以及肩关节力弱,出现夜间痛,很多患者在睡觉时会因为肩关节疼痛而疼醒;也可感到患肢无力,但用健侧手可以将患侧抬起。合并肩周炎后,肩关节活动范围明显受限。肩袖撕裂后是否需要手术治疗,需要综合评估。当肩袖撕裂后,由于肌腱回缩,不可能自愈,因此口服非甾体抗炎药、封闭、按摩推拿、理疗等保守治疗方法对于肩袖损伤难以奏效,仅能在短期内改善疼痛症状,甚至无效。暴力推拿按摩有可能导致撕裂进一步扩大。多数要通过手术缝合肩袖,目前常规行关节镜微创治疗。

2. 肱骨外上髁炎　俗称"网球肘",但并非都是由于打网球造成的,多见于长时间拎重物者,或者需要反复用力伸腕活动的成年人,尤其是频繁地用力旋转前臂者。少数情况下,平时不做文体活动的中老年文职人员,因肌肉软弱无力,即使是短期提重物也可发生肱骨外上髁炎,如提较重行李箱、协助搬运大量图书或家具等。病理基础是附着于肱骨外上髁部的伸肌总腱的慢性劳损,可伴有关节滑膜嵌顿、滑膜炎、神经炎等。起病缓慢,症状逐步出现,一开始做某一动作时肘外侧疼痛,休息后缓解,如果不加注意,疼痛诱因持续存在,则疼痛可逐步变为持续性,轻者不敢拧毛巾,重者提物时有突然"失力"的现象,更有甚者夜间疼痛影响睡眠。疼痛部位一般出现在肘关节外侧,也就是肱骨外上髁部有局限的压痛点(即伸肌总腱肱骨外上髁附着点),可向桡侧伸肌腱总腱方向扩散,一般局部无红肿现象,肘关节屈伸活动基本正常,但在前臂旋转时局部疼痛。此病早期发现后及早诊断明确,去除诱因,给予正规干预措施,预后良好。往往采取保守治疗,轻者以休息为主,较重者可辅以静态支具、应力拮抗支具或腕背伸位支具制动,同时结合康复理疗、冲击波治疗、针灸按摩等。严重者必要时可使用局部封闭或非甾体抗炎药。症状特别严重,保守治疗无效,MRI 显示肌腱撕裂较大者,可以考虑手术治疗。

3. 手腕部腱鞘炎　更年期女性由于体内激素水平变化、日常家务劳累等因素,容易罹患手腕部腱鞘炎,其中最常见的是桡骨茎突狭窄性腱鞘炎,特征表现是腕关节桡侧疼痛,并与拇指活动有密切关系。腕背侧第一个骨纤维性鞘管内有两条肌腱通过,即拇长展肌和拇短伸肌肌腱,两肌腱穿出狭窄的鞘管后与鞘管形成一定的角度,分别止于第一掌骨基底及拇指近节指骨基底。当两条肌腱频繁摩擦,局部的滑膜产生炎症、增厚,肌腱变粗,纤维鞘管壁也增厚,在桡骨茎突处出现皮下硬结节,使肌腱不易在鞘管内滑动,产生疼痛等症状。更年期女性因内分泌激素水平的改变,滑膜受累容易引发本病。有上述症状,若在查体时拇指屈曲,其余四指握住拇指的状态下,腕关节尺侧疼痛加剧,即 Finkelstein 试验阳性,可诊断该病。初诊或症状较轻时,可采用制动、理疗或局部封闭的方式保守治疗。如果非手术治疗症状改善不明显或反复发作时,可采用手术治疗。

防治措施:更年期女性要注意工作时保持正确姿势,避免关节的过度劳损,定时休息。在洗衣、做饭、编织毛衣、打扫卫生等家务劳动时,手指、手腕不要过度弯曲或后伸,不要提拿过重物品。连续工作时间不宜过长,工作结束后要搓搓手指和手腕,再用热水泡手。冬天洗衣服、洗碗时最好用温水,注意手部防寒。长时间劳累后建议可做手腕关节的旋转活动,或将手掌用力握拳再放松,都可有效缓解手部的酸痛。

4. 髌骨软化与膝关节骨性关节炎　主要表现为膝关节疼痛,上下楼、下蹲起立时明显,常伴膝关节弹响、打软腿。中老年女性最为常见,主要原因是更年期女性在不同程度的关节老化退变的基础上,发生髌骨血供不足、骨内压增加、骨质疏松以及过多运动损伤等。预防髌骨软化和膝关节骨性关节炎的发生,主要是要减少对髌骨关节的持续压力,改善软骨的营养。日常活动中减少上下山、爬楼梯与下蹲,适当平路行走和非负重锻炼,注意膝关节保暖。补钙和维生素 D 对膝部康复有间接作用。

5. 半月板退变性损伤　半月板是膝关节内存在的 2 块软骨,形状类似月牙,因此称为"半月板"。内、外侧的半月板大小、形态不完全相同,但都具有稳定膝关节、缓冲震荡的作用。长期负重,半月板会逐渐老化,出现退行性改变。半月板退变性损伤的发病率随着年龄增加而升高,多数患者伴有不同程度的膝骨关节炎。主要表现为膝关节疼痛,由于大多数退变性损伤发生于半月板后角,因此出现屈膝时膝关节后方疼痛;若发生于前角,则膝关节伸直时发生疼痛。部分撕裂的半月板裂瓣会在关节内形成交锁,而出现短暂的活动障碍;当交锁解除后,膝关节活动可自行恢复。MRI 是诊断半月板损伤的首选,早期可通过 MRI 检查来判断半月板的损伤程度,轻症患者可通过物理治疗控制病情,注意减少膝关节深蹲、过度负重等动作,配合做股四头肌拉伸,加强膝关节周围肌肉力量。病症严重者应考虑手术治疗。

6. 跟痛症　本病临床病程缓慢,主要以单足或双足在站立或行走时足跟跖面疼痛为主要特征,跟骨跖面内侧结节处有局限性压痛。跟痛症是由于跟骨结节的附着处受到长期、持久、过大的牵拉而发生的慢性损伤所致的足跟部疼痛,步行或站立时疼痛加重,肥胖者多见,常见于中老年人。行走时足跟部的骨刺与周围肌肉、腱膜等软组织产生摩擦,造成不同程度的组织损伤,促使足跟局部发生无菌性炎症,出现局部疼痛、不适。建议保守治疗,尽量减少足部负重,让足跟部充分休息,为损伤愈合创造条件。必须行走时足跟部要垫厚软垫,减少足跟的损伤。口服消炎止痛药物可缓解症状,这类药物的作用是抑制局部炎症反应,促进组织愈合,缓解疼痛。亦可适当局部理疗或外用涂剂。大部分患者经上述治疗后疼痛能缓解。症状改善不理想者可行封闭治疗。

跟痛症在更年期女性中发病普遍,应注意预防。平时注意锻炼身体,经常散步能维持足部韧带弹性,改善跟骨骨质疏松,有助于预防跟痛症的发生。不经常锻炼身体的人,偶然一次长时间行走或站立劳动容易患跟痛症。因此,除了平时注意锻炼身体外,还要避免足部持续负重。需要长途行走或长时间站立时要注意间断休息,防止足部过度疲劳。用温水泡脚,保持足部卫生和良好的血液循环,有助于足部健康。穿鞋要宽松,鞋底有弹性。通过上述方法可预防跟痛症的发生和复发。

（周龙峰 孟庆阳 王 成）

参考文献

[1]YOUNAN N, ELATTAR S, FAROUK M, et al. Dipeptidyl peptidase-4 inhibitors and aerobic exercise synergistically protect against liver injury in ovariectomized rats. Physiol Rep, 2019, 7(17): 14191.

[2]JENDRICKE P, CENTNER C, ZDZIEBLIK D, et al. Specific Collagen peptides in combination with resistance training improve body composition and regional muscle strength in premenopausal women: a randomized controlled trial. Nutrients, 2019, 11 (4): 892.

[3]KO S H, KIM H S. Menopause-associated lipid metabolic disorders and foods beneficial for postmenopausal women. Nutrients, 2020, 12(1): 202.

[4]赵燕飞, 胡晓玲. 运动疗法对围绝经期妇女血清性激素的变化及自由基、血脂水平的影响. 中国卫生检验杂志, 2019, 29(8): 980-982.

[5]ORRI J C, HUGHES E M, MISTRY D G, et al. Comparison of linear and nonlinear HRV dynamics across exercise intensities after menopause. J Aging Phys Act, 2020, 28 (1): 149-154.

[6]MARíN-CASCALES E, RUBIO-ARIAS J Á, ALCARAZ P E. Effects of two different neuromuscular training protocols on regional bone mass in postmenopausal women: a randomized controlled trial. Front Physiol, 2019, 10: 846.

[7]SEBRI V, SAVIONI L, TRIBERTI S, et al. How to train your health: sports as a resource to improve cognitive abilities in cancer patients. Front Psychol, 2019, 10: 2096.

[8]DĄBROWSKA-GALAS M, DĄBROWSKA J, PTASZKOWSKI K, et al. High physical activity level may reduce menopausal symptoms. Medicina (Kaunas), 2019, 55 (8): 466.

[9]BERIN E, HAMMAR M, LINDBLOM H, et al. Resistance training for hot flushes in

postmenopausal women：A randomised controlled trial. Maturitas, 2019, 126：55-60.

[10]CREASY S A, CRANE T E, GARCIA D O, et al. Higher amounts of sedentary time are associated with short sleep duration and poor sleep quality in postmenopausal women. Sleep, 2019, 42（7）: zsz093.

[11]周龙峰, 荣湘江, 等. 更年期女性运动健康需求与运动处方研究进展. 中国康复医学杂志, 2021, 36（9）: 1184-1189.

第六章

更年期保健信息管理与质量控制

更年期女性保健工作信息管理，有助于规范建立个人、家庭和社区健康档案和诊疗随访档案，实现更年期女性健康信息的动态、交互和综合管理，既满足服务提供方开展社区服务、就诊转诊服务的目标以及为卫生决策提供科学依据，又确保更年期女性拥有自己健康问题的常规数据，包括健康指标及其危险因素、治疗效果以及常见疾病监测等。有条件的可以探索与国家或地区居民健康档案相结合。各级医疗保健机构应建立和完善辖区更年期女性保健工作信息制度，全面规范收集、整理更年期女性健康数据信息。

第一节　专科结构化病历与管理

更年期门诊的信息化健康档案建设对规范门诊诊治、提高就诊效率以及开展科学研究具有重要价值。

一、更年期门诊健康档案内容

包括但不限于编写病历档案模板，规范填写病历（相关病历模板见附录1）。

（一）初诊病案

更年期患者在初次就诊时，应完善相关检查以便对更年期女性进行全面评估，其更年期门诊病案主要包含但不限于以下内容。

1. 人口学特征　年龄、身高、体重、婚姻状况、生育状况、月经状况（初潮和绝经）、经济状况、教育程度、家族史和既往史、绝经状态等。

2. 专项信息　改良 Kupperman 量表、绝经期生存质量量表、盆底功能评估、抑郁自评量表、健康问卷抑郁量表、焦虑自评量表、广泛性焦虑量表、匹兹堡睡眠质量指数、阿森斯失眠量表等(相关量表见附录2、附录3)。

3. 辅助检查　内容详见第二章第二节。

4. 转诊、转介、多学科评估情况　内容详见第二章第三节、第四节。

5. 治疗方案　内容详见第二章第二节。

6. 随访计划　内容详见第二章第五节。

(二)复诊随访病历

患者复诊时,需继续对其更年期症状进行评价。与初次就诊的评价相比,复诊病历填写的项目主要包含一般体格检查、Kupperman 评分、盆底功能评估(如初诊有盆底功能障碍性疾病)、用药依从性、治疗满意度评价等。

有条件的单位应建立电子档案,便于不断进行信息总结和分析,应主要包含以下功能。

1. 具备完备的信息查询功能　只需要输入关键词就能查询到患者的信息,包括就诊日期、患者姓名、年龄、绝经状态、各项检测结果等。

2. 提供数据统计服务　能够对各类指标进行统计描述,如年龄、生育状态和绝经状态等。

(三)档案管理

专人负责病历档案管理,建立健全档案保管、统计、借阅、复印管理制度,防止毁损、丢失、随意抄写原始文件。

二、信息上报流程与方式

1. 建立更年期女性健康管理档案信息管理和服务系统,上报和管理辖区内更年期女性的健康档案,实行专案管理。

2. 在专案管理的基础上,形成辖区内更年期女性人口分布、就诊人数和比例、健康教育及重点疾病筛查情况的统计报表,并上报上级卫生行政和业务主管部门。

三、各级医疗保健机构在信息管理中的职责

1. 各级医疗保健机构指定专人负责辖区或机构内更年期保健工作的信息收集。

2. 乡镇卫生院和社区卫生服务中心定期将辖区内更年期女性人口分布等信息报送至辖

区妇幼保健机构。

3.县级以上医疗机构定期将本机构对更年期女性开展健康教育、重点疾病筛查以及到本机构就诊的更年期女性的疾病分类信息报送至辖区妇幼保健机构。

（郑睿敏　杨　丽　梁开如）

参考文献

［1］罗荣.妇幼保健质量与安全管理：妇女保健.北京：北京大学医学出版社，2020.
［2］中华人民共和国国家卫生和计划生育委员会.三级妇幼保健院评审标准实施细则（2016年版）.2016.

第二节　更年期保健质量控制

一、更年期保健质量控制的目的

更年期保健质量控制工作的目的是进一步促进更年期保健工作的规范开展，提高服务质量和水平，提高女性生命质量和健康水平，获得高质量的工作效益和管理效果，从而实现诊疗规范化、个体化，服务人群利益最大化。

二、更年期保健质量管理结构和体系

（一）更年期保健质量管理结构

更年期保健质量管理结构与所有医疗保健质量管理结构相同，包括结构质量、过程质量和结果质量。应包括更年期保健质量管理和持续改进总体方案，涵盖质量管理全过程。

1.结构质量　由符合质量要求、满足更年期保健工作需求的各要素构成，是更年期保健的基础质量，包括人员配备、科室设置、设备设施等。

2.过程质量　是指更年期保健各环节的质量，也称环节质量，如病历书写、档案管理、激素治疗知情同意等。

3.结果质量　是更年期保健的最终结果，又称终末质量，综合评价更年期保健终末效果。

（二）更年期保健质量管理体系

更年期保健质量管理同样分为三个层面：决策层、控制层和执行层。

1. 决策层　决策层由医院的党政领导班子和质量管理委员会共同构成，肩负着医院质量管理的重要使命。这一层级主要负责制定和发布各类规范性文件，确保医院各项工作有章可循、有规可依。同时，决策层也承担着对现有规范性文件的修订和完善工作，以适应医院发展和外部环境的变化。院长作为医院的最高管理者，是机构质量管理的第一责任人，对医院的质量管理工作负有全面责任。

2. 控制层　本层级由医院的职能部门构成，其核心职责在于全面监督、细致检查、确保落实以及精准评估医院各项规范性文件的执行情况，并实时追踪和处理其中出现的问题。通过对各个环节的严密把控和精准分析，旨在不断优化医院的质量管理体系，提升整体医疗服务的标准化和规范化水平。

3. 执行层　执行层是医院质量管理体系中不可或缺的一环，由各个业务科室的科主任及其领导下的科内质量管理工作小组构成。执行层的主要职责是贯彻落实由决策层发布的各项规范性文件，确保医院质量标准和操作规程得到严格执行。同时，执行层也负责在实际工作中发现问题，并主动寻求改进措施，不断提升医疗服务的质量和效率。通过科主任和科内质量管理工作小组的共同努力，执行层为医院的质量控制和持续改进提供了坚实的支撑。

三、更年期保健质量控制中心

（一）质量控制管理工作小组

质量控制小组成员由管理人员和各相关专业技术人员组成，包括医疗保健机构业务分管院长、医务处（科）处（科）长、更年期保健专科负责人（科主任）及内分泌科、妇科、乳腺外科、营养科、药学等专业骨干，明确人员职责。每年对质量管理小组成员进行培训，工作结束后及时进行总结。成员职责与分工如下。

1. 组长　由院长或业务分管院长担任，负责质量管理总体工作、对质量控制情况进行反馈并组织完成质量控制报告和最后审定。

2. 成员　负责对管理和技术服务情况进行了解，并现场指导考核，负责本专业领域的质量控制报告。

（1）管理专家：负责查阅相关资料和文件，如各项制度流程、培训相关资料、质控资料、健康教育资料等，了解制度流程落实、能力建设、健康教育、文档管理、信息管理等工作的开展情况，发现更年期相关疾病的健康管理过程中存在的问题及困难，提出建议和改进措施。

（2）专业技术专家：负责了解与本专业工作有关的人员资质、服务环境、设备设施、服务能力、相关技术资料登记归档情况等,与信息系统中相关数据结果进行分析比较,对质控过程中发现的问题,提出解决方案和措施。

(二)质控管理工作小组职责

1. 贯彻执行更年期保健相关的法律、法规、规章等规范性文件。

2. 制定本年度更年期保健质量制度、控制实施方案、评估标准和工作计划并组织实施,明确管理目标,定期评估。

3. 定期对科室医务人员开展相关法律法规、工作制度、诊疗常规 / 规范等技术文件的培训,检查并督促落实。

4. 定期进行更年期保健质量的自查工作,督促专科制度、诊疗规范的执行。

5. 定期监测、分析更年期保健质量管理指标,召开科室质量分析会议,对存在的问题提出整改措施并组织实施,追踪整改效果。

6. 建立科室质量管理手册,按时记录科室质量分析会议、培训、监测指标结果以及质量持续改进活动等,完善档案管理,按照有关要求报送相关信息。

7. 接受辖区妇幼保健机构的质控督导。

四、更年期保健质控标准与质控方法

(一)组织管理质控标准与方法

通过汇报座谈、查阅相关资料文件及登记材料等形式了解机构更年期保健组织管理是否符合专科要求。

由业务院长分管,医务科(或妇女保健部等职能科室)对更年期保健质量监管,科室人员分工明确,职责清楚,科室工作制度完善,工作计划按时完成。

(二)服务队伍质控标准与方法

通过查验证书、文件、现场考核等形式查验服务人员数量与诊疗数量是否相匹配,所有人员是否具有执业许可证,是否具备相关专业背景及服务能力。

1. 人员配备　更年期保健相关人员均具备相应的执业资格,执业医师应当具备妇产科和妇女保健的专业知识与技能,专科所有人员均应当定期接受妇科内分泌、营养、心理等相关知识和技能培训,独立出诊的医生应至少在妇科内分泌专业进修(或轮转)半年以上。

专科负责人和学科带头人具有较为丰富的妇产科或妇女保健工作经验,具备一定行政管理能力,取得高级专业技术职务任职资格。

2. 人员培训　有更年期保健人才培养计划和实施方案。组织科室人员参加一定次数的业务学习、更年期保健领域的国内外学术会议和培训班。积极申报和参与科研课题。

（三）服务环境与设备质控标准与方法

通过询问相关工作人员、现场观察等形式了解环境及设备设施是否符合专科要求。

1. 服务环境　诊室环境、区域面积等服务环境温馨、适宜，流程便捷通畅，符合院感要求，有效保护患者隐私。

2. 服务设备　包括办公和检查检验设施设备、防护设备及其他耗材、物品等，设备齐全、符合相关要求，并处于功能状态。

（四）服务过程质控标准与方法

主要是通过质控小组现场检查服务过程，查看医务人员在服务过程中是否熟练掌握宣教内容、病史采集、体格检查、服务流程、各种检查方法的适应范围，操作是否规范，后续处理和随访是否正确。

1. 更年期保健知识宣教质控要点　定期开展具有多种宣传途径和方式的更年期相关健康教育，开展更年期女性核心知识的掌握程度及健康教育满意度调查。

2. 病史采集质控要点

（1）年龄、月经史、孕产史：重点询问月经周期、经期、经量和规律性；有无生育，有无难产及大出血等异常情况。

（2）既往疾病史：有无卵巢、子宫等生殖器官病变的手术史，有无恶性肿瘤放化疗病史，是否服用过损害卵巢功能的药物，是否有乳腺癌、子宫内膜癌、高血压、糖尿病、血栓、偏头痛、哮喘、系统性红斑狼疮、骨质疏松等病史。

（3）过敏史：是否有食物、药物过敏史，重点询问是否对性激素药物过敏。

（4）家族史：重点询问一级亲属中有无乳腺癌病史。

3. 体格检查质控要点

（1）体格检查：身高、体重、腰围、臀围、血压，尤其注意腰臀比。女性腰臀比大于0.8，可诊断为中心性肥胖。

（2）专科检查：包括乳腺和妇科专科查体，了解有无器质性病变，注意有无阴道黏膜萎缩。

4. 更年期保健服务内容质控要点　是否具有营养与体重管理、心理保健、性与生殖保健、运动指导和管理、盆底康复、中医保健等三级保健具体服务内容及可操作技术。

5. MHT应用质量控制要点

（1）激素应用前检查和评估：病史询问、症状评估、体格检查、辅助检查，进行初步评估，明确适应证，排除禁忌证，评估慎用情况。告知MHT益处和风险，知情选择。

（2）MHT使用要点：绝经状态评估，MHT方案选择，药物和剂量。

（3）建立MHT治疗后随访制度，并按统一制定的随访标准和内容对患者进行随访、记录及档案管理。

用药后1个月、3个月、6个月、12个月按时随访，进行相关检查与评估，调整用药方案，以后每年定期随访与评估。根据患者情况，酌情调整复查频率。

（4）不良反应监测：就诊时医生应记录不良反应，如乳房胀痛、阴道流血、过敏等，并给予相应处理发生严重不良反应，如血栓形成、过敏性休克等，应立即采取急救措施。应根据实际情况填写药物不良反应监测表、上报并登记。

（五）更年期保健特色专科评估指标

按照更年期保健质量管理要求，建立更年期保健质量监测指标，定期收集、分析监测指标，发现问题及时采取措施，持续改进。包括纸质信息各类档案、登记表册、个案卡及汇总报表等填写的及时性、完整性、规范性，以及电子信息各项目录入的及时性、完整性、规范性。查看是否有专人负责信息的收集、整理与管理，现场查看更年期健康档案的建立、记录是否完整，保存完好并进行定期分析总结。常用监测指标见表6-1。

表6-1　更年期保健服务质量监测指标

指标名称	计算公式		数据来源	监测频率
更年期保健就诊人次			门诊登记	月
更年期患者筛查评估服务量			门诊登记	月
更年期患者营养状况评估服务量			门诊登记	月
更年期患者运动功能评估服务量			门诊登记	月
更年期患者心理状况评估服务量			门诊登记	月
更年期患者性与生殖保健服务量			门诊登记	月
更年期患者盆底康复指导服务量			门诊登记	月
更年期患者中医药保健与治疗服务量			门诊登记	月
健康教育科普作品数量			科室登记	月/季度
转诊人次	转入		转诊登记	月
	转出		转诊登记	月
转介人次	转入		转介登记	月
	转出		转介登记	月

续表

指标名称	计算公式	数据来源	监测频率
激素治疗专案管理率/%	本年度激素治疗专案管理人数/本年度某机构激素治疗人数×100%	专案管理档案	年
更年期女性核心信息知晓率/%	所有调查对象正确回答核心信息的总数/(答题总人数 × 核心信息数)	现场调查	季度
性激素治疗随访率/%	性激素治疗复诊人数/同期接受性激素治疗的初诊人数×100%	门诊登记/专案	年
服务对象满意率/%	对服务满意人数/调查服务对象人数×100%	满意度调查	月
更年期女性健康档案内容规范齐全率(%)	抽查的完整个案数/抽查个案总数×100%	专案管理(纸质/电子)档案	年

(六)工作规范、诊疗常规和相关管理制度建设

通过现场查看工作规范、诊疗常规、制度档案及制度执行情况,了解是否按照更年期保健专科建设要求建立健全可执行度强的更年期保健管理制度、工作流程,并严格按照工作规范和诊疗常规开展更年期保健工作。

(郑睿敏 杨 丽 韩历丽)

参考文献

[1]罗荣.妇幼保健质量与安全管理:妇女保健.北京:北京大学医学出版社,2020.

[2]中华人民共和国国家卫生和计划生育委员会.三级妇幼保健院评审标准实施细则(2016年版).2016.

第七章

更年期保健特色专科建设

第一节　国家更年期保健特色专科建设

更年期是女性人生中重要的过渡阶段,该时期女性卵巢功能减退,性激素分泌减少,大部分女性在此阶段可出现一系列更年期相关的躯体及精神心理症状,不仅影响个人的工作和生活,还会给家庭和社会带来一定负担。良好的更年期保健服务可以有效缓解更年期症状、减少和延缓慢性疾病的发生,提高老年生活质量和人均期望寿命,是应对老龄化社会的一项重要医疗保健措施。

为加强妇幼保健专科建设,提高更年期保健服务质量和水平,推动医疗机构更年期保健服务,丰富服务内涵、改进服务流程、创新服务模式、提高服务质量,2018年国家卫生健康委员会启动了国家更年期保健特色专科建设工作,以专科建设为抓手,从国家层面推进更年期保健服务能力的提升,丰富妇幼保健专业发展。

一、国家更年期保健特色专科评估标准制定依据

在国家更年期保健特色专科评估标准制定过程中,一是遵循我国妇幼卫生工作方针的相关要求,以保健为中心,保健与临床相结合,并以此促进服务模式从既往的临床和保健相互割裂的模式逐渐转变为保健与临床有机融合的综合保健服务模式,并促进《关于妇幼健康服务机构标准化建设与规范化管理的指导意见》《更年期保健专科建设和管理指南》《三级妇幼保健院评审标准实施细则(2016年版)》等国家相关政策文件要求的落实。二是在立足现状的基础上,通过特色专科建设发挥引领发展的作用,并关注更年期保健的重点服务内容、突出特色服务。三是全面覆盖,与时俱进。评价标准不仅聚焦于专业服务内容,还涵盖了专科建设、专科管理、服务设施和设备等相关内容,力求全面、综合地评价更年期保健专科的

工作开展情况。同时,随着工作推进和服务对象需求的发展,特色专科建设的标准也将随之调整和优化。

国家更年期保健特色专科标准主要参考了世界卫生组织(World Health Organization,WHO)对健康服务体系划分的六大模块,即领导和管理、资金、医疗产品和技术、信息、人力资源、健康服务提供,该健康服务体系为构建国家更年期保健特色专科提供了基础理论框架。

二、国家更年期保健特色专科评估标准介绍

根据前述的制定依据和理论框架,在专家研讨、咨询和现场调研的基础上,从专科建设、专科服务、人力资源、服务场所设备设施和专科管理 5 个维度设定国家更年期保健特色专科评估框架,并提出具体的评估标准。其中,专科建设主要关注更年期保健专科发展规划的制定、执行、评估以及多学科协作等,促进专科建设持续改进。专科服务主要根据全方位服务和三级预防的理念,以一级和二级预防为重点,为更年期女性提供涵盖生理和心理的主动、连续的服务与管理,既涵盖了营养、心理、运动、中医、健康教育、性激素治疗与管理等内容,也对专科特色服务的实用性、引领性进行评估。人力资源和服务场所设备设施主要是对专科的服务能力进行评估,专科管理主要了解专科的科研、能力提升和信息管理等情况。具体介绍如下。

(一)专科建设

1. 制定更年期保健特色专科发展规划,促进专科发展　主要体现在领导高度重视、专科发展规划和专科门诊建设方面。首先,机构重视特色专科建设发展,专题研究部署该项工作,对更年期保健工作有专项经费支持,可以从绩效分配、设备购置、进修学习、晋升评优、人才引进等多方面对专科建设予以倾斜支持,实现人力、物力、财力的优化配置,为专科建设提供全方位的支撑保障。机构要将更年期保健工作纳入机构整体发展规划,作为重点工作予以支持,并确定更年期保健业务的重点发展方向和目标,切实做到更年期保健工作有机制、有团队、有措施、有成效。其次,更年期保健特色专科要有专科的发展规划(3～5 年),内容包括目标任务、措施、评估指标、激励机制等,并定期开展评估,促进专科发展。此外,更年期保健门诊的开设时间至少为 5 年,且有更年期保健诊疗科目。

2. 建立健全并严格执行专科规范和制度,加强专科管理　更年期保健特色专科要制定并执行相关专科规范和制度,包括明确专科岗位职责、主要诊疗常规/规范,制定并执行专科管理制度,服务记录表单齐全,符合《更年期保健专科建设和管理指南》的相关要求。其中,岗位职责和主要诊疗常规/规范包括疾病筛查和诊疗、盆底功能筛查和诊疗、营养评估

与干预、运动评估与干预、主要设备操作规范等,各项管理制度主要包括专科工作制度、质量控制、疑难病例讨论、健康教育、健康管理、设备管理、院内及辖区转会诊、基层指导、培训、信息资料管理等,服务记录表单主要包括门诊登记表、疾病筛查个案表、知情同意书、辅助检查申请和报告单、转会诊与反馈登记表、随访登记表、辖区督导记录表等。此外,更年期保健特色专科要制定方便就医的服务流程,并有落实措施。

3. 为更年期女性提供综合性、多学科、全方位的医疗保健服务 更年期保健特色专科应建立多学科协作团队,建立更年期保健门诊与其他科室会诊、转诊、病例讨论的工作机制,有更年期保健多学科协作工作流程,体现各方职责,并有相关资料和记录。

(二)专科服务

1. 优质服务 更年期保健特色专科要能够提供全方位的更年期保健服务,包括筛查评估、健康档案建立与管理、营养与体重管理、运动指导和管理、心理保健、性与生殖保健、性激素治疗与管理、盆底康复、中医药治疗、健康教育等。同时,各项服务内容应涵盖健康管理、风险管理、疾病管理各个层面的内容。

(1)健康档案建立与管理:更年期保健特色专科应建立针对更年期保健的专科病历系统或平台,并定期进行工作数据总结、数据核查和质量控制。健康档案内容应做到规范、齐全,涵盖营养与体重管理、运动指导、心理保健等。此外,健康档案应实现专人专案管理,并定期进行随访、记录,要求专科每年建立健康档案的数量应不少于 1 000 份,健康档案随访率应不低于 80%。

(2)对于营养与体重管理、运动指导和管理、心理保健、性与生殖保健、盆底康复、中医药治疗等服务内容,均要求服务内容规范、齐全,在三级预防各层面均有具体可操作的关键性保健技术,病历文书内容合理、完整,并要求每年有一定的服务量。

(3)性激素治疗与管理:要求专科提供的性激素治疗与管理服务内容规范、齐全,病历及专案管理档案内容合理、完整,性激素治疗患者专案管理率不低于 80%。

(4)健康教育:要求专科有年度工作计划和工作方案,健康教育工作管理档案完整、规范、系统、实用;更年期保健健康教育材料有针对性,体现更年期保健核心信息;每年至少开展 1 次更年期保健门诊患者核心信息知晓情况调查,有持续改进措施;每年开展 10 次以上的院内更年期健康教育活动和 4 次以上的院外更年期健康教育活动,新媒体健康教育渠道不少于 5 种,作品数量不少于 10 份;每年至少开展 1 次更年期保健健康教育满意度调查,满意度不低于 90%。

2. 特色服务 建立以人为本、多学科协作的服务模式,提供一站式、连续性、个体化、优质便民的服务,并有近 3 年的考核指标和效果评价。

3. 业务指标 更年期保健门诊年均门诊量应不少于 3 000 人次。

（三）人力资源

1. 医护人员　一是加强人才梯队建设，专科应制定更年期保健人才培养计划和实施方案，有体现人才培养效果和激励机制的量化评分标准，并予以落实；应建立并落实学科带头人选拔与激励机制，有相应的量化评分标准，并予以落实；应配备数量适宜、符合要求、满足工作需要的各类专业人员，更年期保健门诊高级职称医师数量应至少3人。二是确保人员资质，更年期保健门诊的人员均具备相应的执业资质，并具备妇产科/妇女保健专业知识和技能。三是加强人才培养，应建立并实施更年期保健门诊人员规范化培训、岗位培训制度（培训内容包括妇科内分泌、心理、营养等），有相应的量化评分标准，并予以落实；同时，每年应定期组织更年期保健门诊人员进行业务学习，派员参加更年期保健领域的国内外学术会议及培训班。

2. 专科负责人　专科的负责人应具备高级专业技术职称，具备8年以上妇产科或妇女保健工作经验以及5年以上管理工作经验。

3. 学科带头人　专科的学科带头人应具备正高级专业技术职称，具备10年以上妇产科或妇女保健工作经验，同时要求近3年在国家级更年期保健领域相关学术团体中担任常务委员以上职务，或在省级更年期保健领域相关学术团体中担任主任委员/副主任委员。

（四）服务场所设备设施

1. 房屋　专科应设置诊室、检查室、心理检测室、功能检查室等，同时保证各区域布局合理，标识清晰、醒目，就诊流程便捷，具有良好的私密性，符合卫生和院感防控要求，提升患者配合长期返诊、随访的意愿。

2. 设备　专科应配备数量适宜、符合要求、满足工作需要的各类基本设备，包括体重秤、血压计、妇科检查床及其他相关检查设备、人体成分分析仪、盆底功能康复设备、更年期综合征筛查相关量表、营养和心理评估工具等，同时配备能够为专科服务的相关设备，包括心电图仪、B超检查仪、骨密度检查设备（双能X射线或定量CT）、阴道镜、乳腺X射线摄影系统、宫颈细胞学采集设备以及血尿常规、血生化、生殖道分泌物、内分泌等检测设备等。

（五）专科管理

1. 科研情况　一是科研课题/项目的执行情况，专科应牵头负责开展与本专科有关的国家级科研课题或省部级科研课题，近10年牵头负责的国家级科研课题应不少于3项，省部级科研课题应不少于5项。相关科研工作取得的成果，一方面，应积极进行转化，为当地卫生健康行政部门决策提供参考，并在一定范围内得到推广；另一方面，应积极申报科研成果奖励。二是文章/专著的产出情况，专科人员应积极发表与本专科有关的SCI文章，并出版与本专科有关的主编著作。近5年专科人员发表的SCI文章影响因子合计值应不少于30

分,出版的主编著作应不少于 5 部。三是教学情况,要求专科人员应积极承担与本专科有关的临床教学或带教任务。

2. 能力提升　一是开展培训,要求专科每年举办省级以上与本专科有关的医学继续教育项目培训班的次数不少于 2 次,并且培训学员主要是更年期保健人员。二是接收人员进修,专科每年接收更年期保健的进修人员数量应不少于 10 名,且有进修人员考核评估报告和更年期保健进修工作总结报告。三是基层技术指导,要求专科每年对基层医疗机构开展与本专科有关的技术指导次数不少于 5 次,并有相关工作总结报告。四是专科引领,专科应积极培养进修人员或研究生等,并使其成为其他机构的更年期保健学科带头人,要求专科近 10 年为其他机构培养的更年期保健学科带头人数量不少于 10 人。此外,要求专科所在机构应至少与 3 家基层医疗保健机构建立转会诊网络,提升基层更年期保健服务能力提升,有相关报告及数据资料。

3. 信息管理　专科应建立更年期保健工作核心指标,收集相关数据并进行电子化管理,并且实现与机构信息系统数据的互联互通。同时,每半年专科应对更年期保健工作核心指标进行一次分析,形成数据分析报告,并以此为依据制订并落实工作持续改进措施,为持续提升专科服务能力和水平提供参考。

三、国家保健特色专科建设工作开展现状

妇女保健特色专科建设是提高妇女保健服务质量和水平的重要抓手,可以促进各级各类医疗机构加强妇女保健特色专科的发展和管理,也有助于建立具备可持续发展能力的专科队伍,加强专科内涵建设,为人民群众提供优质的妇女保健服务。

近年来,国家卫生健康委采取了一系列措施加强妇女保健特色专科建设,指导各地规范开展专科建设,提升医疗保健机构专科服务能力。2015 年和 2016 年分别发布了《各级妇幼健康服务机构业务部门设置指南》和《妇幼保健专科建设和管理指南(试行)》,明确了妇幼保健专科建设工作内容、服务要求、专科管理服务、服务流程等内容。2017 年起,国家卫生和计划生育委员会妇幼健康服务司启动实施了国家更年期保健特色专科建设工作,组织专家制定了国家更年期保健特色专科评估标准等系列文件,重点对专科建设、专科服务、特色服务、人力资源、服务场所设备设施和专科管理等内容进行评估。截至 2020 年底,已在全国范围组织开展了 2 批国家更年期保健特色专科建设工作,共评选出 42 家国家级更年期保健特色专科建设单位,有力推动了各地更年期保健工作的发展,评选出的国家更年期保健特色专科单位在区域范围内有效发挥了标杆和典型示范作用。在国家级更年期保健专科建设工作开展之后,北京、四川、重庆、广州、河南、河北等省市也开展了本区域内的更年期保健特色专科建设工作,加强更年期保健内涵建设,以评促建,加快妇幼保健 / 妇幼健康服务机构对

更年期保健工作的推进,并推动实现更年期保健工作的系统化、规范化、整体化和专业化。

四、国家更年期保健特色专科监测评估方案和指标体系

为进一步加强对国家妇女保健特色专科单位的动态管理,健全国家妇女保健特色专科建设的监测评估机制,国家卫生健康委妇幼健康中心受国家卫生健康委妇幼健康司委托,研究制订了妇女保健特色专科建设成果监测评估方案,为后期开展周期性妇女保健特色专科监测评估提供了参考和依据。

(一)工作目标

1. 掌握各国家级妇女保健特色专科建设单位(以下简称各单位)在原有工作基础上,推进特色专科建设与发展的成效以及可推广的成果,及时发现特色专科在发展过程中面临的重点和难点问题,持续推动特色专科发展,提升服务能力。

2. 参照统一的监测评估指标体系,定期开展监测评估,对各单位实行动态管理,逐步提高专科建设成果监测评估工作的科学性、规范性和有效性。

3. 以监测评估结果为基础,为专科建设相关政策、措施的制定提供参考依据,切实提高专科建设工作的指导性和引领性。

(二)基本原则

1. **坚持统一性**　围绕妇女保健专科建设成果监测评估工作的目标任务,建立统一的监测评估方案和指标体系并保持相对稳定,确保横向和纵向可比。

2. **注重全面性和科学性**　监测评估指标体系以定量为主,全面均衡覆盖特色专科服务提供、持续发展、示范引领、专科工作核心指标、自评报告等情况,指标内涵明确、测量方法科学、数据来源清晰,具有较好的科学性。

3. **兼顾可得性和准确性**　监督评估指标优先考虑已纳入统计制度和调查系统的规范统计数据,以及院内电子信息系统能够覆盖的数据,相关计量单位、指标说明等均以最新政策文件和卫生健康统计调查制度为参考依据,确保可获得性和准确性。

(三)监测评估对象

所有国家级更年期保健特色专科建设单位。

(四)监测评估内容

1. **服务提供情况**　对特色专科服务提供情况进行监测评估,包括专科服务内容、服务质

量、服务模式、服务能力以及信息化工作等。

2. 持续发展情况　对各单位促进特色专科持续发展的相关支撑政策保障措施进行监测评估，包括促进专科服务水平提升、加强专科人才培养、加大专科经费支持、推进专科科学研究及成果转化等。

3. 示范引领作用发挥情况　对各单位在区域范围发挥特色专科示范引领作用的情况进行监测评估，包括培养专科负责人、举办培训、接受进修学习以及建立专科联盟等。

4. 特色专科工作核心指标进展情况　对特色专科各项核心指标的年度进展情况及发展趋势进行监测评估，了解特色专科工作进展情况。

5. 专科建设总体进展及成效　各单位就加强特色专科建设的总体进展与成效、存在的问题和原因等内容进行自评，并结合发展环境和形势变化，提出进一步加强特色专科建设的工作计划。

（五）监测评估工具
国家更年期保健特色专科监测评估指标体系。

（六）监测评估周期与方式
1. 周期　原则上，国家级监测评估以 3 年为一个评估周期，全面了解各单位特色专科建设与发展的成效。

2. 方式　监测评估采取定量与定性方法相结合、以定量监测评估为主，书面与现场结合的方式，并抽取部分单位进行现场复核。

（七）组织实施
国家卫生健康委妇幼健康司负责妇女保健特色专科建设成果监测评估工作的组织领导，国家卫生健康委妇幼健康中心负责具体组织实施。各省级卫生行政部门要强化属地化管理，明确职责任务，加强监督指导，每年负责组织对本地区特色专科单位开展年度监测评估工作，并纳入日常管理。

（八）结果运用
根据监测评估结果，确定各单位是否保留其特色专科建设单位称号，并予以公布。

五、国家更年期保健特色专科建设工作展望

为进一步发挥国家级更年期保健特色专科建设单位的学术和专科引领作用，促进各地

建立具备可持续发展能力的更年期保健专科技术队伍,推动区域层面和全国层面的更年期保健专科发展,可从如下方面进行加强。

(一)进一步加强专科专病的发展

在专科发展的过程中,应根据专科现状,对更年期保健专科进行细化分科,从学科结构、制度建设、学科影响力、学科治理能力等方面,突出学科建设重点关注的内容,明确亚专科发展方向,满足多层次、多元化的健康需求,促进医院高水平多学科发展,建设品牌学科和特色学科,提升核心竞争力。

(二)注重技术升级和服务升级

应围绕专科服务种类、服务质量和服务效果,进一步丰富专科服务内容,从技术方面进一步加强纵深发展,从服务方面进一步提供全方位、人性化的专科服务,提升更年期女性的幸福感和满意度。

(三)加强区域协作与信息化建设

针对更年期妇女的巨大服务需求,在专科发展过程中,应注重强化区域内不同机构的协同工作,在区域内完善更年期保健工作体系,积极促进更年期保健和技术服务机构资源的整合,加快形成资源共享、优势互补、运转高效、群众满意的更年期保健服务网络。同时,应进一步加强更年期保健信息化建设工作,促进服务模式改善,实现更年期保健服务信息与妇幼健康信息平台的互联共享。

(四)提升专科服务和科研工作的合力

更年期保健工作中的临床与科研工作相辅相成,应以科技创新为引领,借助科研基础平台,助力专科建设和进一步发展。在开展更年期保健领域的科学研究时,机构应当以临床需求为出发点,以专科服务需求驱动科研工作开展,用科研成果助力专科水平提升,从而实现进一步的创新和发展,共同提升诊疗水平,最大程度保障患者的健康权益。

(杨　丽　郑睿敏)

参考文献

[1]中华人民共和国国家卫生和计划生育委员会.妇幼保健专科建设和管理指南(试行).2016.

[2]中华人民共和国国家卫生和计划生育委员会.国家卫生计生委关于妇幼健康服务机

构标准化建设与规范化管理的指导意见. 2015.

[3]中华人民共和国国家卫生和计划生育委员会. 各级妇幼健康服务机构业务部门设置指南. 2015.

[4]中华人民共和国国家发展和改革委员会."十四五"国民健康规划. 2022.

[5]中华人民共和国国家卫生和计划生育委员会. 三级妇幼保健院评审标准实施细则（2016年版）. 2016.

第二节 部分更年期保健特色专科建设典型案例

为提高妇幼健康服务水平,近年来国家卫生健康委组织开展了更年期保健特色专科建设工作,并确定了国家更年期保健特色专科建设单位。为切实发挥特色专科建设单位的示范带动作用,总结推广各地经验做法,2021年国家卫生健康委妇幼健康司组织开展了国家更年期保健特色专科典型经验案例征集活动。在各地积极报送典型经验案例的基础上,国家卫生健康委妇幼健康中心组织专家从持续推进特色专科工作建设、广泛开展特色专科优质服务、不断强化特色专科质量管理、创新完善特色专科服务模式、充分发挥特色专科示范作用等五个方面对典型经验案例进行遴选,以下是遴选出的部分典型案例。

典型案例一 多学科诊疗模式下的更年期三级管理模式

南京市妇幼保健院

一、主要做法和经验

医院高度重视更年期保健专科发展,在"十三五"规划的基础上制定了"十四五"医院专科发展规划,对更年期保健特色专科建设提出具体的要求:在做好全生命周期管理的基础上,巩固与推广更年期保健特色专科建设成果,在多学科合作诊疗的基础上全面实行三级管理模式。

建立更年期保健门诊专科电子病历和更年期健康管理档案,各种记录及时、完整、准确、规范,资料定期归档整理,同时将更年期健康管理档案录入管理系统,实施电子化管理。专科根据更年期女性的健康状况实行三级健康管理(一般管理、风险管理、疾病管理)和长效管理,开展多样化的健康教育并推广更年期保健技术;同时做好专科质控,促进工作持续改进。

（一）三级健康管理

1. 一般管理 根据患者健康状况完成一般管理项目,包括掌握一般情况(如身高、体重、血压、月经情况、现病史、既往史等）、妇科检查、乳腺检查、盆底检查和更年期健康教育等。

2. 风险管理　通过相关的问卷调查、辅助检查和风险评估工具对管理对象进行风险评估，可根据结果发现健康问题和健康风险。评估内容包括 Kupperman 评分、妇科两癌筛查、心理评估、营养评估、睡眠状况评估、盆底功能评估、心血管风险评估、骨质疏松风险评估、运动评估、性生活质量评分和肌少症评估等。

3. 疾病管理　针对更年期女性健康问题的多学科性，专科建立更年期多学科管理团队和长效健康管理。

针对风险评估发现的健康问题和健康风险，通过院内转诊转介、联合诊疗和多学科会诊等形式为更年期女性提供覆盖营养保健、运动保健、心理保健、性与生殖保健、盆底保健、中医药保健、乳腺保健、骨质疏松预防保健、心脑血管疾病保健等的全方位医疗保健技术服务。这不仅保证了医疗质量与安全，也最大程度地促进了更年期女性健康。

（二）多样化的健康教育

1. 系统化的健康教育方案　结合更年期女性的健康表现多样性和不同需求，制作不同主题的"爱在夕阳——更年期健康教育"系列幻灯片，并录制成小视频在医院官方账号和健康教育云平台、院内大屏幕循环滚动播放。主题内容包括如何顺利度过更年期、激素替代治疗、更年期营养保健、防治更年期骨质疏松、更年期乳房保健、更年期运动、更年期心理保健、更年期漏尿、更年期避孕等。

2. 多形式的健康教育活动　结合各种纪念日，多形式、全方位、多角度开展健康教育，普及更年期保健理念及疾病预防与诊治知识。充分利用各类新媒体，如医院账号、云课堂、短视频平台等，并与省市电台、电视台等媒体联合发布健康教育信息；与工会、妇联等机构合作，不定期走进企事业单位，进行更年期保健系列讲座，提高更年期女性健康管理意识。

（三）长效健康管理

对更年期专案管理对象进行系统的健康随访，专职人员定期电话随访，了解健康状况及疗效，进行健康指导并提醒按时复诊。同时，建立线上更年期健康管理随访群聊，普及更年期保健知识，不定期向群里推送健康信息，并有专人在群里答疑解惑，提高服务的可及性。

（四）做好专科质控

每月对更年期相关工作进行全面质控，由质控专员按照质控方案进行相关工作数据总结和质量分析，针对发现的问题，召开质控专题会议，提出整改措施，组织落实并持续改进。

（五）更年期保健技术推广

通过举办国家级继续教育项目、女性全生命周期健康管理学术年会、全国更年期保健大会，为辖区内专业人员提供免费培训。做好临床进修带教和辖区管理，接收更年期保健专科人员进修，指导辖区各妇幼保健院/所建立规范化的妇女保健门诊（含更年期保健），并通过辖区管理网络向基层人员教授更年期三级保健管理技术。

二、主要成效

1. 建立了一支更年期保健多学科诊疗团队，将全生命周期健康管理模式落实到诊疗的全过程。诊疗团队成员涉及更年期保健、更年期内分泌、中医、心理、营养、妇科盆底、乳腺、骨科、肿瘤、康复、心血管及泌尿等 12 个学科。目前团队中共有院内医师 22 名，院外专家 5 名。通过一般管理、风险管理与疾病管理，全方位、多学科地对更年期保健人群进行健康教育、健康评估、风险筛查、疾病管理，体现了"预防为主，早筛查、早诊断、早治疗"的防病治病模式，帮助很多更年期女性远离更年期困扰，预防更年期常见疾病的发生，对已发现的疾病提供及时、规范的治疗，提高更年期患者的健康水平，受到患者的一致好评。

2. 建立了一套通俗易懂、方便可及、形式多样的健康教育活动方案，让更多女性了解和重视更年期保健。近 3 年来制作多个健康教育相关幻灯片及视频，并在医院官方账号、健康教育云平台上发布；坚持每月开展 1 次更年期健康管理一日门诊；对专案管理的服务对象不定期推送健康教育信息。通过不同形式的健康教育，提升就诊人群的健康素养和对保健措施落实的依从性。

3. 建立了一套女性全生命周期健康管理（含更年期保健）电子专案系统，实现健康管理的智能化。针对需长期管理的更年期保健女性进行长效、系统的健康管理。由专人定期随访，特别是激素补充治疗的患者，掌握其药物使用情况，并提醒其定期复诊，从而有效增进了医患信任，并减轻了患者对激素补充治疗的担忧，提升了患者的依从性和生活质量。

4. 多次举办和参加学术会议，积极推广以全生命周期健康管理为抓手的更年期保健特色服务。2018 年承办全国更年期保健大会，连续 3 年牵头举办女性全生命周期健康管理学术年会，连续 8 年举办国家级继续教育项目——更年期保健新进展培训班，普及妇科内分泌、更年期保健等相关学科进展，对辖区内专业人员免费，覆盖率达 100%。近 3 年作为"她健康"活动南京基地的组织者和中国妇幼保健协会妇女保健专科能力建设培训基地，多次进行"她健康"空中课堂和关爱更年期心身健康空中行系列活动的线上授课，累计培训专业人员超万人次。此外，在 2021 年全国省级妇幼保健机构妇女保健部主任工作会议、中华预防医学会第十七届全国妇女保健学术大会、中国妇幼保健协会全国妇幼健康系列活动中的"关爱更年期空中全国行"、湖南省预防医学会妇女保健年会、首都医科大学附属北京世纪坛医院主办的更年期多学科管理大会上进行经验交流。

5. 积极参加教学科研和创新，并认真做好进修带教。近年来，更年期保健专科承担国家自然科学基金项目 4 项、国家卫生健康委专题研究项目 1 项、江苏省卫生健康委妇幼保健研究项目 2 项、江苏省自然科学基金项目 1 项、市局级项目 2 项、软件著作权 1 项及作品登记书 1 项，发表相关 SCI 论文 8 篇及中文论文 10 余篇。近 3 年接收辖区、集团医院更年期保健专科进修人员 8 人次，指导辖区各妇幼保健院 / 所建立规范化妇女保健门诊（含更年期保健）13 个，并通过辖区管理网络向基层专业人员教授更年期三级保健管理技术。

此外,不断细化诊疗服务,拍摄更年期专科门诊规范化问诊视频,以温馨、专业、全面等特点获医院举办的门诊问诊视频比赛第一名。来院就诊的更年期患者的满意度有显著提升。

(专科负责人:吴江平;学科带头人:沈　嵘)

典型案例二　借科普之力,促更年期保健专科发展

湖南省妇幼保健院

一、主要做法和经验

2002 年湖南省妇幼保健院(湖南省生殖医学研究院)在全省率先开设更年期保健门诊。一直以来,医院以科普宣传为抓手,以院内相关优势学科为依托,开展更年期保健专科建设,经多年探索实践,已形成由妇女保健科、中医妇科、盆底康复科、乳腺外科、心理科、妇女营养中心等共同组建的更年期保健专科。在更年期保健学科建设方面,湖南省妇幼保健院是国家首批更年期特色保健专科、湖南省生殖健康与妇科内分泌临床研究中心、全国妇科内分泌培训中心。目前更年期保健特色专科每年门诊量为 6 000 余人次,现将主要做法和经验总结如下。

(一)强培育,提高院内技术水平和基层专科发展

1. 建设人才梯队　妇女保健科团队确定 2 名主任医师为学科带头人,5 名副主任医师为学科中坚力量,3 名主治医师为学科青年骨干。所有副高以上医师均在国内顶尖医院进修学习妇科内分泌 6 个月以上。通过院内培训、科内演讲、团队点评,让每位医生走上讲台,利用各种机会进行科普实践、科普竞赛,打造能言善道、能书能写的科普医生,现科室已经有 5 名优秀科普讲者。

2. 培育基层专科　妇女保健科依托培训基地,每年开展基层妇科内分泌、更年期保健相关技术培训 10 余场,接受基层人员专科进修学习,进行同质化、规范化带教指导,开设专科骨干培训班,下基层进行专科建设帮扶与技术指导,帮助基层建立更年期门诊。

(二)优流程,改善群众就医体验和获得感

1. "一站式"服务,畅通就医流程　妇女保健科最早在医院培育营养、心理、健康管理、妇科内分泌等亚专科,最早将盆底筛查、骨密度分析、肌肉功能分析、人体成分分析等引入更年期保健服务,更年期女性只需在科室即可接受从健康档案建立、疾病筛查、抽血体检、健康评估指导、激素补充治疗、运动营养心理评估等项目,便捷、流畅,目前已形成融合医疗、保健、健康促进和健康管理为一体的"一站式"综合保健服务模式,为更年期女性提供营养、运动、心理、中医药保健、性生殖保健等全方位、多层次、多维度的全生命周期健康管理服务。

2.线上延伸服务,增加就医获得感　"接触一次,关爱一生"是科室的服务理念,更年期保健涉及内容多,尤其是激素补充治疗需对服务对象进行长期随访管理,一方面团队通过医院线上平台,提供"空中诊室"咨询服务,另一方面建立多个更年期保健群聊,进行答疑解惑和科普宣传,重点患者专人管理,避免患者反复多次就诊,减轻经济与心理负担,尤其是疫情期间的线上保健服务,深受群众喜爱。

(三)兴科普,促进专科特色发展和广覆盖

1.打造科普品牌　2016年开设湖南省妇幼保健院更年期俱乐部,每月开展1次更年期健康俱乐部活动,俱乐部活动涉及科普讲座、同伴教育、更年期营养、运动、心理、盆底保健、中医等指导,每次活动后进行调查问卷,持续改进;2017年开始推出"更年更健康"系列科普,设计标识、模板、规范科普内容、演讲幻灯片,免费向全省提供,每年组织世界更年期关怀日特色科普和义诊活动,深受基层欢迎,已成为世界更年期关怀日的标志性活动。目前更年期门诊每年服务5 000余人次,其中通过科普宣传或同伴推荐就诊的达50%以上。

2.优化科普模式　2005—2016年,以专科医生个体受邀参与为主,以科普讲座、科普文章为主,每年讲座10余次,覆盖数万人;2016—2020年,科室团队全员参与,主动开创"品牌",向全省覆盖;2021年始,进行妇女保健团队品牌打造,通过新媒体助力,向全国覆盖。在短视频平台关注流量日增的新形势下,2019年专科主任率先开通平台账号,每天上传科普短视频,每周开展网上直播,至今发布科普视频达415个,个人账号发布的科普短视频累计播放量达1亿人次以上,粉丝量突破50万。2021年初,妇女保健科医生组建科普团队,以成团方式打造科普达人,精心制作短视频在平台发布,现已发布58个短视频,直播30余场,团队合作持续发力,在全国妇幼保健系统做了有益尝试。

3.推广科普成果　专科学科带头人为湖南省预防医学会妇女保健专业委员会、湖南省妇幼保健与优生优育协会妇女健康促进专业委员会主任委员,充分利用学术团体优势在全省发动"三八"妇女节、"10.18世界更年期关怀日"等主题日科普活动,在全省各级妇幼保健院开展义诊、健康讲座以及发放科普资料等。同时为基层妇幼保健院提供统一的活动背景、科普资料、健康讲座幻灯片等,在全省范围内形成同质化的科普模式,好评如潮。

二、主要成效

(一)培养了一支科普队伍

科室主任带头,实现人人都会科普,通过人才选拔、科普培训、科普实践、省内外学习,培养了一支优秀的科普团队。

(二)创立了两个科普"品牌"

1. 2017年创建"更年更健康"系列活动,通过宣传、基层义诊、基层活动及更年期关怀日等相关方式,使活动深入人心,科室社会影响力不断上升,科室更年期服务量逐年上升。

2. 2021年创建科普团队,内容专业、制作精良,广受赞誉。

以上两个"品牌"已成湖南省妇幼保健院妇保科的标签。

（三）提高了更年期保健知晓率

通过更年期俱乐部、授课、科普讲座、义诊、科普资料及视频号等全方面科普活动,普及更年期保健知识,提高群众更年期保健意识和知晓率,让更年期保健理念深入人心。

（四）促进了两级专科建设

通过制定诊疗常规、下发工作流程、开展人员培训、下基层业务指导、接收进修医生、开设更年期特色保健专科基层骨干力量培训班等,助力市、县级妇幼保健机构建设更年期保健专科门诊、储备学科带头人和后备人才。2019年至今,全省开设更年期保健专科门诊的市级妇幼保健机构由原来的6家增加到11家,开设的县级妇幼保健机构由23家增加到45家。

（五）建立了三级科普网络

近年来,在每年相关的节日和健康日,倡议全省各级妇幼保健机构开展统一的更年期科普活动,建立省、市、县三级科普网络,实现全省范围内更年期科普活动的同质化,惠及全省更年期女性,为建设健康中国添砖加瓦。

（专科负责人:吴颖岚;学科带头人:吴颖岚）

典型案例三 共情共育志愿服务,共促共享更年健康

四川省妇幼保健院

一、主要做法和经验

在医院各级领导和团委的大力支持下,四川省妇幼保健院于2019年建立了以更年期女性(患者)为主要成员的更年期保健志愿服务队,现有成员100余人,由国家更年期保健特色专科学科带头人梁开如主任担任队长,中医保健医生罗刘衡担任太极拳组组长。志愿服务队秉承"奉献、友爱、互助、进步"的宗旨,以"更优雅、更健康、更美好、更舒心、更专业、更全面、更安全、更运动"为主要活动主题,着眼女性对自身、对家庭、对人生的期许,多角度、多维度地确立了志愿服务队的工作方向,通过团队活动、同伴教育、经历分享等形式,志愿者们在帮助更多更年期女性的同时丰富了生活,获得了更多保健知识,提升了认同感与幸福感。无论是在专业培训会场、健康讲座现场、各种运动体验,还是线上讲座和分享,志愿者团队都成为了一道靓丽的风景。志愿工作得到了各级领导和广大更年期女性的高度认可。

3年来,通过以下几个方面的工作,四川省妇幼保健院建设成了一支具有一定规模、较高素质的志愿服务队。

（一）规范化建设志愿服务队

秉承"奉献、友爱、互助、进步"的宗旨,强化服务意识,遵守志愿者服务组织的有关规章制度,遵守四川省妇幼保健院下发的《志愿者服务管理办法》,建立并注册志愿者档案,实现

规范化管理,做到活动前有计划、有方案;活动时有秩序、有效果;活动后有总结、有资料等。

(二)从细节着手

更年期志愿服务队是四川省妇幼保健院开展更年期保健服务的特色和优势,具有明确标识的统一服装,以橘色、红色为主色,代表温暖、快乐、热情和活力。在队服左胸处印制了四川省妇幼保健院和志愿服务的标识,以便于增强成员的归属感和使命感,激励成员做好志愿服务。

(三)组织多种形式的志愿活动

转移注意力,弱化"病症"表象。更年期志愿服务队组织了一系列团队活动,包括更年期经历分享和运动,处在同境遇人群中的归属感和安全感也可以让更年期女性的抑郁、焦虑等情绪大大改善。运动不仅强身健体,还可以颐养性情,如太极拳、八段锦、健康大步走等都是适合更年期女性的运动,其中太极拳活动已成为本院志愿服务的名片。

(四)鼓励更年期女性由参与到加入

志愿服务队成立以来,不断扩大队伍规模,由最初的 20 余人扩展到目前的 100 余人。更年期女性在参与过程中更加深入地融入团队,积极投入更年期保健知识的传播,为更多女性解决了困扰。志愿者经常在更年期讲座、社区义诊等活动中分享自我更年期心路历程,团队成员还积极开展同伴教育,鼓励和带动更年期女性勇敢地面对自己的感受,积极寻求帮助。还开通了网络会场等形式,使更多更年期女性参加更年期保健讲座和心路历程分享。有时医院还邀请她们参加专业培训会议。在这些活动中,志愿者们有了更多的获得感。

二、主要成效

1. 在医院领导的指导和带动下,建立了一支具有一定规模、较高素质的志愿服务队,以志愿服务为抓手,扩大了更年期保健服务半径。服务队开展线下活动 10 余次,线上活动 20 余次,覆盖更年期女性 500 余人,取得了良好的社会影响力。

2. 更年期志愿服务活动全面开展,不仅载体丰富、内容多样,更关注了更年期女性的身心特点,让志愿者本人以个体汇集成群体,在群体中寻找认同,排解焦虑,形成价值认同和自我认同,增强归属感和幸福感,以此建立积极向上的良好心态,医务人员共同参与志愿服务提升了她们的安全感。

3. 更年期志愿服务队成员主要是更年期女性,具有共情优势,成员用自己的亲身经历引导和带动更多女性加入到保健服务中来,对自我调节、同伴交流、参加保健活动改善更年期症状有了更强大的信心,更懂得了在出现相关症状的时候通过何种渠道解决,帮助更多女性摆脱更年期的困扰,扩大团队的影响力。就履行志愿服务职责来说,还强化了策划、组织活动和沟通的能力,提升了为更多更年期女性服务的能力。

4. 在深入持久地开展志愿服务活动的过程中,获得了更和谐的医患关系,通过共同参与志愿服务,缩短了医患距离,增加了医患之间的交流和理解,减少了医疗纠纷,提高了更年期女性就诊的依从性。

5.通过持续的志愿者服务活动,增强了志愿者的主动性,提高了她们的积极性。志愿者中也有为数不多的年轻人,她们有专长并且乐于为更年期志愿工作提供帮助。

6.在"空中课堂"、母亲节、"三八"妇女节、世界更年期关怀日直播活动中总能看到志愿者的身影。自2020年3月8日起,医院作为组织单位之一和联合主办单位,参与了每月一期的全国妇幼心身健康系列行动之关爱更年期女性心身健康"空中课堂"和母亲节、"三八"妇女节、世界更年期关怀日特别活动线上、线下联动全国直播活动。在这些活动中,志愿者们不仅积极响应,还动员身边的更年期女性积极参与(图7-1)。

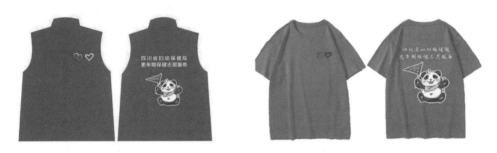

图 7-1　统一制作的更年期保健志愿者服装

(专科负责人:王　刚;学科带头人:梁开如)

典型案例四　更年期女性中西医结合健康管理

中国福利会国际和平妇幼保健院

一、主要做法和经验

与单纯的激素补充治疗手段不同,中西医结合管理更年期女性是一组兼顾养生、调理、治疗的诊疗策略,细致如患者的情绪、睡眠、饮食、运动等日常行为都有长期的经验和理论支持。而且,对于中老年女性衰老带来的多种变化均可采用中医调理。如针对老年性便秘,中医认为,血虚肠枯,气虚运肠无力,给予滋阴养血,补气通便可获得良好疗效。针对一些在更年期已经发生但通过激素补充治疗无法缓解的疾病,使用中医药治疗也能获得良好效果,如血压波动是绝经后女性的常见症状,西药降压效果经常不稳定,而患者年龄常常偏大,使用雌激素风险增加,此时中医成为有力的治疗工具。对于部分使用雌激素后出现不良反应的患者,如乳房胀痛,中医药也可加以缓解,通过疏肝活血的方法缓解激素的副作用。

良好的体系首先建立在全面评估的基础上。

(一)建立中西医全面评估体系

本院通过开发原创网络小程序为患者进行全面评估,该程序共有8项评估项目,由中医和西医两部分组成。其中,中医评估的依据为《中医妇科常见病诊疗指南》,其余7项评估均为国际行业通用评估表,评估内容涵盖了绝经生活指数、骨质疏松风险及睡眠、焦虑、抑郁、性功能等围绝经期女性常见症状,能够较为全面、准确地评估患者的症状程度。再根据评分结果进行激素补充治疗或其他管理。

（二）制订中西医结合的特色治疗方案

1. 中医养生　首先,根据气血流注理论制订养生作息时间表,印刷成手册分发给每一位患者。气血流注是人与自然界统一的理论,气血按照一定时间经各条经络流注于各个脏腑。在这一时间内,该脏腑得到充分的血供,充分休养,执行功能。其次,根据以上中医体质辨识给予相应证型的养生保健意见,如药膳、食疗、常用穴位保健。再次,宣传中医"天人合一"的养生理念,包括适应自然规律的顺时养生、重视精神调养的调神养生、以《黄帝内经》中"五谷为养,五畜为益,五菜为充,五果为助,安和五脏"为指导思想的饮食养生,以及根据《黄帝内经》防病之五劳(久视伤血、久卧伤气、久坐伤肉、久立伤骨、久行伤筋)制订的行动习惯调整。

2. 体重管理和运动管理　就诊时将患者的身高、体重填写至电子病历,并记录BMI指数,出现明显异常时给予饮食指导,必要时预约至营养科就诊。推荐八段锦等中医健身项目,避免过劳或损伤,对于肩周炎等常见躯体症状进行中医针灸、推拿治疗。

3. 药物治疗　对于绝经生活指数未达到中等程度者,推荐采用中药治疗;对于更年期症状在中度以上者,介绍激素补充治疗,并在充分告知激素补充治疗相关知识,取得患者同意后进行体检,再根据是否存在慎用证和禁用证,决定能否进行激素补充治疗。对于存在禁忌证、不愿进行激素补充治疗、错过最佳激素补充治疗年龄及已经补充雌激素但依然有症状的患者,给予中药治疗。

4. 普及中医适宜技术　耳穴疗法是针灸学的一部分,已有2 000多年的历史。方法简便、价格低廉、疗效广泛、安全、无痛苦、无副作用,耳与脏腑相通,与经络相连,在妇科中常用于治疗更年期综合征(如失眠、焦虑、潮热出汗等),医院更年期专病以耳穴贴压作为重要的中医治疗手段,对于失眠、焦虑、抑郁等加用耳穴治疗,获得满意疗效。

（三）宣传和随访

1. 开通更年期保健账号,进行每周1次的科普宣传,介绍中医养生和更年期管理知识,如更年期情绪异常的中医分型和饮食调理、更年期汗证等。通过各种媒体宣传更年期知识,如电视、电台、网络。

2. 建立更年期患者线上群聊,做好日常医疗服务,并推送相关科普。

3. 印发更年期保健宣传册,做到患者就医"一人一本",以多种形式宣传相关知识。

二、主要成效

本院更年期专科通过创建独立的评估系统对患者的中医证型、绝经生活指数、睡眠质量、情绪异常、骨质疏松风险、性功能情况进行评估，采用线上小程序这一方便快捷的形式，指导使患者使用，随时自评，以评估更年期症状的严重程度及用药后改善的程度，观察自己是否需要调整方案或就诊，使患者真正与医生共同参与到更年期管理系统中。目前通过该系统收集评分近 8 000 套，也为临床科研提供了数据基础。

临床工作中重视同质化培训，在日常电子病历里面增加了身高、体重、体重指数、绝经生活指数、骨质疏松风险评估指数、性功能指数，并与科室考核挂钩，设立淘汰机制。反复强化团队人员在每一次就诊中关注体检与随访，查缺补漏。摸索出一套中西医结合诊疗流程（图 7-2）。

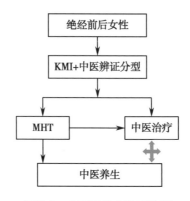

图 7-2 中西医结合诊疗流程

KMI. 绝经生活指数；MHT. 绝经激素治疗。

同时，作为 MHT 治疗的有力补充，制订了 3 种中医干预指征。

1. MHT 慎用证、禁忌证患者 如激素依赖性肿瘤患者、血栓性疾病患者、子宫内膜病变患者、乳腺癌患者的医源性和自然绝经更年期症状等。

2. MHT 后仍有症状或在 MHT 中发生的不良反应 如睡眠障碍、疼痛、张力性尿失禁、情绪异常、感觉异常、耳鸣、血压波动、乳房胀痛等。

3. 未达到或失去 MHT 时机 如月经正常来潮者或绝经多年后的患者。

经过以上系列方法，中国福利会国际和平妇幼保健院的更年期患者得到了中医养生、规范的激素补充治疗、随访及科普服务。2019 年门诊量达 7 282 人次；2020 年更年期门诊依旧保持了 6 556 人次，包括西医更年期门诊 5 369 人次、中医更年期门诊 1 187 人次；2021 年更年期门诊量 8 837 人次，包括西医更年期 3 894 人次、中医更年期 4 943 人次。在上海市更年期诊疗领域独树一帜，吸引了大量患者。

（专科负责人：花 琪；学科带头人：许 泓）

典型案例五　基于网络平台构建更年期保健的院内院外全时段服务管理模式

华中科技大学同济医学院附属同济医院

一、主要做法和经验

10 余年来，在王世宣教授的带领下，更年期 / 卵巢衰老团队成员持续努力，取得了优异的成绩。2008 年团队创建，当年即获批卫生部公益性行业科研专项项目基金"卵巢衰老早期预警系统与评价标准的建立"；2011 年设立更年期 / 卵巢衰老专科门诊；2013 年获批中华人民共和国科学技术部国际合作项目"卵巢衰老关键因子应用于女性心血管疾病防治的合作研究"；2014 年本院妇产科被国家科学技术部、国家卫生和计划生育委员会及中国人民解放军总后勤部卫生部联合认定为"国家妇产疾病临床医学研究中心"；2019 年获批国家首批更年期保健特色专科。更年期保健工作的基础和临床研究有条不紊地开展，得到了业界的认可和重视。

更年期专科积极完善软硬件建设，通过定期门诊出诊、媒体宣讲与访谈等多种形式，普及更年期保健知识。以患者为中心，三级预防为核心内容；提供全面、科学的更年期保健服务，更年期状态的评估与预警，更年期疾病的规范化治疗与管理，MDT 门诊，更年期健康保健档案的建立，科学膳食、适度运动等生活方式的合理化建议，更年期心理卫生的评估与建议，盆底功能的评估与康复后再评价，乳腺癌、宫颈癌筛查等。向更年期女性提供全面的健康教育与全方位的生命周期管理；制订个体化的诊疗方案，预防老年慢性疾病的发生，促进绝经女性的生命健康。

随着网络信息飞速发展，本院积极利用互联网和新媒体的优势与便利，通过多种途径开展"智慧医疗"服务、远程医疗服务、定期患者宣教活动及临床资源的数据管理。服务平台和模式主要包括：①华中科技大学同济医学院附属同济医院官方账号，提供更年期专科预约挂号、在线图文咨询、视频门诊及科普教育等服务。②利用更年期专科账号定期发布科普视频、漫画、科普文章及教育通知等。③利用电视媒体开展健康大讲堂，进行更年期科普宣教。④利用网络医疗平台进行更年期诊后随访、电话 / 图文问诊咨询、科普教育等服务。⑤构建了全方位的患者服务平台，包括健康评估、答疑解惑及科普教育等内容，同时开发了临床试验的数据管理系统。

（一）提供全面的更年期保健管理体系

女性全生命周期的保健，尤其是更年期保健，预防比治疗更为重要。通过了解自身卵巢功能，提前预知卵巢年龄，更有利于提高卵巢功能保护、保养的意识。同时，通过科普宣教学习自我保健的方法，并利用在线小程序进行自我管理，为平稳度过更年期提前做好预备。该平台提供了"自我评估 - 自我保健教育 / 答疑解惑 - 自我管理"的一站式服务。

1. 卵巢功能年龄评估体系　卵巢功能年龄和人的生物学年龄往往并不一致，因此临床上有卵巢早衰、早绝经等卵巢功能提前减退的患者。通过开发评估卵巢功能年龄的软件(已获得软件著作权),为广大女性自行评估卵巢储备功能提供简单有效的方案。

该评估体系分为三部分:①卵巢功能年龄快速评估体系;②卵巢功能年龄精准测定体系;③卵巢功能年龄影响因素分析。女性朋友通过在该平台回答相关问题(卵巢功能影响因素分析),输入临床检验结果(主要包括性激素六项、抗米勒管激素、抑制素 B 及窦状卵泡计数),就可得知自身的卵巢功能年龄。根据前期大规模临床样本和病案资料的分析、随访,本院已建立卵巢功能年龄的计算公式。后台通过搜集用户的问答信息,结合相关实验室数据,进行综合分析并运算,实现卵巢功能年龄的初步和精准评估,为女性卵巢功能年龄提供预警功能。

该评估体系可以通过在线问卷评估更年期症状严重程度、焦虑抑郁评分等。在就诊前或自我了解中发挥积极的评估作用。对于已就诊患者可以通过再次问卷评分,评估治疗效果。为临床医生随访诊疗及调整治疗方案提供一定的依据。

2. 健康资讯　健康教育是有效的疾病防治措施之一。通过学习更年期和女性保健知识,有助于女性更好地了解更年期和女性常见疾病,有助于从容面对更年期及相关疾病,也可提高临床管理的依从性。

在网络平台设立"健康资讯"栏目,以科普短文、短视频等形式呈现,帮助女性了解人体生理和疾病常识、相关的治疗方案及自我保健策略等。主要分为以下板块(在不断完善中):①更年期话题:更年期的自测,卵巢早衰、更年期治疗及相关检查,更年期保健等相关科普教育等;②认识卵巢:以卵巢为核心,介绍卵巢的发育、功能以及卵泡等生理基础科普;③子宫话题:介绍常见疾病如子宫肌瘤、子宫内膜异位症、痛经等与子宫相关的科普知识;④子宫颈话题:推送 HPV 感染、相关炎症、肿瘤等知识;⑤泛科普:常见妇科疾病的科普知识,如避孕相关常识、妇科炎症等。根据用户反馈和需求定期推出常见问题的科普解答。

通过"健康资讯"栏目的推广,广大女性对更年期有了一定的了解,提高了更年期女性的主动就诊率,大大提高了院内诊疗的医患沟通效率。

3. 自我管理体系　为提高更年期女性的临床管理依从性,特设计用药管理、月经周期管理等基本小程序,界面友好、使用便捷,帮助更年期女性按时服药,定期随访,提高治疗的依从性。既方便患者进行自我管理,也大大提高了临床管理的效能。

(二)提供智慧医疗服务体系

1. 智慧问答功能　针对常见的更年期医学保健知识设立问答知识库,用户输入相应词条,即可自动呈现解答信息。目前已建立 4 个知识库,包括更年期、月经、骨质疏松、激素治疗,且还在不断完善和更新。

2. 预约挂号、在线咨询　直接链接华中科技大学同济医学院附属同济医院官方账号,随时实现视频问诊、图文咨询,不受时空局限,可随时随地就医,享受在家医疗、通过手机与专家交流的亲切感；还可对接医院预约挂号系统，方便患者提前预约就诊、复诊，提高随诊率。还将开放更年期专科加号申请服务特殊通道。

3. 报告查询　通过手机端查询检验、检查报告，避免在医院长时间等候结果，节约了患者的就诊时间；通过网络上传报告、线上咨询，减少线下就诊次数，减少在医院滞留的时间，节约了就医成本。

（三）构建华中地区妇科临床试验协作组临床试验数据管理系统

临床资源的信息化管理大大方便了资料的整理和统计分析，并且可溯源性强，方便科研工作中数据和生物样本的利用，数据的重复使用性强，为病例的后续随访追踪提供了资源。

妇科临床试验协作组临床试验数据管理系统（GCT-CC 多中心临床试验数据管理系统）可远程管理多中心临床试验数据，病例报告表可实现远程填报、追踪、随访、统计、监测，并对多中心数据进行统计分析管理。界面友好，录入方便，可在不同授权权限下对多中心数据进行访问及数据分析，实现临床数据智能化分享及管理。

自 2020 年使用在线小程序服务，本院更年期专科门诊管理更加便捷、高效，患者管理的依从性更高，对更年期保健的认知明显提高，促进了积极主动就医、科学保健的自我管理。

二、主要成效

开放在线小程序资源，使广大女性充分体验了本院更年期专科的便捷诊疗、全方位服务，学习了科学的更年期保健、女性健康医学知识，纠正了错误的认知，提高了对医疗建议的依从性，愿意主动积极就诊、复诊；同时也提高了本专科的医疗服务效能。

1. 成功构建了"卵巢功能年龄测评 / 更年期评估 - 科普教育健康指导 - 女性健康自我管理"的更年期女性全方位保健的服务平台。利用互联网 + 智慧服务 + 健康管理的模式，提升了广大女性的保健意识，提高了更年期专科门诊的临床管理效能。

2. 成功建立更年期就诊的"线上线下一体化、院内院外全时段"的服务模式。突破传统的院内门诊线下就诊的单一服务模式，通过网络挂号、复诊预约、线上咨询及智慧问答等形式，随时为更年期女性排忧解难，提供及时的医疗指导和管理。良好的服务体验提高了患者的复诊率和治疗依从性，更年期专科年门诊量达上万次。

3. 推出了卵巢功能年龄线上评估小程序（包括卵巢功能年龄快速评估及精确测定）。目前已申请获得软件著作权 3 项，并正进行专利申请；目前已完成在线测评近 3 000 人次。在更年期到来之前通过卵巢功能年龄测评，了解自身的生育能力和卵巢功能状态，可为女性的生育计划及健康保健提供科学的指导，大大减少了因不知卵巢功能状态而盲目推迟生育导致不孕的悲剧。

4. 开放了医学科普教育窗口。定期为女性提供医学健康资讯的视频、短文、讲座等，包括"更年期 / 卵巢衰老知多少 100 问"等内容。同时提供智慧问答服务，反馈常见问题，制作推送相关科普内容。通过普及更年期知识、倡导科学保健，提高更年期女性身心健康水平。

5.构建了华中地区妇科临床试验协作组临床试验数据管理系统(GCT-CC多中心临床试验数据管理系统)。目前正在实施临床试验2项,为临床试验提供了切实可靠的数据支持,提高了临床数据统计、入组随访的效能。目前已录入病例数近400例。

（专科负责人：王世宣；学科带头人：王世宣）

典型案例六　运用质量管理工具,持续改进更年期病历档案质量

广东省妇幼保健院

一、主要做法和经验

根据国家更年期保健特色专科建设要求,保证更年期专科病历管理质量是专科管理的一项重要内容。广东省妇幼保健院更年期专科一直致力于更年期专科病历质量的持续改进。

本专科以病历质量管理中的常见问题为导向,如病历管理系统升级,门诊系统数据无法与专科病历数据对接,医生、患者对病历管理意识不强,建档后的随访率不高等问题,借助质量管理工具,分析更年期专科病历管理问题背后的根本原因,采取针对性的策略、措施解决问题。

（一）第一阶段（2018年）:病历管理初探,问题显露

1.阶段目标　制订初步工作流程,逐步开展建档工作。

2.主要做法

（1）将专科病历建档工作纳入日常工作之中。

（2）初步制订流程和建档分工。

使用纸质病历进行建档。专科病历建档主要由首诊医生负责,一对一进行病历建档管理与随访。

3.主要问题　由于更年期患者和医务人员对建档工作认识不足,以及首诊医生的工作负荷较大等原因,建档质量较差。

（二）第二阶段（2019—2020年）:品类方法管理,初见成效

在该阶段利用品管圈的品类管理方法,针对专科病历建档率下降和建档质量不佳的情况,进行鱼骨图原因分析、要因分析和真因检验(图7-3),总结第一阶段出现问题的主要原因。

1.医护工作人员方面　医护人员对于建档工作认识不足;门诊时间紧张,缺少宣教的时间;建档工作标准和分工不明确。

2.患者方面　对更年期保健认识不够,依从性较差。

3.管理制度方面　缺乏相应的监督管理机制,目前的建档流程不便利,标准不统一。

根据以上分析,本阶段制订针对性对策,初步完善更年期专科病历建档流程,改善更年期专科病历管理。

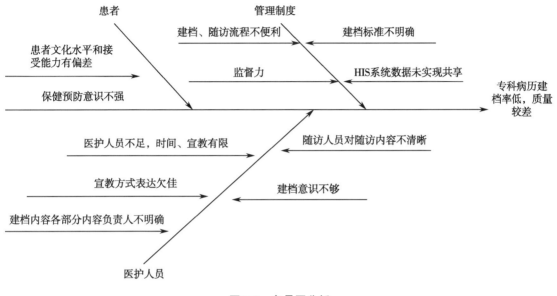

图 7-3　鱼骨图分析

1. 阶段目标　总结第一阶段经验,制订目标:提升医患对更年期专科建档的认识,使建档率提高至 80% 以上;明确建档人群,规范病历内容,完善管理制度;优化更年期专科就诊流程。

2. 主要方法

(1)以科普宣教活动提升医患双方对更年期保健的认识。将宣教贯穿患者诊疗全过程,提升患者对更年期保健的认识,提升依从性;针对医务工作人员开展更年期沙龙,加强各科医务人员对更年期保健的认识。

(2)开设更年期综合一日门诊,多学科合作一站式服务。将更年期专科病历的建档与宣教工作嵌入医生接诊、护士体格测量、心理评估、营养评估等日常工作中,实现多学科合作,以及医生、医技、护士等多岗位协同一体化、综合管理。

(3)明确建档目标人群,规范专科病历内容,完善专科病历管理制度,以解决专科档案建档管理方面的制度不完善、标准不统一等问题。

(4)明确医、护、技三方病历管理工作职责分工并落实:①首诊医生收集信息和初步评估,发放评测卡指引到护士站进行体格测量,并签名确认;②护士进行体格测量,将 BMI 异常患者指引至营养科就诊;③护士指引患者至心理评估室进行评估,并将患者档案统一编号与存档。

3. 主要问题　在第二阶段中,虽然形成了专科病历管理规范,将病历建档纳入专科质控工作中,但随着临床工作量的增加,加之工作人员对流程制度不熟悉等原因,病历管理质量也有所波动,病历管理工作改善迫在眉睫。

(三)第三阶段(2021年):病历管理标准化,建立长效机制

在该阶段,完善专科一站式诊疗服务流程,加强医务人员对病历管理工作的认识和持续培训,借助参与院内循环质量管理案例大赛的契机,持续改进对更年期专科病历的规范化管理。

1. 主要目标　制定标准化管理流程和制度。

2. 主要做法

(1)制定更年期综合一日门诊标准化流程。

(2)修改更年期专科病历建档规范并对相关人员进行培训。针对部分工作因人员上班时间不同、人员不足等情况,将建档工作分工从责任到岗位修订为到责任到个人,进行精确分工,并且设置每项工作内容的主次责任人。

(3)加强监督和管理:医院开展案例大赛,监管专科病历管理质量。此外,将专科病历建档情况作为科室的绩效考核指标之一。

(4)推进信息化系统管理:专科病历管理的电子化是病历管理最便捷的方式,于是借助新旧医院管理信息系统更替的时机,积极向院领导提议完善更年期专科档案电子化,并及时与信息科沟通,加快信息化进程。

3. 主要问题　专科病历的信息化管理是最便捷的方式,需要积极促进医院门诊管理信息系统改善,将更年期患者相关的病史、辅助检查、量表评测等信息增加到系统中。这也成为下一步专科档案质量管理的重要举措。

二、主要成效

利用循环管理的方法,本院更年期保健专科在更年期专科病历管理方面取得了不错的成效。

1. 专科病历建档数显著上升　经过第一、第二阶段的努力,改善后专科建档率由66.89%提高至86.80%,并且于2019年获得国家更年期保健特色专科。

2. 专科病历质量得到有效提高　因首诊医生对患者的建档标准、年龄、内容等不清晰而遗漏建档信息的现象以及未建议患者建档的比例由21.43%和10.00%,分别降低至4.55%和4.54%。

3. 专科病历管理标准化、规范化　制定了《专科病历建档规范》《妇保科更年期综合一日门诊流程》。对专科病历建档标准、职责、流程等做了明确的规定。另外,更年期专科病历管理作为科室绩效考核的指标之一,加强了对该项工作的监督管理。

4. 促进多学科协作,病历评估干预内容更加全面　通过建档工作的各专科、岗位、人员的分工合作,促进了营养、心理、盆底、乳腺等专科之间的相互合作,并共同参与到专科病历管理工作中,为更年期女性提供了全面的评估干预病历。

(专科负责人:夏建红;学科带头人:夏建红)

典型案例七　打造区域更年期保健专科联盟,做女性健康守护人

山东省妇幼保健院

一、主要做法和经验

山东省统计局发布的第七次人口普查结果显示,山东省女性人数为 5 009.5 万,40～60 岁女性人数约为 2 244.8 万。临床统计表明,大部分女性在更年期保健的认识上是模糊和欠缺的,获取更年期保健知识的途径不科学、不专业。针对这种情况,作为专业的省级妇产科医院,山东省妇幼保健院坚持做更年期女性保健知识的传播者,做更年期女性健康的守护人,在更年期女性保健管理领域构建起全省健康防护网。

(一)提升认知:推动科学的更年期保健管理

更年期是女性自然绝经前后的生理阶段,是女性衰老的正常过程,是人类从壮年逐步过渡到老年的时期,并非一种疾病。

绝大多数更年期女性会出现潮热、出汗症状,还有一部分女性会出现萎缩性阴道炎、心烦、失眠、焦虑、抑郁等症状。更年期女性保健不仅值得更年期妇女关注,更需要家庭和社会关心,特别是专业性医院的重视。

近年来,山东省妇幼保健院推动全省女性提高认识,帮助女性积极主动地进行更年期保健管理。让女性特别是更年期女性认识到围绝经期和绝经后期对自己的健康、生活、工作、家庭以及社会的重要性,认识到围绝经期是可以管理的,认识到一定要通过正规、专业的渠道来获取科学的更年期保健知识,从而进行科学的更年期保健管理。

(二)科普先行:立体传播矩阵,讲好更年期保健故事

线上,山东省妇幼保健院在辖区内主要借助新媒体途径,利用直播平台进行在线科普直播,受众可以反复观看。

线下,山东省妇幼保健院采取科普讲座、健康沙龙、社区义诊、企事业单位联合健康宣教等形式推进更年期保健工作的开展。在全省范围内,主要采用线上会议的形式,每年主要通过专题讲座、在线答疑以及病例分享的形式对医联体内部以及省内各级妇幼保健机构进行 2～3 次专题培训。

同时,还建立了帮扶机制,对已开展更年期保健门诊的单位进行现场指导,帮扶到位;对拟开展更年期保健门诊的单位一对一帮扶,实现精准帮扶;同时安排免费进修,进修期间安排专业人员进行指导和答疑。

（三）构建网络：纵横联合，打造更年期保健专科联盟

目前，在山东省妇幼保健院的帮扶下，山东省已有 6 所市级妇幼保健机构建立了更年期保健门诊，3～5 所妇幼保健机构拟于今年开设更年期保健门诊，系统内的更年期保健专科联盟已略见雏形。

下一步，本院还计划利用 2～3 年指导建立约 15 个更年期保健门诊，为打造更年期保健专科联盟打下坚实基础。每年承担和开展国家级和省级专科专项培训班 3 次以上，每次不少于 200 人；每年作为授课师资参加地市级专科专项培训班不少于 10 人次；接收本区域内专科进修半年以上的医务人员 4 人次以上；承担专科现场教学观摩任务 3 次以上。

同时切实提高服务质量，做好更年期女性的服务管理。目前已发布 1 300 多个科普宣讲视频，累计点击量 8 000 余万；100 余场直播，观众累计 43 万余人。通过这些行之有效的科普宣讲方式，山东省妇幼保健院管理紧随，切实提供专业、科学、有效的治疗方案，做好更年期女性健康的守护人，认可度和依从度较之前有了明显的提高，接诊的更年期患者平均增长了 20 人次 /d，电话咨询、留言咨询人数也有了大幅度的增长。

二、主要成效

1. 进一步提升了女性对更年期保健相关知识的知晓水平，改善了健康素养。新媒体时代，通过多种形式的科普讲座、线上线下义诊、综合测评等手段相结合的方式，进一步提升了女性对更年期的认识。处于更年期阶段的女性自我健康管理意识提高，出现问题及时就诊进行保健和治疗，而不是沿用原有的消极处理办法；对于尚未进入更年期的女性，也使其了解了如何更好地进行自我健康管理，从而减少对卵巢功能的不利影响。

2. 通过联合打造更年期保健专科联盟，从整体上提升了全省的更年期保健工作水平。一方面，本院指导省内十余家医疗保健机构成立了更年期保健门诊，并定期对更年期保健和临床诊疗工作进行业务指导和工作督导，从而规范更年期保健服务的开展。另一方面，本院每年通过接收进修医生来院学习、建立更年期保健工作交流线上群聊、定期开展线上学习交流等方式，提高了全省更年期保健专科工作人员的专业技术水平，使其能够更好地为全省更年期女性提供保健和诊疗，为全省更年期女性健康保驾护航。

（专科负责人：郝宝珍；学科带头人：田永杰）

典型案例八　以点带面抓示范，辐射带动辖区更年期保健工作发展

重庆市妇幼保健院

一、主要做法和经验

中国正迅速进入老龄化社会，并将面临老龄化社会带来的一系列问题。中国社会老龄化的特点是女性占比高，2010 年中国 80 岁以上的老年人中，女性占 60% 以上，随后十几

年该比例仍将不断上升。重庆市统计局的资料也显示,女性人口数量逐年增加,2018年达1 657.76万,因此女性人口老龄化的问题尤其值得重视。

目前,孕产妇保健、儿童保健等群体保健已深入人心并广泛开展,极大促进了母婴健康,提高了人口质量。然而,大众对更年期保健却普遍缺乏关注和认同,对绝经激素治疗更是存在较多疑惑甚至误解。此外,基层医院缺乏专业的更年期保健医生,不能提供规范的更年期保健服务,或是盲目夸大绝经激素治疗的不利影响而因噎废食,或是因管理不规范导致患者出现不良结局,极大阻碍了更年期保健的推广。因此,需进一步加强政策引导、人员配置和培训,将更年期保健工作推广下沉到基层医院,辐射到广大巴渝地区。

重庆市妇幼保健院作为妇幼专科联盟牵头医院,将推广规范化更年期保健工作纳入医院"十四五"规划。持续加强和完善更年期保健专科建设,积极发挥专科引领作用,扎实做好"下沉"工作,以更年期保健专科为支点,逐渐辐射到全市各级妇幼保健机构,推进基层更年期保健人才培养、分级诊疗、双向转诊,进而带动全市更年期保健全面发展。

基于重庆地广人多的特点,更年期保健推广计划以主城为中心,逐渐向周边辐射,每年4~5家单位。先将地域经济条件较好、医院前期业务量较稳定、医院领导支持更年期保健的区县妇幼保健院选作为指导单位。经过深入基层调查研究,最终确定了2021年度更年期保健适宜技术推广单位,分别是万州区妇幼保健院、黔江区妇幼保健院、涪陵区妇幼保健院、渝北区妇幼保健院、江津区妇幼保健院及璧山区妇幼保健院。

1. 采取小组责任制　将更年期保健团队分组,每组由1名高级职称医师作为组长,带领1~2名医师、1名护士、1名医助,分别负责指导2~3家医院。专家团队定期到对口单位进行指导,通过出诊、举办适宜技术推广培训班、接收对口单位专业人员进修等方式,以点带面,加强交流学习,推广先进经验,打造辖区更年期保健品牌。通过传、帮、带,使基层医院医生掌握更年期保健与诊断治疗技能,培养学科骨干,独立带领科室相关人员开展更年期保健工作。

2. 推广规范化的更年期保健流程　对更年期女性进行全面生活方式指导和健康管理,开展更年期保健服务,包括健康筛查评估及档案管理、性激素治疗专案管理、健康教育和多学科转介协作管理。流程如下:更年期患者由更年期门诊统筹管理,开展更年期症状、性功能、营养、心理等筛查评估,开具相关检查,进行健康宣教,制订健康管理处方,建立健康档案,并预约好下次就诊的时间。如患者有合并症或体检异常,则由更年期门诊医生转诊到专科医生处,必要时多学科会诊。医院建立了以妇产科为主,涵盖营养、心理、乳腺、临床药师等科室的多学科协作团队,如有必要,基层医院也可将患者转诊到本院进行多学科会诊。

3. 多形式帮扶　采取多种形式帮扶基层医院开展更年期保健。帮助基层医院开设更年期门诊,进行现场工作指导,指导更年期门诊场地设置、设备设施配套、专科制度建立、规范健康筛查内容及性激素治疗;全年招收妇科内分泌及更年期保健进修医生;举办妇科内分泌及更年期保健培训班、开展巡回讲座及线上培训,讲解更年期保健相关知识,内容涉及更年期保健和绝经激素治疗指南解读及更年期营养、心理、性与生殖健康保健等。进行对口支援,到推广单位坐诊,吸引更多更年期患者就诊并进行健康宣教;举办参访培训班,示范更年期保健健康筛查及性激素治疗流程,传授健康档案和性激素治疗专案管理经验。依托各种通信平台,如组建线上群聊、电话指导、远程会诊,不定期进行疑难或特殊病例讨论,不定期开展更年期保健健康教育活动。为推进区县妇幼保健机构更年期保健工作开展,规范更年期保健服务,开展更年期保健示范门诊基层技术指导,先后到璧山区妇幼保健院、涪陵区妇幼保健院、万州区妇幼保健院、黔江区妇幼保健院、渝北区妇幼保健院现场及远程指导,并帮助6家基层医院开展更年期保健示范门诊建设。2021年5月22日,举办了国家级继续教育项目,线上线下同步进行更年期保健相关讲座。为提高基层医务工作者的诊疗水平,保障患者医疗安全,进而促进分级诊疗,提高医疗资源利用效率,积极开展更年期保健知识巡讲,还分别到武隆区妇幼保健院、武隆区中医院、秀山土家族苗族自治县妇幼保健院、丰都县人民医院、綦江区妇幼保健院及重庆两江新区第一人民医院等基层医院进行巡讲和技术指导,开展培训讲座、教学查房、疑难病例讨论。

二、主要成效

1. 按计划已帮助万州区妇幼保健院、黔江区妇幼保健院、涪陵区妇幼保健院、渝北区妇幼保健院、江津区妇幼保健院及璧山区妇幼保健院等6家区县妇幼保健院开展规范化更年期保健门诊建设,并且于2021年、2022年分别增加了对城口县妇幼保健院、綦江区妇幼保健院、秀山土家族苗族自治县妇幼保健院等更年期保健门诊建设指导。

2. 各区县妇幼保健院开始重视更年期保健,根据各自具体情况逐渐开展更年期保健相关工作,设置独立诊室开设更年期门诊。在原有设施设备基础上新增了更年期症状、心理及盆底功能等评估工具。按照《更年期保健专科建设与管理指南》完善了更年期门诊岗位职责、主要诊疗常规/规范和管理制度。

3. 更年期保健服务内容更齐全,提供更年期妇女健康评估,包括体格检查、专科检查和实验室检查,进行心理、营养、运动功能等评估;为更年期女性提供心理、营养、运动和性保健等常见问题的咨询指导与健康教育,并指导其进行自我保健和自我健康监测。开展更年期综合征筛查,并提供指导、干预及随访。对性激素治疗患者建立性激素治疗专案并规范随访。

4. 重视健康教育。积极开展辖区更年期保健健康教育,以提高更年期妇女的自我保健意识。各医院增设专栏宣传、宣传显示屏,并在妇女节、母亲节及更年期关怀日积极开展各种形式的健康教育活动。

5. 培养基层医院更年期保健人才,2021年接收进修人员共8人,接收短期参观学习5人。开展更年期保健知识巡讲及线上培训,累计培训1万余人次。

6. 按照《重庆市更年期保健示范门诊评估标准》要求,规范更年期保健,深化内涵建设,创新服务模式。2022 年 1 月,在本院的指导下,万州区妇幼保健院、涪陵区妇幼保健院、江津区妇幼保健院、璧山区妇幼保健院获批重庆市首批更年期保健特色门诊建设单位。2022年 6 月,本院指导渝北区妇幼保健院、綦江区妇幼保健院、秀山土家族苗族自治县妇幼保健院参与了重庆市第二批更年期保健特色门诊建设单位的申报、答辩及评审。

（专科负责人：但　阳；学科带头人：林　奕）

典型案例九　协和女性生殖衰老队列建设

北京协和医院

一、主要做法和经验

（一）女性生殖衰老研究意义重大

第七次全国人口普查结果显示,我国人口老龄化趋势明显,人口老龄化已是目前我国不可逆转的基本国情,对国家经济、社会发展等方面产生深远影响,14 亿人口大国面临着新的挑战。客观认识中国人口老龄化的基本形势和老龄化社会形态的演变特征,把握人口老龄化规律与老龄社会形态之间的作用关系,是我国新时代人口国情形势的重点。生殖衰老,特别是女性衰老,成为全社会共同关注的热点。

女性生殖衰老,是指卵巢生育功能的衰退,生殖能力的下降,大约从 30 岁开始,35 岁后加速,对女性生殖衰老的研究将有助于女性正确认识自己身体的变化,进行长期健康管理。

队列研究是流行病学基本、传统的研究方法,为疾病预测和预防提供重要依据。自 20世纪 80 年代起,国外陆续启动了一系列女性生殖衰老领域的大规模纵向队列研究,其中包括美国妇女健康研究、马萨诸塞州妇女健康研究、墨尔本妇女中年健康研究等,积累了女性生殖衰老过程中月经周期、内分泌和生化指标变化、老年性疾病发生等方面的宝贵数据。考虑到生殖衰老过程存在明显的人种差异,为了更好地了解中国女性在生殖衰老过程中真实的变化情况,北京协和医院妇科内分泌与妇女保健中心于 2005 年启动了"协和女性生殖衰老队列研究",期望通过系统的生殖衰老过程随访,获得中国女性一手的、真实的数据,解读中国女性衰老密码,促进我国女性生殖和身心健康。

（二）首创前瞻性生殖衰老队列研究,解读中国女性衰老密码

协和女性生殖衰老队列研究是一项前瞻性队列研究,关注卵巢功能衰退过程对女性生殖健康和身心健康的影响,是目前我国首个且唯一一个关于女性生殖衰老的前瞻性队列研究。研究将北京市西城区某社区的适龄女性作为研究对象,通过每年定期随访,收集受试者血标本,对性激素重要靶器官、骨骼健康等进行检查,至今已随访近 20 年。这项研究揭示了中国女性绝经的真实年龄、更年期症状出现和持续的时间、更年期症状的特征等重要内容,

为中国女性生殖衰老过程的正确解读提供了一手资料和宝贵经验。

(三)研究对象精准选择,严格入排,自愿参加

目标社区精准选择:选择人口稳定性好、与医院距离较近的社区,有利于提高受试者的依从性。

严格入排,自愿参加。严格符合入选标准且自愿参加研究的受试者方可入选。入选标准:35～64 岁的女性,有子宫,至少有一侧卵巢;本社区居住 3 年以上,大致健康,无恶性肿瘤等严重疾病;半年内无妊娠、流产、哺乳;无已知的妇科内分泌疾病,如多囊卵巢综合征、卵巢早衰;未服用外源性激素;知情同意,签署书面知情同意书。

(四)随访服务专业体贴

1.专人负责,流程顺畅　受试者每年都需进行随访,随访工作安排专人负责,通过电话联系,预先与受试者沟通月经情况,提前约定随访日期,研究人员提前开具所需检查并安排妥当,以节省受试者的时间、精力,提高受试者的依从性。受试者随访过程中,全程有研究人员的耐心指导和陪伴。为了表达感谢,完成访视后本院还会为受试者送上准备好的贴心小礼物(毛巾、洗发液等)。

2.专科检查、专业指导　全体受试者每年随访 1 次,每次随访均需填写调查问卷,问卷信息包括一般人口学资料、月经婚育史、疾病史、个人史、家族史及绝经期特异性生活质量量表、医院焦虑抑郁量表、社会支持评定量表和生活事件量表;收集血样,包括血生化指标和性激素检查;盆腔和乳腺超声;骨密度和体成分测定。其中,有月经者还需记录月经日记。

3.检查过程有条不紊　随访当日首先由研究人员带领完成血压、脉搏、身高、体重、腰围及臀围的测量,并做好记录,然后在专人指导下填写调查问卷,之后进行一系列抽血和影像学检查。检查结果回报后,如有异常情况,研究人员协助受试者预约我院妇科内分泌医生门诊,将其转入门诊医生处就诊。

以上工作大大提高了受试者的依从性,为该队列近 20 年来的稳定随访提供了有力的保障。

(五)数据管理规范可靠

研究之初,中心为每位受试者建立了纸质版健康档案,每位受试者均有对应的固定社区编号,随访资料均由专人负责档案管理。课题组同时建立了 Epidata 数据库,由专人负责数据录入及核查,确保数据准确、真实、可靠。

为了更好地维护队列数据及样本信息,课题组与时俱进,引进了先进的电子信息技术,构建研究队列的多维度和动态随访数据库,并建立了安全稳定、规范管理的生物样品库,与数据库信息对应,使队列管理更加科学、便捷,为研究工作提质、增效。

（六）研究获得多方支持

"协和女性生殖衰老队列研究"作为中国女性生殖衰老研究的首创,得到了院领导和科室领导的高度重视和大力支持,同时得到了科研处、相关检查和检验科室的大力支持和帮助,使得项目审批流程顺利推进,患者检查、检验等流程畅通无阻,保证受试者各项检查高效有序完成。

在管理机制方面,为了保障研究工作的顺利开展,启动之初课题组首先与社区居委会领导进行沟通,把科普知识送进社区,带到群众身边,使社区工作人员了解到项目的重要意义,得到社区领导的大力支持,积极协助发放健康知识手册,引导社区女性参加该项研究。

"协和女性生殖衰老队列研究"作为全国首创的、唯一的女性生殖衰老社区队列研究,具有创新示范意义。对广大中国女性解读衰老密码、进行长期健康管理发挥着举足轻重的作用。

二、主要成效

中国的更年期医疗、保健系统研究起步于20世纪80年代中期,经过30余年的发展,在绝经后妇女骨质疏松、心血管疾病、围绝经期生理研究、雌激素预防早老性痴呆等方面都取得了可喜的成果。但是,国内的研究水平与国外相比仍存在差距。

对女性生殖衰老过程进行科学、深入、细致的研究须采取大型、长期、前瞻性队列研究,大型前瞻性队列研究花费巨大,且实施困难,短期内很难看到成果,然而一旦开始有成果,则成果可靠,产出往往呈指数级增长。

"协和女性生殖衰老队列研究"自2005年启动就采用了开放进出的设计,自2015年起每年均有受试者进入队列,经过课题组研究人员的精心维护,至今共纳入受试者900余人。后期考虑到人力、物力等资源的投入,且为了保障队列能够稳定随诊,课题组自2016年起未再入组新的受试者,专注于现有规模队列的每年度随访。目前仍能坚持规律随诊的受试者有400余人,这一随访时间长达20年的前瞻性队列对于我国女性生殖衰老的研究具有非常珍贵的价值,不仅可获得大量科研产出,还能够帮助临床医师更全面地认识生殖衰老过程中女性身心发生的巨大变化,思考如何缓解女性因生殖衰老这一生理过程带来的不良影响,帮助她们健康生活。

课题组与专业的统计学专家团队协作,整理队列资料,对资料进行分析,现已产出多篇科研论文,发表在 *Fertility and Sterility*、*Journal of Clinical Endocrinology & Metabolism*、*Climacteric*、*Menopause*、*Maturities* 等著名杂志,已发表SCI论文17篇,总影响因子近60分;队列结果也系列报道于《协和医学》杂志的"卵巢衰老专栏",发表论著6篇。多名临床型、科研型博士研究生以及博士后参与了该项研究,在研究过程中,各方面能力得以锻炼和提高,同时为北京协和医学院护理学院培养了多名硕士及博士研究生。

（专科负责人：朱　兰；学科带头人：郁　琦）

典型案例十 更年期综合征的多学科综合管理

首都医科大学附属北京世纪坛医院

一、主要做法和经验

(一)病例简介

患者,女,47岁,主因"潮热、出汗3年,失眠1年"就诊。3年前出现潮热、出汗,1年前因停经2个月伴失眠症状就诊于外院,口服黄体酮后无月经来潮,因"月经需求强烈",外院给予口服雌二醇/雌二醇地屈孕酮片治疗。虽潮热、失眠等症状明显改善,但患者顾虑其既往直肠神经内分泌瘤病史,自行停激素补充治疗。停药后患者出现闭经,且潮热、出汗症状反复,失眠、多梦恶化,严重影响正常工作生活。遂行中药治疗,中药治疗效果不佳遂就诊本院。

患者既往患有前庭功能障碍、特发性震颤(均未行特殊治疗),高脂血症、哮喘(病情平稳,现已停药),否认高血压、糖尿病等疾病史,否认烟酒等不良嗜好,否认恶性肿瘤家族史。

综合患者病史和本院检查结果,目前诊断:①更年期综合征;②子宫肌瘤;③双侧乳腺增生;④哮喘病史;⑤神经内分泌肿瘤病史;⑥特发性震颤;⑦前庭功能障碍;⑧血脂异常。

(二)诊疗经过

结合患者的检查结果和病史,"更年期综合征"诊断明确,且其就诊的目的明确,要求改善"潮热、出汗、失眠"系列不适症状,故有明确绝经激素治疗的适应证。该患者47岁,也处于启动绝经激素治疗的最佳时间窗内。然而患者病情复杂,同时患有多种合并症,影响绝经激素治疗决策。

1. 专业诊疗层面 针对此患者的复杂病情,本院科室联合乳腺科、呼吸科、病理科、消化内科、内分泌科以及神经内科联合开展诊疗工作。

乳腺科医师指出,患者乳腺增生,非病理性改变,就乳腺疾病方面并不是绝经激素治疗禁忌证,但在治疗过程中需要定期复查乳腺超声。

呼吸科医师指出,虽然血清雌二醇水平波动可能影响女性哮喘患者发作的严重程度,但患者目前哮喘控制良好,若无其他禁忌证,如有切实需要,患者可以进行绝经激素治疗。

病理科、消化内科医师指出,目前暂无直肠神经内分泌瘤与雌激素受体、孕激素受体相关性的相关报道,考虑直肠神经内分泌瘤不是绝经激素治疗禁忌证。

内分泌科医师提出,针对甘油三酯升高的患者,绝经激素治疗时可以选择替勃龙,总体上替勃龙对血脂的影响处于平衡状态。

神经内科医师指出,目前尚无特发性震颤、前庭功能障碍与雌、孕激素相关的报道,考虑特发性震颤及前庭功能障碍不是进行绝经激素治疗的禁忌证。

妇科更年期多学科综合管理门诊负责人表示,综合以上多学科诊疗意见,考虑该患者

47岁,处于启动绝经激素治疗的最佳时间窗,子宫肌瘤直径＜3cm安全性较高,患者有来月经诉求,故选择来月经方案。该患者有绝经相关血管舒缩症状,影响工作生活,且激素水平提示绝经后激素水平改变,故选用雌孕激素序贯方案(本患者采用雌二醇/雌二醇地屈孕酮片)。

2.专科管理方面　医院高度重视更年期保健工作,鼓励多方面开展更年期多学科综合管理工作。在院领导的大力支持下,由医务处负责牵头,成立以妇科为核心,骨科、内分泌科、影像科、乳腺外科、营养科等科室为支持团队的更年期多学科综合管理门诊。医务处设有专人负责更年期多学科综合管理接洽工作,组织全院临床科室、医技科室定期进行更年期多学科综合管理相关的建设研讨会、就诊流程推进会、绿色诊疗通道优化会等,举全院之力保障更年期多学科便捷会诊、绿色诊疗的顺利开展。妇产科不定期牵头举办更年期多学科综合管理医患交流会,进一步优化就诊流程,提升就诊满意度,循环推进更年期多学科综合管理门诊的建设。

二、主要成效

(一)患者获益

在对该患者1个月、2个月、4个月、6个月后门诊随访发现,月经正常来潮,经期、经量中等,无乳房胀痛,潮热、出汗、失眠症状不明显。哮喘、直肠神经内分泌瘤、特发性震颤、前庭功能障碍未发作。血脂较治疗前降低,行骨密度检查未见异常;经阴道妇科超声检查子宫肌瘤未见明显增大,余未见明显异常;甲状腺功能未见异常,同时复查女性激素六项,可见激素水平较治疗前明显改善。乳腺超声较前无明显进展。12个月后门诊随访时,重复启动绝经激素治疗时的所有检查未见明显异常,再次评估患者其他合并症的病情较前无进展,考虑该患者目前无明显禁忌证,继续进行绝经激素治疗的获益大于风险,给予继续目前绝经激素治疗方案治疗。

治疗期间定期评估病情,可见患者症状得到明显改善,综合评估目前绝经激素治疗方案的药物、剂量、用药途径、用药时间对于患者的获益大于风险。随访期间发现的不良反应如血脂升高,经过多学科的诊疗后也得到明显改善。基于绝经激素治疗的疗效,患者怀有继续用药的强烈愿望。后续继续严格按照治疗规范对患者进行随访诊疗,定期评估绝经激素治疗获益和风险,适时调整治疗方案,鼓励患者坚持长期治疗。

(二)科室成效

1.规范科室管理制度,创新医疗服务模式　以更年期常见病为突破口,整合院内资源,搭建起多学科交流平台,在多学科综合管理的探索中逐步建立起规范的接诊、转诊、随访的规章制度。树立优质、便捷的医疗服务理念,建立起独具特色的多学科综合管理模式。

2.搭建交流平台,推进人才队伍建设　建立起更年期多学科综合管理的学习平台,为科室人员甚至是其他医疗机构人员提供健康管理技术指导与支持,进一步完善基于更年期健康管理知识、能力需求的理论体系和实践体系,已经逐步建立起一支实践能力强、学科知识涵盖广、科研水平高的优秀人才队伍。

3. 信息优化　构建起一套功能完善、内容丰富、交互性强的更年期医疗信息共享及随访系统,简化了患者就诊流程,有助于加强患者的全程健康管理。

4. 科室品牌效应　通过更年期多学科综合管理成功案例的积累,积极开展各类继续教育项目及各种学术会议。积极组织并参与到更年期相关疾病诊疗规范、临床路径及治疗指南的制定中,逐步建设成为在全国有一定地位和声望的优秀专科。

（三）医院发展

以妇科更年期多学科综合管理为切入点,在临床实践中带动其他相关学科的进一步发展,同时将此成功经验引入其他专科的多学科诊疗模式中,不断提高医疗服务规范化水平,不断满足人民群众对医疗服务和健康生活的新要求,打造出首都医科大学附属北京世纪坛医院的特色品牌效应,推动医院的跨越式发展。

（专科负责人：白文佩；学科带头人：白文佩）

典型案例十一　上下联动多维立体守护更年期女性的花样年华

浙江大学医学院附属妇产科医院

更年期保健是妇女全生命周期健康管理中重要的一环,也是减少女性慢性疾病,提高中老年女性健康水平的重要保障。全面保障更年期保健效果,提高更年期女性短期和长期健康水平,不仅对保健医生和临床医生诊疗能力提出要求,更需要重点提高更年期女性的健康素养。浙江大学医学院附属妇产科医院作为国家级更年期保健特色专科单位,在规范更年期女性保健、诊疗工作,提升服务能力上处于全省引领地位。并在提高更年期女性健康教育效果上不断探索,创建上下联动的全国首个更年期志愿服务体系,不断创新健康教育模式,提升省内更年期女性健康素养,提高中老年女性健康水平。

一、上下联动创建更年期服务体系

构建多学科合作的更年期医疗核心队伍,实现更年期女性健康的综合管理。充分利用激素替代治疗病案管理系统(著作权登记号：2013SR028565),规范化、科学管理,为国内首创。2015年组建浙江省围绝经期保健质量控制中心,建立浙江省更年期保健三级网络,并建立长效的联动机制,制定了激素替代治疗工作指导手册,培养了一批贯穿省、市、县三级的技术过硬的专科人才队伍,促进该技术的推广与应用。

以"互联网+"理念为基础,构建"省-市-县"点面结合的全国首个上下联动的更年期志愿服务体系,该模式已在温州、宁波等地成功复制,并逐步向全国推广。联动各地街道、社区、村委等,服务基层更年期女性。在构建"大卫生、大健康"的格局下,以基层更年期妇女普遍的健康需求为导向,制订相对应的健康科普知识课程,进行菜单式服务。同时,与专家引领的专业最新研究动向结合,提供专业服务指导。并于全国范围内招募专业妇产科医生进行健康科普培训,提高更年期保健医生的科普能力,2016 年至今培训科普讲师 320 名,涉及多个省份。

二、多维立体扩展更年期保健模式

(一)培训与考核相结合,保障更年期保健质量

在中国妇幼健康研究会、浙江省医学会、浙江省预防医学会、浙江省妇幼健康协会、浙江省数理医学会等多方平台建立更年期医学相关专委会、学组,为致力于更年期保健的专家、学者以及妇女保健工作者们提供了相互交流、学术探讨的平台。专委会和学组通过定期组织学术研讨、继续教育学习班、临床研究、科普宣教等形式多样的活动,脚踏实地将各项工作落到实处,提升了各级医生的保健与临床诊治水平。

2015 年 11 月,在浙江省卫生和计划生育委员会的领导下,浙江省围绝经期保健质量控制中心在本院正式挂牌成立;2016 年制定了浙江省围绝经期保健质量控制标准,2018 年、2021 年分别进行修订。质控中心每年组织专家进行围绝经期保健的质控检查,监督相关医疗机构的围绝经期保健日常工作的执行情况和服务质量,发现问题,及时整改,从而规范浙江省围绝经期保健技术的应用、推广,保障更年期保健服务质量。

以赛促学,以评促建。联合浙江省总工会举办 2021 年浙江省绝经激素治疗临床技能竞赛,推动建设知识型、技能型、创新型的高素质的围绝经期保健医疗服务团队,为实现健康中国目标提供坚实的技能基础。

(二)临床-科研相结合,提升更年期保健服务水平

加强更年期相关科学研究,本院获得国家自然科学基金项目 5 项,浙江省科学技术厅基层卫生适宜技术成果转化工程重大项目 1 项,省级自然科学基金项目 2 项,省部共建项目 1 项,省级科学技术厅公益项目 1 项,省级教育厅项目 1 项。从临床观察、分子机制等各个层面深入探究围绝经期、绝经后生理病理过程机制。研究结果为国内激素替代治疗的临床应用提供了新的数据,为合理规范应用雌激素提供了新的方案参考。发表相关论文 70 余篇;出版《实用老年妇科学》《留住女人的"青春"——围绝经期女性激素治疗的科学管理》《更年期综合征的护理与康复》。

(三)全方位构建更年期群体保健宣教新模式

1.线下俱乐部品牌化　更年期女性俱乐部定期举办更年期讲座,组织开展茶艺、花艺、登山等促进健康生活方式的交流活动,围绕更年期专项主题及热点问题进行健康教育。

2.融媒体科普多元化　建立网络平台账号,定期推送女性健康教育及健康生活方式科普。针对线上群聊中医患沟通的共性问题制作微视频,在账号中推送,可菜单式阅览。建立更年期女性患者线上服务群,多学科团队成员在服务群内无偿答疑解惑。形成标准微课研

发、精准问答、信息化平台"三位一体"建设。

3. 公益活动常态化 走进机关、企业、学校、乡村等进行全生命周期的健康科普知识传播。2017年妇女节前后，浙江大学关爱女性健康公益基金联合浙江省省级产业工会女职工委员会开展"健康伴我行"公益巡讲；与报刊合作拍摄33个《我为你的第二春护航》的系列科普视频；全年一共开展230场讲座，2.3万余人受益，有义诊、讲座、电视台访谈、在线微课等多种方式。2018年共开展545场，直接受益13万余人次，电视、报纸、广播健康宣传等共35次。其中与基金会合作共同开展关爱女性活动，由基金会捐赠专项资金，开展广西、广东和青海三地的农村妇女健康公益活动。2019年举办千场"农村文化大礼堂"科普活动，共计开展1155场更年期保健健康知识科普讲座，参与医生200余人，受益群众10万余人。2020—2021年开展"女性抗衰老秘诀"系列线上科普讲座14场，受益群众2.5万余人；开展百场线下讲座，受益群众9千余人次。

（四）科学评价促进科普能力提升

对更年期保健门诊就诊的患者进行更年期症状评估，每一季度发放一次更年期健康知识情况调查，对参加科普知识讲座的听众进行健康教育满意度调查，调查更年期女性健康知识普及率及对科普工作的需求，以了解更年期保健知识的普及情况，及时调整科普工作重心。

三、主要成效

1. 组建了一支队伍，发挥同行的优势作用 组建一支具有专业知识背景并为更年期女性健康服务的科普队伍。全国招募志愿者讲师并进行集中培训，推广志愿服务模式，共举办8期，培养志愿者320名。建立了"省-市-县"结合的更年期多维志愿者服务体系。

2. 创立一个活动品牌，活跃科普氛围 创立了"花样年华俱乐部"品牌，开展各种身心健康活动，围绕更年期专项主题及热点问题进行健康教育。共举办86期"花样年华俱乐部"活动，主题包括"骨骼保卫战""健康更年美学知识讲座""花样女性经验分享""舒心茶艺"等。更年期女性既是受益者，又是新的志愿服务传播者。

3. 耕耘一块责任田，立足岗位做宣教 浙江大学医学院附属妇产科医院提供了"责任田"，用心耕耘，常常为患者提供基本的医学知识和女性保健知识，尤其是做好更年期患者的科普宣教，对来院的更年期患者（约3万人次/年）进行宣教。随着科普宣讲活动影响逐渐增加，更年期保健知识的普及，更年期保健门诊患者核心信息知晓率逐年增长，更年期健康教育满意度逐年提高。建立了109个"花样年华"更年期女性线上群聊，覆盖全国多地区及俄罗斯、意大利、奥地利等国家。专业志愿者无偿解答疑问、指导用药。对915名群内更年期女性的抽样调查显示，对更年期知识的认知度高达90.16%，治疗依从性显著提高。

4. 用好一个平台，扩大受众面，促进良性互动 2016年3月开始科普服务至今，充分运用医院和公益基金等的平台账号，科普受众逐步增加。

5.抓住每一次多方联动服务机会,实施科普宣教　在各方组织的支持下,开展"健康伴我行"服务 230 次,"关爱女性健康中国行"服务 545 次,"农村文化大礼堂"服务 1 155 次。从点到面,扩大更年期知识的普及范围。人民日报、"学习强国"平台、健康报、浙江日报等多家国内权威媒体报道相关科普活动。同时通过与媒体合作,进行多媒体多平台推广,如钱江晚报《更年期健康管理》微课堂,点击率达 193.4 万。

6.荣誉　"更年期多维保健体系的建立与推广"项目服务模式获得 2017 年全国妇幼健康科学技术奖一等奖;周坚红主任获得 2020 年浙江省"最美政协人"称号,2017 年环球时报"敬佑生命·荣耀医者"评选活动的"科普影响力奖"。"花样年华——关爱更年期女性健康志愿服务"项目组获得第五届中国青年志愿服务项目大赛银奖。

（专科负责人:邱丽倩;学科带头人:周坚红）

（杨　丽　郑睿敏　梁开如）

附录

附录1　更年期健康管理档案

附表1-1　初诊信息表

一、一般情况

姓名：_____　年龄：____岁　电话：_____　就诊卡号：_____　编号：____

首诊日期：_____年____月____日　首诊医生：_____

主诉：_____

现病史：_____

_____

二、个人史与相关病史

1.现在或既往吸烟吗？　□现在吸烟　□从不吸烟　□曾经吸烟　□已戒烟

您在工作单位或家里经常被动吸烟吗？　□是　□否

2.您是否有以下相关病史（可多选）在□里画"√"

疾病		是否接受过正规治疗	疾病		是否接受过正规治疗
高血压	□是　□否	□是　□否	子宫肌瘤	□是　□否	□是　□否
糖尿病	□是　□否	□是　□否	卵巢良性肿瘤	□是　□否	□是　□否
骨质疏松	□是　□否	□是　□否	乳腺良性肿瘤	□是　□否	□是　□否
高脂血症	□是　□否	□是　□否	宫颈癌	□是　□否	□是　□否
冠心病	□是　□否	□是　□否	子宫内膜癌	□是　□否	□是　□否

疾病			是否接受过正规治疗	疾病			是否接受过正规治疗
卒中	□是	□否	□是　□否	卵巢癌	□是	□否	□是　□否
颈椎病	□是	□否	□是　□否	乳腺癌	□是	□否	□是　□否
已知或怀疑妊娠	□是	□否	□是　□否	血卟啉病	□是	□否	□是　□否
不明原因阴道流血	□是	□否	□是　□否	耳硬化症	□是	□否	□是　□否
已知或怀疑患有性激素依赖性恶性肿瘤	□是	□否	□是　□否	6个月内患活动性静脉或动脉血栓栓塞性疾病	□是	□否	□是　□否
现患脑膜瘤	□是	□否	□是　□否	严重肝肾功能障碍	□是	□否	□是　□否
子宫内膜增生	□是	□否	□是　□否	哮喘	□是	□否	□是　□否
子宫内膜异位症	□是	□否	□是　□否	系统性红斑狼疮	□是	□否	□是　□否
子宫腺肌病	□是	□否	□是　□否	类风湿关节炎	□是	□否	□是　□否
血栓形成倾向	□是	□否	□是　□否	偏头痛	□是	□否	□是　□否
胆结石	□是	□否	□是　□否	癫痫	□是	□否	□是　□否
静脉或动脉血栓栓塞性疾病史	□是	□否	□是　□否	其他_____			□是　□否
其他_____			□是　□否	其他_____			□是　□否

3. 是否有手术史　□是　□否　　手术名称_____　　手术时间_____

4. 月经初潮年龄____岁,末次月经____,是否绝经　□是,绝经年龄____岁　□否

近半年月经周期_____/_____　近3个月月经周期_____/_____

5. 您的婚姻状况　□初婚　□离异　□再婚　□未婚无性生活　□未婚有性生活 □丧偶

6. 避孕方式　□未避孕　□安全期　□体外　□工具避孕　□复方短效避孕药　□紧急避孕药　□宫内节育器

7. 包括流产、引产、自然分娩、剖宫产、异位妊娠,共怀孕____次,足月分娩共____次,其中阴道分娩____次,剖宫产____次,初产年龄____岁,人工流产____次

8. 家族史　□高血压　□糖尿病　□精神或心理疾病

9. 肿瘤史　□宫颈癌　□子宫内膜癌　□卵巢癌　□胰腺癌　□结肠癌　□胃癌 □前列腺癌　□其他_____

三、身体一般状况

1. 目前您的身高 _____cm, 体重_____kg, BMI_____（kg/m^2）

2. 心率_____次 /min, 血压_____/_____mmHg

四、检查结果

1. 常规检查

血常规：□正常 □异常_____

尿常规：□正常 □异常_____

白带检查：□正常 □异常 □细菌性阴道病 □滴虫感染 □外阴阴道假丝酵母菌病 □其他_____

2. 血生化检查

肝功能：□正常 □异常_____

肾功能：□正常 □异常_____

血糖：□正常 □异常 空腹血糖_____mmol/L, 餐后 2 小时血糖_____mmol/L, 糖化血红蛋白_____%

血脂四项：□正常 □异常 甘油三酯_____mmol/L, 总胆固醇_____mmol/L, 高密度脂蛋白_____mmol/L, 低密度脂蛋白_____mmol/L

维生素 D 检测：25（OH）D_____ng/dl

肿瘤标志物：□正常 □异常 甲胎蛋白（AFP）_____癌胚抗原（CEA）_____糖类抗原（CA125）_____糖类抗原（CA15-3）_____糖类抗原（CA19-9）_____人附睾蛋白（HE4）_____

3. 骨转换水平初步判断

意义	指标	备注
□低转换	CTX＜200pg/ml	
□中低转换	200pg/ml≤CTX＜300pg/ml	
□中高转换	300pg/ml≤CTX＜450pg/ml	
□高转换	≥450pg/ml	

注：CTX. Ⅰ型胶原蛋白 C 末端交联肽。

4. 内分泌指标

甲状腺功能：□正常 □异常 三碘甲腺原氨酸（T$_3$）_____nmol/L, 甲状腺素（T_4）_____nmol/L，游离三碘甲腺原氨酸（FT_3）_____pmol/L，游离甲状腺素（FT_4）_____pmol/L，促甲状腺激素（TSH）_____μIU/ml

性激素六项：卵泡刺激素（FSH）_____mIU/ml，黄体生成素（LH）_____mIU/ml，雌二醇（E_2）_____，孕酮（P）_____，催乳素（PRL）_____睾酮（T）_____，抗米勒管激素（AMH）_____

5. 骨密度　□正常（T值＞-1为骨量正常）　□异常　　T值_____（-1～-2.5为骨量减少；＜-2.5为骨质疏松）

6. 心电图　□正常　□异常_____

7. 妇科情况　妇科检查：外阴_____阴道_____子宫_____附件_____

8. 宫颈癌筛查

细胞学检查：□未见癌细胞和异常上皮细胞　□滴虫、霉菌、疱疹病毒感染　□非典型鳞状上皮细胞　□非典型鳞状上皮细胞，不除外高度鳞状上皮内病变　□低度鳞状上皮内病变　□高度鳞状上皮内病变　□鳞状细胞癌　□非典型腺细胞无特殊指定　□非典型腺细胞倾向瘤变　□原位腺癌　□腺癌

人乳头瘤病毒（HPV）感染：□阴性　□阳性　　分型_____

阴道镜检查拟诊_____

病理检查：□否　□择期　□是　　结果_____

9. 盆腔超声　□正常　□异常_____

（1）子宫：□缺如　□存在　　大小____mm×____mm×____mm，子宫内膜厚度____mm

回声：□均匀　□不均匀

宫内占位：□无　□有_____

（2）子宫肌瘤：□无　□有　□单发　□多发

肌瘤部位：□子宫底　□前壁　□后壁浆膜下　□黏膜下　□肌壁间

肌瘤最大径线____mm×____mm

（3）子宫腺肌病或腺肌瘤：□无　□有　　最大径线____mm×____mm

（4）左侧卵巢：□正常　□缺如；肿物　□无　□有　　最大径线____cm×____cm

肿物回声：□囊性　□实性　□囊实性　□单房　□多房

肿物血流：□无　□有

窦卵泡数_____个（必要时）

（5）右侧卵巢：□正常　□缺如；肿物　□无　□有　　最大径线____cm×____cm

肿物回声：□囊性　□实性　□囊实性　□单房　□多房

肿物血流：□无　□有

窦卵泡数_____个（必要时）

10.乳腺癌筛查

乳腺超声结果：□正常　□异常　BI-RADS 分类：□ 0　□ 1　□ 2　□ 3　□ 4　□ 5　□ 6

乳腺钼靶结果：□正常　□异常　BI-RADS 分类：□ 0　□ 1　□ 2　□ 3　□ 4　□ 5　□ 6

11.甲状腺超声检查结果　□未查　□正常　□异常_____

12.肝胆胰脾肾超声检查结果　□未查　□正常　□异常_____

五、运动习惯评价

1.您是否有规律运动的习惯？

□从不　□偶尔　□一周小于 3 次　□一周大于 3 次

2.您一般采用以下哪几种运动锻炼的方式？（可多选）

□散步　□慢跑　□快走　□跳舞　□游泳　□健身操　□打球　□骑自行车　□其他_____

3.每次运动持续时间

□小于 30 分钟　□30～60 分钟　□1～2 小时　□2 小时以上

4.运动后即刻心率是否达到或超过（170－年龄）次 /min？　□是　□否　□未测量

六、盆底和泌尿功能评价

1.膀胱过度活动状况评价

（1）您白天（从早晨起床到晚上入睡）小便的次数大约是多少次？

□＜8 次（0 分）　　□8～14 次（1 分）　　□15 次及以上（2 分）

（2）您晚上（从晚上入睡到早晨起床）因为小便起床的次数是多少次？

□0 次（0 分）　　□1 次（1 分）

□2 次（2 分）　　□3 次及以上（3 分）

（3）您是否有突然想小便，同时难以忍受的现象发生？

□无（0 分）　　□每周＜1 次（1 分）　　□每周＞1 次（2 分）

□每日 1 次（3 分）　　□每日 2～4 次（4 分）　　□每日≥5 次（5 分）

（4）您是否有突然想小便，同时无法忍受并出现尿失禁的现象？

□无（0分） □每周＜1次（1分） □每周＞1次（2分）

□每日1次（3分） □每日2～4次（4分） □每日≥5次（5分）

□轻度3～5分 □中度6～11分 □重度≥12分

总分计算：＿＿＿＿＿＿＿＿（此格由医生或护士计算后填写）

2.压力性尿失禁主观评分标准

□正常：无漏尿

□轻度：漏尿发生在咳嗽、打喷嚏和大笑时

□中度：漏尿发生在突然运动、快速行走、跳跃时

□重度：在站立时发生持续性漏尿

3.盆腔器官脱垂分度（POP-Q评分体系）

子宫脱垂分度：□无 □Ⅰ度 □Ⅱ度 □Ⅲ度 □Ⅳ度

阴道前壁脱垂分度：□无 □Ⅰ度 □Ⅱ度 □Ⅲ度 □Ⅳ度

阴道后壁脱垂分度：□无 □Ⅰ度 □Ⅱ度 □Ⅲ度 □Ⅳ度

七、性与生殖健康评价

1.您是否在性生活时感觉阴道疼痛？ □无 □较少 □经常

2.过去四周内，您对整个性生活质量满意吗？ □很满意 □满意 □满意和不满意的概率相等 □不太满意 □很不满意

3.您现在比较喜欢的夫妻之间的亲密方式？

□无性之爱 □外出一起参加活动 □性交

4.您现在性生活的频率

□每周2次 □每周1次 □2周1次 □每月1次 □极少 □无

5.您不喜欢性生活的理由？

□阴道干燥 □性生活后阴道不舒服 □性生活高潮消失 □体力原因 □没兴趣

6.您认为月经不调时需不需要避孕？ □不需要 □需要

7.您希望此时采取什么避孕措施？

□避孕套 □宫内节育器 □口服避孕药 □安全期 □紧急避孕 □其他＿＿＿＿＿＿＿＿

八、更年期综合征评价

1.改良Kupperman评分标准 评分≤6分为正常，7≤评分≤15分为轻度，16≤评分≤30为中度，评分＞30为重度。

日期	总分（程度）	症状大于2分的单项

2. 您的更年期症状采用药物治疗了吗？　□是　□否（如选"否"跳转至"九、睡眠质量评估"）

3. 更年期症状用药情况

药物名称	每日用量	开始日期	结束日期	是否仍在使用	症状是否改善	月经样出血情况

九、睡眠质量评估

日期	睡眠自评得分	失眠程度	备注

十、抑郁情绪评估

日期	抑郁程度（评分）	有无自杀自伤行为	备注

十一、焦虑情绪自评

日期	焦虑自评得分	焦虑程度	备注

十二、一分钟骨质疏松危险因素自我评估

只要其中有一题回答结果为"是",即为阳性,提示存在骨质疏松风险。需到专业医疗机构行进一步诊断及治疗。

日期	阴性	阳性	备注

十三、中医评价(中医保健)

日期	肝郁气滞	肝肾阴虚	心肾不交	肾阳不足	备注

十四、营养评价(营养保健)

1. BMI 评价　□消瘦　□正常　□超重　□肥胖

2. 体成分评价　□轻度肥胖　□中度肥胖　□重度肥胖　□隐形肥胖　□健康型　□苗条型　□消瘦型　□偏瘦型　□运动员体型　□肌肉型　□苗条肌肉型

3. 膳食评价

(1)能量摄入:□不足　□正常　□过量

(2)蛋白摄入:□不足　□正常　□过量

(3)主食摄入:□不足　□正常　□过量

(4)脂肪摄入:□不足　□正常　□过量

(5)就餐时间:□规律　□不规律

(6)不良饮食行为:　□无　□有_____

(7)食物过敏:□无　□有_____

十五、乳腺癌风险评估及激素治疗建议(乳腺保健)

1. 乳房疾病史和手术史　□无　□有_____

2. 母乳喂养史　□无　□有　　其间是否患乳腺炎：□否　□是　　次数：_____次

3. 家族史（乳腺癌、卵巢癌）　□无　□有_____

4. 自觉乳房症状　□无　□有_____

5. 乳房体检　□正常　□异常_____

6. 乳腺超声和钼靶结果　□正常　□异常　　BI-RADS 分类　□0　□1　□2　□3
□4　□5　□6

日期	乳腺癌风险评估 （高 / 中 / 低）	激素治疗建议 （可用 / 慎用 / 不用）	医生签名

十六、心血管疾病危险评估及激素治疗建议（内科）

（参照《中国成人血脂异常防治指南（2016 年修订版）》及欧洲妇科、心脏科专家共识制定）

极高危人群：动脉粥样硬化性心血管疾病患者

高危人群：□低密度脂蛋白胆固醇（LDL-C）$\geqslant$4.9mmol/L 或总胆固醇（TC）$\geqslant$7.2mmol/L　□糖尿病患者 1.8mmol/L$\leqslant$LDL-C＜4.9mmol/L 或 3.1mmol/L$\leqslant$TC＜7.2mmol/L 且年龄$\geqslant$40 岁

日期	心血管疾病风险评估 （高 / 中 / 低）	激素治疗建议 （可用 / 慎用 / 不用）	医生签名

十七、诊断

1. 西医诊断　□女性绝经期和更年期状态　□女性更年期综合征　□早发性卵巢功能不全　□子宫平滑肌瘤　□异常子宫出血　□子宫内膜息肉　□绝经后萎缩性阴道炎　□尿路感染　□念珠菌性外阴阴道炎　□念珠菌性阴道炎　□膀胱过度活动症　□女性尿道膨出　□子宫阴道脱垂　□压力性尿失禁　□其他_____

2. 中医诊断　□绝经（经断）前后诸症　□其他_____

十八、多学科或转会诊记录

1.转出至_____医院_____科室,转诊医生_____电话_____

转出诊断_____

转诊结果_____接诊医生_____

2.由_____医院_____科室,转诊医生_____电话_____

转入诊断_____

转诊结果_____接诊医生_____

3.多学科会诊情况_____

_____

十九、激素治疗依据、患者选择及知情同意

1.适应证

(1)绝经相关症状：□月经紊乱　□血管舒缩症状(潮热、出汗)　□睡眠障碍(入睡困难、多梦易醒、夜间觉醒、缺乏深睡眠)　□疲乏无力　□情绪障碍(如易激动、烦躁、焦虑、紧张、情绪低落、常感孤独、敏感多疑)　□躯体症状(如胸闷、气短、心悸、肌肉关节痛、咽部异物感、皮肤异常感觉等),已排除器质性疾病后考虑与绝经相关

(2)GSM相关症状：□生殖道干燥、烧灼感、刺激　□阴道缺乏润滑导致的性问题和疼痛　□尿急、尿频、尿痛　□反复泌尿系统感染

(3)存在骨质疏松症高危因素：□低骨量　□绝经后骨质疏松症及有骨折风险

(4)过早的低雌激素状态：□早发性卵巢功能不全　□下丘脑垂体性闭经　□手术绝经等

2.禁忌证　□已知或怀疑妊娠　□原因不明的阴道流血　□已知或怀疑患有乳腺癌　□已知或怀疑患有性激素依赖性恶性肿瘤　□患有活动性静脉或动脉血栓栓塞性疾病(最近6个月内)　□严重肝肾功能障碍

3.慎用情况　□子宫肌瘤　□子宫内膜异位症及子宫腺肌病　□子宫内膜增生史　□未控制的糖尿病　□血栓形成倾向　□胆石症　□癫痫　□偏头痛　□哮喘　□系统性红斑狼疮　□类风湿关节炎　□乳腺疾病　□乳腺癌家族史　□血卟啉病　□耳硬化症□(现患)脑膜瘤(禁用孕激素)　□其他相关疾病_____

4.MHT方案选择

(1)子宫完整者

1)绝经过渡期：□月经紊乱→单用孕激素　□绝经相关症状严重者→雌孕激素周期

2)绝经后：□愿意有月经样定期出血的女性→雌孕激素周期　□不愿意有月经样定期出血的女性→雌孕激素连续联合　□其他治疗

（2）已子宫切除　□单纯应用雌激素（特殊情况除外）

（3）局部用药：□仅为改善泌尿生殖道萎缩症状时，推荐阴道局部用药

已详细交代激素治疗和长期随访的必要性及可能增加的风险（根据最新指南、病史、体检结果、药物种类及方案等向患者交代其在绝经激素治疗中的获益与风险）。

医生签名_____日期_____

已充分了解激素治疗和长期随访的必要性及可能增加的风险。

患者签名_____日期_____

二十、治疗处方

□雌二醇片 / 雌二醇地屈孕酮片（1mg/10mg）_____

□雌二醇片 / 雌二醇地屈孕酮片（2mg/10mg）_____

□戊酸雌二醇片 / 雌二醇环丙孕酮片_____

□雌二醇屈螺酮片_____

□替勃龙_____

□地屈孕酮_____

□戊酸雌二醇片_____

□雌二醇凝胶_____

□黄体酮_____

□莉芙敏_____

□坤泰胶囊_____

□雷洛昔芬_____

□钙尔奇 D_____

□维生素 D_____

□其他医嘱_____

二十一、药学咨询

服药时间安排表

服药时间	药名	服用方法	注意事项	药师签名	备注

二十二、健康指导

□规律运动　□健康饮食　□保持正常体重　□钙和维 D 补充　□戒烟限酒　□盆底功能训练　□维持性生活和避孕　□增加社交和脑力活动　□定期体检

二十三、随访指导

1.用药 1 个月、3 个月、半年

随诊内容：评估疗效，处理药物不良反应及非预期症状（非预期阴道流血、乳房不适、消化道症状、其他非预期状况），用药方案调整。

2.用药 1 年及以后每年 1 次

随诊内容：重复必要的检查、重新评估禁忌证和慎用情况、评估继续绝经激素治疗的利弊，必要时调整绝经激素治疗方案，提倡长期绝经激素治疗。

3.计划复诊时间＿＿＿＿＿＿＿＿＿＿＿＿＿＿＿＿＿＿＿＿＿＿＿＿＿＿＿＿

二十四、满意度评价

就诊满意度　□非常不满意　□不满意　□一般　□满意　□非常满意

健康宣教满意度　□非常不满意　□不满意　□一般　□满意　□非常满意

填表人员＿＿＿＿＿＿＿＿＿

填表时间＿＿＿＿＿＿＿＿＿

医师签名＿＿＿＿＿＿＿＿＿

附表 1-2　复诊信息表

一、一般情况

姓名：_____　年龄：____岁　电话：_____　就诊卡号：_____　编号：___

复诊日期：_____年___月___日　接诊医生：_____

二、相关病史

主诉：_____

现病史：_____

_____

前次诊断：_____

三、体格检查

前次就诊异常体格检查复查：_____

_____

四、辅助检查

前次就诊异常辅助检查复查：_____

_____

五、用药反馈

1.疗效　□无变化　□加重_____　□好转_____

2.不良反应　□无　□腹胀　□恶心　□乳房胀痛　□头痛　□水肿　□阴道不规则出血　□其他_____

3.治疗依从性　□好　□较好　□差，原因：_____

六、诊断

_____

七、治疗

□继续既往治疗，治疗方案为：_____

□更换治疗方案为：_____

医师签名_____

时　　间_____

附录2　常用更年期症状量表

附表2-1　改良 Kupperman 评分表

症状	权重分数	严重等级				分数
		0分	1分	2分	3分	
潮热出汗	4	无	＜3次/d	3～9次/d	≥10次/d	
感觉异常	2	无	有时	经常有刺痛、麻木、耳鸣等	经常而且严重	
失眠	2	无	有时	经常	经常且严重，需服安眠药	
易激动	2	无	有时	经常	经常不能自控	
抑郁	1	无	有时	经常，能自控	失去生活信心	
眩晕	1	无	有时	经常，不影响生活	影响生活与工作	
疲乏	1	无	有时	经常	日常生活受限	
肌肉骨关节痛	1	无	有时	经常，不影响功能	功能障碍	
头痛	1	无	有时	经常，能忍受	需服药	
心悸	1	无	有时	经常，不影响工作	需治疗	

续表

症状	权重分数	严重等级				分数
		0分	1分	2分	3分	
皮肤蚁走感	1	无	有时	经常，能忍受	需治疗	
性交痛	2	正常	有时	经常，能忍受	影响生活	
泌尿系统症状	2	无	有时	经常，不影响生活	影响生活与工作	

注：总分＝症状权重分数乘以症状严重等级。总分为0～63分。

资料来源：郁琦. 绝经学. 北京：人民卫生出版社，2013：106.

附表2-2　绝经期生存质量量表

在最近的1个月中，您是否出现下列问卷中的症状？请根据某个症状影响您的程度，选择其中一个等级："0"，表示根本不影响，"6"表示极度影响，越靠近0表示越不受影响，越靠近6则表示越受影响。请您在0～6中挑选一个最适合您的情况并勾画"√"

症状	症状程度						
	0分	1分	2分	3分	4分	5分	6分
1.烘热（一阵一阵发热）	□	□	□	□	□	□	□
2.盗汗（夜间睡着后出汗）	□	□	□	□	□	□	□
3.白天汗自出	□	□	□	□	□	□	□
4.对自己的生活不满意	□	□	□	□	□	□	□
5.感到焦虑或紧张	□	□	□	□	□	□	□
6.记忆减退	□	□	□	□	□	□	□
7.做事不如以往得心应手	□	□	□	□	□	□	□
8.感到抑郁，情绪低落或沮丧	□	□	□	□	□	□	□
9.对别人缺乏耐心	□	□	□	□	□	□	□
10.总想一个人待着	□	□	□	□	□	□	□
11.胃肠胀气或胀痛	□	□	□	□	□	□	□
12.肌肉关节疼痛	□	□	□	□	□	□	□

续表

症状	症状程度						
	0分	1分	2分	3分	4分	5分	6分
13. 感到疲劳或筋疲力尽	□	□	□	□	□	□	□
14. 睡眠有问题	□	□	□	□	□	□	□
15. 颈项部疼痛或头痛	□	□	□	□	□	□	□
16. 体力下降	□	□	□	□	□	□	□
17. 外表精神差	□	□	□	□	□	□	□
18. 感到缺乏精力	□	□	□	□	□	□	□
19. 疲乏干燥	□	□	□	□	□	□	□
20. 体重增加	□	□	□	□	□	□	□
21. 面毛增多	□	□	□	□	□	□	□
22. 外貌、肤质发生变化	□	□	□	□	□	□	□
23. 关节感到肿胀不适	□	□	□	□	□	□	□
24. 腰痛	□	□	□	□	□	□	□
25. 尿频	□	□	□	□	□	□	□
26. 当大笑或咳嗽时小便失控	□	□	□	□	□	□	□
27. 性欲改变	□	□	□	□	□	□	□
28. 性交时阴道干涩	□	□	□	□	□	□	□
29. 回避性行为	□	□	□	□	□	□	□

注: 本表共分为 4 个维度, 血管舒缩症状 (条目 1～3), 生理状态 (条目 11～26), 心理社会状态 (条目 4～10), 性生活 (条目 27～29)。用于评价 1 个月内受试者所经历的症状, 每一症状, 若无记 1 分; 若有症状则记 2 分, 并根据症状影响程度选择 0～6 分。即各症状得分为 1～8 分, 通过维度内得分数 ÷ 维度条目数得到每个维度的平均值, 不计算总量表得分。

附录3　更年期保健常用心理健康和睡眠质量量表

注意事项: 量表测验结果不代表临床诊断结论。如测验发现分数较高, 可进行进一步的专业评估。

附表 3-1 焦虑自评量表

下面有 20 条文字，请仔细阅读每一条，然后根据您最近 1 周的实际情况在符合的答案处画"√"

1. 我觉得比平常容易紧张和着急

①没有或很少时间   ②少部分时间   ③相当多时间   ④绝大部分或全部时间

2. 我无缘无故地感到害怕

①没有或很少时间   ②少部分时间   ③相当多时间   ④绝大部分或全部时间

3. 我容易心里烦乱或觉得惊恐

①没有或很少时间   ②少部分时间   ③相当多时间   ④绝大部分或全部时间

4. 我觉得我可能将要发疯

①没有或很少时间   ②少部分时间   ③相当多时间   ④绝大部分或全部时间

5. 我觉得一切都很好，也不会发生什么不幸

①没有或很少时间   ②少部分时间   ③相当多时间   ④绝大部分或全部时间

6. 我手脚发抖打颤

①没有或很少时间   ②少部分时间   ③相当多时间   ④绝大部分或全部时间

7. 我因为头痛、头颈痛和背痛而苦恼

①没有或很少时间   ②少部分时间   ③相当多时间   ④绝大部分或全部时间

8. 我感觉容易衰弱和疲乏

①没有或很少时间   ②少部分时间   ③相当多时间   ④绝大部分或全部时间

9. 我觉得心平气和，并且容易安静坐着

①没有或很少时间   ②少部分时间   ③相当多时间   ④绝大部分或全部时间

10. 我觉得心跳得很快

①没有或很少时间   ②少部分时间   ③相当多时间   ④绝大部分或全部时间

11. 我因为一阵阵头晕而苦恼

①没有或很少时间   ②少部分时间   ③相当多时间   ④绝大部分或全部时间

12. 我有晕倒发作或觉得要晕倒似的

①没有或很少时间　　②少部分时间　　③相当多时间　　④绝大部分或全部时间

13. 我呼气、吸气都感到很容易

①没有或很少时间　　②少部分时间　　③相当多时间　　④绝大部分或全部时间

14. 我手脚麻木和刺痛

①没有或很少时间　　②少部分时间　　③相当多时间　　④绝大部分或全部时间

15. 我因为胃痛和消化不良而苦恼

①没有或很少时间　　②少部分时间　　③相当多时间　　④绝大部分或全部时间

16. 我常常要小便

①没有或很少时间　　②少部分时间　　③相当多时间　　④绝大部分或全部时间

17. 我的手常常是干燥、温暖的

①没有或很少时间　　②少部分时间　　③相当多时间　　④绝大部分或全部时间

18. 我脸红发热

①没有或很少时间　　②少部分时间　　③相当多时间　　④绝大部分或全部时间

19. 我容易入睡,并且一夜睡得很好

①没有或很少时间　　②少部分时间　　③相当多时间　　④绝大部分或全部时间

20. 我做噩梦

①没有或很少时间　　②少部分时间　　③相当多时间　　④绝大部分或全部时间

注:症状频度①~④,正向评分题依次评为1分、2分、3分、4分;反向评分题(5、9、13、17、19题)则依次评分4分、3分、2分、1分。

焦虑自评量表的主要统计指标为总分。在自评者评定结束后,将20个项目的各项得分相加,即总粗分。然后通过公式转换:Y=In+(1.25X),即用粗分乘以1.25后,取其整数部分,就得到标准总分(Y)。

结果解读:标准分<50分表示"无焦虑症状";50~59分可能有"轻度焦虑症状";60~69分可能有"中度焦虑症状";≥70分可能有"重度焦虑症状"。

附表 3-2 广泛性焦虑量表

在过去的 2 周里,你生活中以下症状出现的频率有多少? 总分即相应数字的总和				
项目	症状频率			
	没有 (0)	有几天 (1)	一半以上时间 (2)	几乎每天 (3)
1.感到不安、担心及烦躁				
2.不能停止或无法控制担心				
3.对各种各样的事情担忧过多				
4.很紧张,很难放松下来				
5.非常焦躁,以至无法静坐				
6.变得容易烦恼或易被激怒				
7.感到好像有什么可怕的事会发生				
总分				

注:总分 0～4 分表示"没有焦虑症状";5～9 分可能有"轻度焦虑症状";10～14 分可能有"中度焦虑症状";≥
15 分可能有"重度焦虑症状"。

附表 3-3 抑郁自评量表

下面有 20 条文字,请仔细阅读每一条,然后根据您最近 1 周的实际情况在符合的答案处画"√"

1.我觉得闷闷不乐,情绪低沉

①没有或很少时间 ②少部分时间 ③相当多时间 ④绝大部分或全部时间

2.我觉得一天中早晨最好

①没有或很少时间 ②少部分时间 ③相当多时间 ④绝大部分或全部时间

3.我一阵阵哭出来或觉得想哭

①没有或很少时间 ②少部分时间 ③相当多时间 ④绝大部分或全部时间

4. 我晚上睡眠不好

①没有或很少时间　　②少部分时间　　③相当多时间　　④绝大部分或全部时间

5. 我吃得跟平常一样多

①没有或很少时间　　②少部分时间　　③相当多时间　　④绝大部分或全部时间

6. 我与异性密切接触时和以往一样感到愉快

①没有或很少时间　　②少部分时间　　③相当多时间　　④绝大部分或全部时间

7. 我发觉我的体重在下降

①没有或很少时间　　②少部分时间　　③相当多时间　　④绝大部分或全部时间

8. 我有便秘的苦恼

①没有或很少时间　　②少部分时间　　③相当多时间　　④绝大部分或全部时间

9. 我心跳比平常快

①没有或很少时间　　②少部分时间　　③相当多时间　　④绝大部分或全部时间

10. 我无缘无故感到疲乏

①没有或很少时间　　②少部分时间　　③相当多时间　　④绝大部分或全部时间

11. 我的头脑跟平常一样清楚

①没有或很少时间　　②少部分时间　　③相当多时间　　④绝大部分或全部时间

12. 我觉得经常做的事情并没有困难

①没有或很少时间　　②少部分时间　　③相当多时间　　④绝大部分或全部时间

13. 我觉得不安而平静不下来

①没有或很少时间　　②少部分时间　　③相当多时间　　④绝大部分或全部时间

14. 我对将来抱有希望

①没有或很少时间　　②少部分时间　　③相当多时间　　④绝大部分或全部时间

15. 我比平常容易生气激动

①没有或很少时间　　②少部分时间　　③相当多时间　　④绝大部分或全部时间

16. 我觉得作出决定是容易的

①没有或很少时间　　②少部分时间　　③相当多时间　　④绝大部分或全部时间

17. 我觉得自己是个有用的人，有人需要我

①没有或很少时间　　②少部分时间　　③相当多时间　　④绝大部分或全部时间

18.我的生活过得很有意思

①没有或很少时间　　　②少部分时间　　　③相当多时间　　　④绝大部分或全部时间

19.我认为如果我死了,别人会过得好些

①没有或很少时间　　　②少部分时间　　　③相当多时间　　　④绝大部分或全部时间

20.平常感兴趣的事我仍然感兴趣

①没有或很少时间　　　②少部分时间　　　③相当多时间　　　④绝大部分或全部时间

注:症状频度共分4级(①~④),正向评分题依次评为1分、2分、3分、4分,反向评分题(2、5、6、11、12、14、16、17、18、20题)则评分4分、3分、2分、1分。

　　抑郁自评量表的主要统计指标为总分。在自评者评定结束后,将20个项目的得分相加,即总粗分。然后通过公式转换,$Y=In+(1.25X)$,即用粗分乘以1.25后,取其整数部分,就得到标准总分(Y)。临床使用时可采用抑郁严重指数(0.25~1.00)来反映被测试者的抑郁程度。抑郁严重指数 = 粗分(各条目总分)/80(最高总分)。

　　结果解读:评分指数在<0.5以下者为"无抑郁症状";0.50~0.59可能有"轻微至轻度抑郁症状";0.60~0.69可能有"中度至重度抑郁症状";≥0.70可能有"重度抑郁症状"。

附表3-4　9项患者健康问卷

在过去的2周里,你生活中以下症状出现的频率有多少? 总分即相应数字的总和				
项目	症状频率			
	没有 (0)	有几天 (1)	一半以上时间 (2)	几乎每天 (3)
1. 做什么事都没兴趣,没意思				
2. 感到心情低落,抑郁,没希望				
3. 入睡困难,总是醒着,或睡得太多嗜睡				
4. 常感到很疲倦,没劲				
5. 胃口不好,或吃得太多				
6. 对自己不满,觉得自己是个失败者,或让家人丢脸了				

项目	症状频率			
	没有 （0）	有几天 （1）	一半以上时间 （2）	几乎每天 （3）
7. 无法集中精力，即便是读报纸或看电视时；记忆力下降				
8. 行动或说话缓慢到引起人们的注意，或刚好相反，坐卧不安				
9. 有不如一死了之的念头，或想如何伤害自己一下				
总分				

注：总分0～4分为"无抑郁症状"，5～9分可能有"轻度抑郁症状"，10～14分可能有"中度抑郁症状"，15分以上可能有"重度抑郁症状"。其中，项目1、4、9，任何一项得分＞1，都需要关注。项目1、4，代表抑郁的核心症状；项目9代表有自伤意念。

附表 3-5　匹兹堡睡眠质量指数量表

请仔细阅读每一道题，选择最符合您近1个月睡眠实际情况的答案

1. 近1个月，在床上的时间（从上床到起床）为几小时？

①≤6小时　　　②6～7小时　　　③7～8小时　　　④＞8小时

2. 近1个月，从上床到入睡通常需要多长时间？

①≤15分钟　　②16～30分钟　　③31～60分钟　　④＞60分钟

3. 近1个月，每晚通常实际睡眠多长时间（不等于卧床时间）？

①≤5小时　　　②5～6小时　　　③6～7小时　　　④＞7小时

4. 近1个月，因入睡困难影响睡眠而烦恼（30分钟内不能入睡）

①无　　　　②＜1次／周　　　③1～2次／周　　　④≥3次／周

5. 近1个月，因夜间易醒或早醒影响睡眠而烦恼

①无　　　　②＜1次／周　　　③1～2次／周　　　④≥3次／周

6. 近1个月，因夜间去厕所影响睡眠而烦恼

①无　　　　②＜1次／周　　　③1～2次／周　　　④≥3次／周

7. 近 1 个月,因呼吸不畅影响睡眠而烦恼

①无　　　　　　②＜1 次 / 周　　　　③1～2 次 / 周　　　　④≥3 次 / 周

8. 近 1 个月,因咳嗽或鼾声高影响睡眠而烦恼

①无　　　　　　②＜1 次 / 周　　　　③1～2 次 / 周　　　　④≥3 次 / 周

9. 近 1 个月,因感觉冷影响睡眠而烦恼

①无　　　　　　②＜1 次 / 周　　　　③1～2 次 / 周　　　　④≥3 次 / 周

10. 近 1 个月,因感觉热影响睡眠而烦恼

①无　　　　　　②＜1 次 / 周　　　　③1～2 次 / 周　　　　④≥3 次 / 周

11. 近 1 个月,因做噩梦影响睡眠而烦恼

①无　　　　　　②＜1 次 / 周　　　　③1～2 次 / 周　　　　④≥3 次 / 周

12. 近 1 个月,因疼痛不适影响睡眠而烦恼

①无　　　　　　②＜1 次 / 周　　　　③1～2 次 / 周　　　　④≥3 次 / 周

13. 近 1 个月,因其他事情影响睡眠而烦恼

①无　　　　　　②＜1 次 / 周　　　　③1～2 次 / 周　　　　④≥3 次 / 周

14. 近 1 个月,总的来说,您认为自己的睡眠质量

①很好　　　　　②较好　　　　　　③较差　　　　　　④很差

15. 近 1 个月,您用促眠药物的情况?

①无　　　　　　②＜1 次 / 周　　　　③1～2 次 / 周　　　　④≥3 次 / 周

16. 近 1 个月,您常感到困倦吗?

①无　　　　　　②＜1 次 / 周　　　　③1～2 次 / 周　　　　④≥3 次 / 周

17. 近 1 个月,您做事情的精力不足吗?

①没有　　　　　②偶尔有　　　　　③有时有　　　　　④经常有

注:量表由 7 个因子组成——睡眠质量主观感觉、入睡时间、睡眠持续性、睡眠效率、睡眠障碍情况、促眠药物使用情况、日间功能障碍情况。总分 0～5 分为睡眠质量较好,6～7 分为睡眠质量一般,8～14 分为睡眠质量较差,15～21 分为睡眠质量很差。

附表 3-6　阿森斯失眠量表

本量表用于记录您对遇到过的睡眠障碍的自我评估。对于下列问题,如果在过去 1 个月内每周至少发生 3 次,就请您圈出相应的自我评估结果(以下问题如果 1 周出现 3 次,就需要进行评测)

1. 入睡时间(关灯后到睡着的时间)

①没问题　　　　②轻微延迟　　　　③显著延迟　　　　④延迟严重或没有睡觉

2. 夜间苏醒

①没问题　　　　②轻微影响　　　　③显著影响　　　　④严重影响或没有睡觉

3. 比期望的时间早醒

①没问题　　　　②轻微提早　　　　③显著提早　　　　④严重提早或没有睡觉

4. 总睡眠时间

①足够　　　　　②轻微不足　　　　③显著不足　　　　④严重不足或没有睡觉

5. 总睡眠质量(无论睡多长)

①满意　　　　　②轻微不满　　　　③显著不满　　　　④严重不满或没有睡觉

6. 白天情绪

①正常　　　　　②轻微低落　　　　③显著低落　　　　④严重低落

7. 白天身体功能(体力或精神,如记忆力、认知力和注意力等)

①足够　　　　　②轻微影响　　　　③显著影响　　　　④严重影响

8. 白天思睡

①无思睡　　　　②轻微思睡　　　　③显著思睡　　　　④严重思睡

注:以近 1 个月睡眠的主观感受为主要评定内容,共 8 个条目,每条从无问题到严重分为 0 分、1 分、2 分、3 分四级评分,总分＜ 4 分为"无睡眠障碍",4~6 分为"可疑失眠",＞6 分为"失眠"。